臨床各科での
# ステロイド薬の使い方
基礎から臨床まで

岐阜大学 教授
編集 安田 圭吾

永井書店

### 編 集

| | |
|---|---|
| 安田 圭吾 | 岐阜大学医学部内分泌代謝病態学(第3内科)　教授 |

### 著 者 (執筆順)

| | |
|---|---|
| 宗 友厚 | 岐阜大学医学部内分泌代謝病態学(第3内科)　講師 |
| 大洞 尚司 | 羽島市民病院内科　部長 |
| 安田 圭吾 | 岐阜大学医学部内分泌代謝病態学(第3内科)　教授 |
| 山北 宜由 | 松波総合病院　副院長(岐阜大学客員臨床系医学教授) |
| 森田 浩之 | 岐阜大学医学部附属病院総合診療部　助教授 |
| 猿井 宏 | 岐阜大学医学部内分泌代謝病態学(第3内科)　併任講師 |
| 鶴見 寿 | 岐阜大学医学部消化器病態学(第1内科) |
| 森脇 久隆 | 岐阜大学医学部消化器病態学(第1内科)　教授 |
| 磯村 幸範 | 岐阜大学医学部内分泌代謝病態学(第3内科) |
| 柴田 敏朗 | 高山赤十字病院第3内科　副部長 |
| 犬塚 貴 | 岐阜大学医学部神経・老年学(高齢科)　教授 |
| 保住 功 | 岐阜大学医学部神経・老年学(高齢科)　助教授 |
| 棚橋 哲也 | 岐阜大学医学部内分泌代謝病態学(第3内科) |
| 石塚 達夫 | 岐阜大学医学部附属病院総合診療部　教授 |
| 安藤 量基 | 岐阜大学医学部消化器病態学(第1内科) |
| 山本 哲也 | 岐阜大学医学部眼科学　教授 |
| 近藤 直実 | 岐阜大学医学部小児病態学　教授 |
| 市來 善郎 | 岐阜大学医学部皮膚病態学　講師 |
| 北島 康雄 | 岐阜大学医学部皮膚病態学　教授 |
| 武田 則之 | 岐阜大学医学部内分泌代謝病態学(第3内科)　助教授 |
| 玉舎 輝彦 | 岐阜大学医学部女性生殖器学　教授 |
| 国枝 克行 | 岐阜大学医学部腫瘍総合外科学(第2外科)　助教授 |
| 佐治 重豊 | 岐阜大学医学部腫瘍総合外科学(第2外科)　教授 |

# 序　文

　1948年秋Henchは，妊娠時や黄疸時に関節リウマチの症状が改善する症例の存在から，改善はコルチコステロイドの増加によるという仮説をたて，関節リュウマチの患者にコーチゾンを投与，劇的な効果を得たことが糖質ステロイド療法の幕開けとなった．臨床医学に与えたインパクトがいかに大きかったかは，そのわずか2年後1950年にHenchとKendallはReichsteinとともにノーベル賞を授与されたことからも推察できる．Henchの臨床応用以来半世紀をへた現在，糖質ステロイド剤は内科領域のみならず，臨床各科領域で広く使用されている．そのため保険適応疾患が最も多い薬剤となっており，ある程度の経験を有する医師で，糖質ステロイド剤を使用したことのない医師はいないと言っても過言ではない．ただ，糖質ステロイド剤は，他剤に変更しがたい薬効を示す一方，重篤な副作用をきたすことも古くから良く知られている．ステロイドホルモンの分子レベルでの作用機構の解明も急速に進歩し，臨床上求めうる効果と副作用の分離の可能性も創薬の段階で論じられるようになってきているが，未だ実現に至ってはおらず，実地臨床家にとり本療法の「難しさ」となっている．

　現在のところ，糖質ステロイド療法の多くが医師個人の裁量に任されており，必ずしも統一した基準で治療が行われているわけではない．糖質ステロイド療法を行う医師は糖質ステロイドに関する基礎を理解すると共に，出来る限りスタンダードな治療を心がける必要がある．そのため本書では，全ての臨床領域の医師がベッドサイドで必要とする，ステロイドホルモンの最新の基礎的知識，投与法などの総論，各臨床領域の主な疾患および注意を要する病態時の糖質ステロイド療法などの各論，およびステロイド関連薬に関する事項を出来る限り平易に解説し，さらに本書で取りあげた疾患に関して，治療ガイドラインが発表されている場合それを収載した．

　糖質ステロイド療法を行う全ての医学生，研修医，および各科臨床に携わる医師が，本書をベッドサイドで参照して下さり，日々の診療に少しでも役立つことができ，患者さんのquality of lifeの向上に貢献できるなら，執筆者一同望外の喜びとする次第である．

平成13年4月

岐阜大学第3内科　安　田　圭　吾

本書に示した薬剤の投与量については，あくまで目安としてお考えいただき，実際の投与にあたっては，当該薬剤の添付文書等を参考に決定していただければ幸いです．

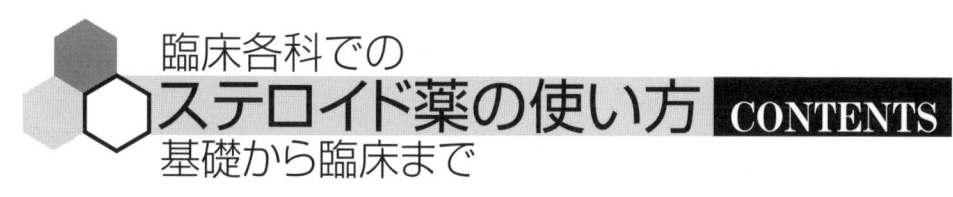

# 臨床各科での ステロイド薬の使い方 基礎から臨床まで CONTENTS

## I. 副腎皮質ステロイド総論　　宗　友厚　　1

- 1○コルチコステロイドの構造　　1
- 2○コルチコステロイドの生合成・分泌調節・代謝　　2
  - 1◆ミトコンドリアへのコレステロール輸送　　3
  - 2◆コルチコステロイドの生合成　　4
  - 3◆コルチコステロイドの分泌調節　　6
  - 4◆コルチコステロイドの代謝　　7
- 3○コルチコステロイドの作用機序　　9
  - 1◆ステロイドホルモンの作用発現機構　　10
  - 2◆コルチコステロイドの生理作用　　15
  - 3◆コルチコステロイドの薬理作用　　17
- 参考文献　　25

## II. 合成ステロイド剤　　大洞尚司／安田圭吾　　26

- 1○主な合成ステロイド剤の種類と構造活性　　26
  - 1◆C-1, C-2間の二重結合：プレドニゾロン,プレドニゾン　　28
  - 2◆C-6αのメチル化：メチルプレドニゾロン　　29
  - 3◆C-9αのフッ素化：フルドロコルチゾン　　29
  - 4◆C-9αのフッ素化+C-16の修飾：トリアムシノロン,デキサメサゾン,ベタメサゾン　　29
  - 5◆C-6αフッ素化+C-16αのメチル化：パラメサゾン　　30
  - 6◆C-21のエステル化：水酸化製剤　　30
  - 7◆C-17α, C-21のエステル化：皮膚外用剤, 吸入剤　　31
- 2○薬 理 作 用　　31
  - 合成ステロイド剤の薬理作用　　31
- 3○合成ステロイド剤の薬理動態　　39
  - 1◆吸　　収　　39
  - 2◆血流内での動態　　39
  - 3◆代　　謝　　40
- 参考文献　　40

## III. グルココルチコイド療法 — 安田圭吾　41

- **1 薬理動態** — 41
  - 1 ◆ 血中存在様式 — 41
  - 2 ◆ 薬物動態 — 42
- **2 投　与　法** — 44
  - 1 ◆ 連日投与法 — 44
  - 2 ◆ 間歇投与法 — 46
  - 3 ◆ ステロイドパルス療法 — 49
- **3 副作用と対応** — 50
- **4 ステロイド離脱症候群** — 51
  - 参考文献 — 52

## IV. 診断的用法および治療 — 山北宜由　53

- **1 診断的用法：デキサメサゾン(Dex)抑制試験** — 53
  - 1 ◆ 標　準　法(Liddle法) — 54
  - 2 ◆ 迅　速　法(Overnight法;Nugent法) — 54
  - 3 ◆ 低用量Dex抑制後のCRH試験(Dex-CRH試験) — 58
- **2 治　　療** — 59
  - 1 ◆ 補　充　療　法 — 59
  - 2 ◆ 下垂体抑制療法 — 62
  - 参考文献 — 63

## V. 主な内科疾患におけるステロイド療法 — 森田浩之

### ① S L E　65

- はじめに — 65
- **1 治療を開始する前に** — 66
- **2 初期治療の選択** — 69
- **3 グルココルチコイド治療法** — 70
  - 1 ◆ 病態別の初期投与量 — 70
  - 2 ◆ 治療効果判定 — 73
  - 参考文献 — 81

### ② その他の膠原病 — 猿井　宏／安田圭吾　83

- 1 ◆ 慢性関節リウマチ — 83
- 2 ◆ 全身性強皮症 — 84
- 3 ◆ 多発性筋炎, 皮膚筋炎 — 85
- 4 ◆ 混合性結合組織病 — 88
- 5 ◆ 血管炎症候群 — 89
- 6 ◆ Behçet病 — 92
- 7 ◆ 成人Still病 — 92
- 8 ◆ Sjögren症候群 — 94
  - 参考文献 — 94

鶴見　寿／森脇久隆

## ③ 血液疾患　96

- **1 ステロイドが治療の中心となる血液疾患** ———— 97
  - 1◆特発性血小板減少性紫斑病 ———— 97
  - 2◆自己免疫性溶血性貧血 ———— 98
- **2 ステロイド以外にも治療法はあるがステロイドが単剤あるいは併用薬として用いられる疾患** ———— 100
  - 1◆再生不良性貧血 ———— 100
  - 2◆赤芽球癆 ———— 100
  - 3◆血液貪食症候群 ———— 101
- **3 多剤併用化学療法の一つとしてステロイドが用いられる疾患** ———— 102
  - 1◆ホジキン病 ———— 102
  - 2◆非ホジキンリンパ腫 ———— 103
  - 3◆多発性骨髄腫 ———— 103
  - 4◆急性リンパ性白血病 ———— 103
  - 5◆慢性リンパ性白血病 ———— 104
- **4 作用機序・有効性は不明であるが時にステロイドが用いられる疾患** ———— 104
  - 1◆発作性夜間ヘモグロビン尿症 ———— 104
  - 2◆血栓性血小板減少性紫斑病 ———— 105
- **5 その他，ステロイドがしばしば必要となる病態** ———— 105
  - 1◆レチノイド症候群 ———— 105
  - 2◆シタラビン症候群 ———— 106
  - 3◆化学療法による悪心・嘔吐 ———— 106
- **6 肝炎患者あるいはキャリアーにおけるステロイドの投与について** ———— 106
  - ■参考文献 ———— 107

磯村幸範／安田圭吾

## ④ 腎疾患　108

- 1◆微小変化型ネフローゼ症候群 ———— 109
- 2◆膜性腎症 ———— 110
- 3◆巣状糸球体硬化症 ———— 112
- 4◆IgA腎症 ———— 114
- 5◆膜性増殖性糸球体腎炎 ———— 115
- 6◆急速進行性腎炎症候群 ———— 117
- 7◆多発性骨髄腫に伴う腎病変 ———— 119
- 8◆クロオグロブリン血症における腎障害 ———— 120
- 9◆急性間質性腎炎 ———— 121
- 10◆薬剤性腎障害 ———— 122
  - ■参考文献 ———— 124

● 柴田敏朗／安田圭吾

## ⑤ 呼吸器疾患　125

- はじめに ─ 125
- 1 感染症 ─ 125
  - 1◆カリニ肺炎 ─ 126
  - 2◆マイコプラズマ肺炎 ─ 126
- 2 慢性閉塞性肺疾患（肺気腫・慢性気管支炎） ─ 126
- 3 間質性肺疾患 ─ 127
  - 1◆特発性間質性肺炎 ─ 127
  - 2◆急性間質性肺炎 ─ 129
  - 3◆Non-specific interstitial pneumonia(NSIP) ─ 129
  - 4◆Bronchiolitis obliterans organizing pneumonia(BOOP) ─ 130
  - 5◆成人(急性)呼吸促迫症候群 ─ 130
- 4 気管支喘息 ─ 132
- 5 肺好酸球増多症候群 ─ 134
  - 1◆アレルギー性気管支肺アスペルギルス症 ─ 134
  - 2◆アレルギー性肉芽腫性血管炎(Churg-Strauss症候群) ─ 134
  - 3◆慢性好酸球性肺炎 ─ 135
  - 4◆急性好酸球性肺炎 ─ 135
- 6 過敏性肺炎 ─ 136
- 7 サルコイドーシス ─ 136
- 8 Goodpasture症候群 ─ 137
- 9 薬剤性肺炎 ─ 137
- 10 放射線肺炎 ─ 138
- 11 膠原病肺 ─ 138
- おわりに ─ 139
  - ● 参考文献 ─ 139

● 犬塚　貴／保住　功

## ⑥ 脳・神経疾患　140

- はじめに ─ 140
- 主な神経疾患におけるステロイド剤の使用 ─ 142
  - 1◆多発性硬化症 ─ 142
  - 2◆急性散在性脳脊髄炎 ─ 142
  - 3◆重症筋無力症 ─ 143
  - 4◆慢性炎症性脱髄性多発神経炎 ─ 144
  - 5◆Lambert-Eaton筋無力症候群 ─ 144
  - 6◆HTLV-1関連脊髄症 ─ 144
  - 7◆結核性髄膜炎 ─ 145
  - 8◆中枢神経ループス ─ 145
  - 9◆血管炎に伴うニューロパチー ─ 146
  - 10◆Sjögren症候群に伴う神経症状 ─ 147
  - 11◆Tolosa-Hunt症候群 ─ 148
  - 12◆神経サルコイドーシス ─ 148
  - 13◆神経ベーチェット病 ─ 148
  - 14◆特発性末梢性顔面神経麻痺(Bell麻痺) ─ 149
  - 15◆頭部外傷，脳腫瘍に伴う脳浮腫 ─ 149
  - 16◆脊髄損傷 ─ 150
  - ● 参考文献 ─ 150

## ⑦ 甲状腺疾患　　棚橋哲也／猿井　宏／安田圭吾　151

- ○はじめに ― 151
- 1○甲状腺ホルモンの分泌・代謝 ― 151
- 2○ステロイド剤との相互作用 ― 152
- 3○甲状腺疾患におけるステロイド剤の使い方 ― 152
  - 1◆甲状腺クリーゼ ― 153
  - 2◆バセドウ病眼症 ― 154
  - 3◆バセドウ病特殊状況下でのステロイド使用 ― 156
  - 4◆亜急性甲状腺炎 ― 156
  - 5◆薬剤による甲状腺機能亢進症 ― 157
  - 6◆粘液水腫性昏睡 ― 157
  - ●参考文献 ― 158

## ⑧ 消化器疾患　　石塚達夫　159

- ○はじめに ― 159
- 1○Crohn病 ― 159
- 2○潰瘍性大腸炎 ― 164
- 3○腸管原発悪性リンパ腫 ― 169
- 4○腸管Behçet病 ― 169
- ●参考文献 ― 170

## ⑨ 肝・胆道・膵　　安藤量基／森脇久隆　171

- ○はじめに ― 171
- 1○ステロイド剤による強力な抗炎症効果および免疫抑制効果を利用した治療 ― 171
  - 1◆急性肝炎重症型・劇症肝炎 ― 172
  - 2◆自己免疫性肝炎 ― 174
- 2○ステロイド剤中止後における免疫学的リバウンド現象を利用した抗ウイルス療法 ― 177
- 3○ステロイド剤の利胆作用を用いた治療 ― 179
- ●参考文献 ― 180

# VI. 内科以外の主な疾患におけるステロイド療法　山本哲也

## ① 眼科領域疾患　181

- 1○アレルギー性結膜炎・花粉症 ― 182
- 2○春季カタル ― 183
- 3○角膜移植後拒絶反応 ― 184
- 4○虹彩炎・虹彩毛様体炎 ― 186
- 5○Vogt-小柳-原田病 ― 187
- 6○視神経炎 ― 189
  - ●参考図書 ― 190

## Ⅵ ② 小児科領域疾患　191
近藤直実

- はじめに ...... 191
- 1 小児に使用されるステロイドの種類と投与方法 ...... 191
- 2 小児の気管支喘息 ...... 192
  - 1◆気管支喘息の病態におけるステロイドの主な作用点と病態から見たステロイドの適用 ...... 192
  - 2◆小児気管支喘息治療ガイドラインをもとにしたステロイドの適用と投与方法 ...... 196
- 3 小児の自己免疫疾患・膠原病 ...... 199
- 4 若年性関節リウマチ ...... 200
- 5 血液疾患 ...... 200
- 6 神経筋疾患 ...... 200
- 7 その他 ...... 201
- 参考文献 ...... 201

## Ⅵ ③ 皮膚科領域疾患　202
市來善郎／北島康雄

- 1 内服療法 ...... 202
  - 1◆ステロイドが第一選択となる疾患 ...... 204
  - 2◆症例によってはステロイド内服が適応となる皮膚疾患 ...... 210
- 2 外用療法 ...... 213
- 参考文献 ...... 216

## Ⅶ. 各種病態時におけるステロイド療法
### ① 糖尿病　217
武田則之

- はじめに ...... 217
- 1 糖質ステロイド治療患者およびクッシング症候群でみられる糖尿病の実態 ...... 217
- 2 糖質ステロイド過剰による糖代謝異常のメカニズム ...... 219
- 3 糖尿病を伴う患者での糖質ステロイド剤の使い方 ...... 221
  - 1◆糖尿病の発症予防 ...... 221
  - 2◆糖尿病発症・悪化の監視 ...... 222
  - 3◆ステロイド糖尿病の治療 ...... 223
  - 4◆血糖コントロールの意義 ...... 224
- 参考文献 ...... 225

## VII ②妊　　娠　226　玉舎輝彦

- ○は じ め に ……………………………………… 226
- 1○妊娠母体 ……………………………………… 226
- 2○胎盤移行 ……………………………………… 227
- 3○胎児への影響 ………………………………… 227
  - 1◆胎児薬動力学 …………………………… 227
  - 2◆催奇形性 ………………………………… 227
- 4○妊娠中の投薬上の原則 ……………………… 228
- 5○母乳保育中の母親に投薬する時の注意点 … 228
- 6○副腎皮質ステロイド薬投与指針 …………… 229
- 7○疾患別妊娠中の副腎ステロイド薬の使用指針 … 230
  - 1◆妊娠中・授乳中の点眼・点鼻・点耳薬 … 230
  - 2◆皮膚疾患 ………………………………… 230
  - 3◆前期破水 ………………………………… 230
  - 4◆特発性血小板減少性紫斑病 …………… 231
  - 5◆抗リン脂質抗体(自己抗体)と関連する習慣性流産 … 232
  - 6◆同種免疫による胎児溶血性貧血 ……… 233
  - 7◆解熱・鎮痛・消炎剤 …………………… 233
- ● 参考文献 ……………………………………… 234

## VII ③消化性潰瘍　235　石塚達夫

- ○ステロイドと消化性潰瘍 …………………… 235
  - 1◆副作用としての消化性潰瘍 …………… 235
  - 2◆消化性潰瘍時のステロイド療法 ……… 236
- ● 参考文献 ……………………………………… 237

## VII ④外科手術　238　国枝克行／佐治重豊

- 1◆副腎不全時の補充療法 ………………… 238
- 2◆過大手術侵襲に対する術前ステロイド投与法 … 240
- 3◆臓器移植 ………………………………… 241
- 4◆周術期のショック ……………………… 242
- 5◆喉頭浮腫 ………………………………… 243
- 6◆急性呼吸促迫症候群 …………………… 243
- 7◆脳外科周術期 …………………………… 243
- 8◆口腔外科周術期 ………………………… 244
- 9◆整形外科周術期 ………………………… 244
- 10◆緩和医療 ………………………………… 244
- ● 参考文献 ……………………………………… 245

## VII

### ⑤ ショック　　大洞尚司／安田圭吾　246

- **1** 敗血症性ショック ─────────────────── 247
- **2** 過敏性ショック ──────────────────── 248
- **3** 心原性ショック ──────────────────── 249
- **4** 出血性ショック ──────────────────── 249
  - ● 参考文献 ─────────────────────── 250

## VIII. ステロイド関連薬の臨床　　宗　友厚　251

- **1** グルココルチコイド作用減弱 ──────────────── 251
  - 1◆ 肝6β水酸化酵素を誘導する薬剤 ─────────── 251
  - 2◆ その他のホルモンや生体の状況など ────────── 253
- **2** グルココルチコイド作用増強 ──────────────── 254
  - 1◆ 11β-hydroxysteroid dehydrogenazeを阻害する薬剤 ── 254
  - 2◆ その他の薬剤やホルモンなど ───────────── 255
- **3** スピロノラクトン ────────────────────── 256
  - ● 参考文献 ─────────────────────── 257

### 索　引 ────────────────────────── 259

# I. 副腎皮質ステロイド総論

## 1 コルチコステロイドの構造

　副腎皮質，精巣，卵巣，胎盤から分泌されるステロイドホルモンは，分子量300前後の脂溶性低分子である．原料となるコレステロールのごとく，A, B, Cの3個の6員（シクロヘキサン）環とD環1個の5員（シクロペンタン）環からなる共通構造をもっている．図1に基本骨格を示すが，現実には厚みをもった分子であり，環に結合する水素原子や水酸基などの置換基も実際には立体的な配置をとり，紙面の向こう側に突き出るものを$\alpha$結合（点線），手前に突き出るものを$\beta$結合（実線）と呼んでいる．炭素原子の位置は

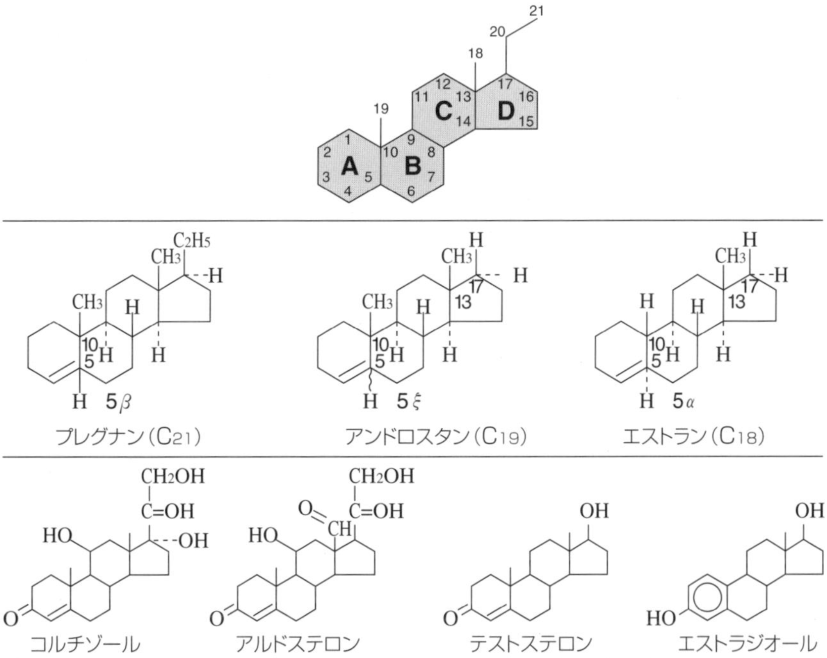

図1　ステロイドの基本骨格と主なステロイドホルモンの構造

**表1 ステロイド構造の表現法**

|  |  |  | 接頭語 | 接尾語 |
|---|---|---|---|---|
| 二重結合 | C＝C |  | Δ | -ene, en |
| 水酸基 | −OH |  | Hydroxy | -ol |
|  |  | 2つ | Dihydroxy | -diol |
|  |  | 3つ | Trihydroxy | -triol |
| ケト基<br>(Carbonyl基) | C＝O |  | Oxo（正式にはKeto） | -one |
|  |  | 2つ |  | -dione |
|  |  | 3つ |  | -trione |

C-21，炭素原子の数は$C_{21}$のように，二重結合はΔ（デルタ）で表される．各ステロイドホルモンは，炭素数により，プレグナン（$C_{21}$），男性ホルモンであるアンドロスタン（$C_{19}$），女性ホルモンであるエストラン（$C_{18}$）に分類される（図1）．この基本骨格の炭素への水酸基(-OH)あるいはケト基(=O)等のつき方により全く異なる生理活性を発揮することになる．本書で主に取り扱うコルチコステロイドとは，21-OH，20-Oxo（ケト基のこと）のグループを持つ副腎皮質ステロイドのことであり，主に糖質代謝を担うグルココルチコイドと鉱質代謝を担うミネラロコルチコイドが含まれる．

　ステロイドの体系的名称は難解に思われがちであるが，重要な生理的意義を持つステロイドは，一般に簡略名が用いられる．例えばグルココルチコイドの代表であるコルチゾールは，C-11, 17, 21に水酸基，C-3, 20にケト基がつき，C-4とC-5の間が二重結合となった$C_{21}$ステロイド（pregnane）であるので，表1の化学構造表現法に従い，11β, 17, 21-trihydroxy-4-pregnene-3, 20-dioneということになる．なお本書ではふれないが，ビタミンDもコレステロール前駆体の一つである7-デヒドロコレステロールから生成され得るため，作用機構の類似性もふくめステロイドホルモンの一種と考えることが出来る．

# 2 ◇ コルチコステロイドの生合成・分泌調節・代謝

　副腎皮質は組織学的に，境界は画然とはしていないが，外側から球状層，束状層，網状層の3層構造を示し，機能分化が見られる．球状層からはアルドステロンを代表とするミネラロコルチコイドが，束状層からはコルチゾールを代表とするグルココルチコイドが，網状層からはデヒドロエピアンドロステロン（DHEA）などの弱いアンドロジェンが分泌される．

## 1 ◆ ミトコンドリアへのコレステロール輸送（図2）

　　すべてのステロイドホルモンはコレステロールを出発材料として合成されるが，ヒトの副腎皮質ではその80％は血中の低比重リポ蛋白(LDL)から，20％はアセチルコエンザイムAからのde novo合成により供給され，ステロイド合成に利用されなかった残りのコレステロールはコレステロールエステルとして脂肪顆粒に蓄積される．また，すべてのステロイドホルモン生合成の律速段階はコレステロールのプレグネノロンへの変換であるが，具体的には遊離コレステロールのミトコンドリア外膜から内膜への移送であることが判っている．副腎皮質では副腎皮質刺激ホルモン(ACTH)，精巣，卵巣では黄体化ホルモン(LH)により刺激され，増加した細胞内cAMPがセカンドメッセンジャーとしてコレステロールエステラーゼを活性化し，脂肪顆粒よりコレステロールを遊離させる．遊離したコレステロールはsterol carrier protein 2(SCP2)等により速やかにミトコンドリア外膜へ移送される一方，cAMPにより合成を促進されたsteroidogenic acute regulatory protein (StAR)がミトコンドリア外膜と内膜を接近させcontact site形成を媒介することにより，遊離コレステロールがミトコンドリア内へと移送される．

図2　ミトコンドリアへのコレステロール輸送経路

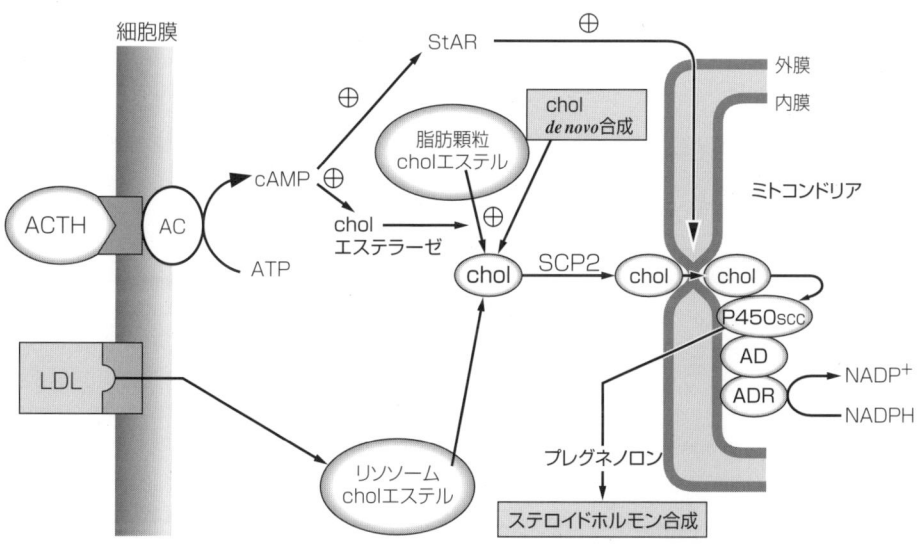

AC：アデニル酸シクラーゼ，chol：遊離コレステロール，AD：アドレノドキシン
ADR：アドレノドキシンレダクターゼ

## 2 ◆ コルチコステロイドの生合成（図3）

　コレステロールの構造と最終産物である各ステロイドホルモンの構造を比べると，AおよびB環の構造が変化し，コレステロールの側鎖が短縮，種々の位置で酸化されていることがわかる．一見複雑にみえる代謝過程も，実際には6種類のcytochrome P450（P450）と2種類の脱水素酵素により触媒されており，反応の基本型としては，P450による酸素添加反応（酸化，水酸化），NAD$^+$あるいはNADP$^+$を補酵素とする脱水素反応と，二重結合を移動する異性体化反応，の3種類だけである．P450による水酸化反応には電子

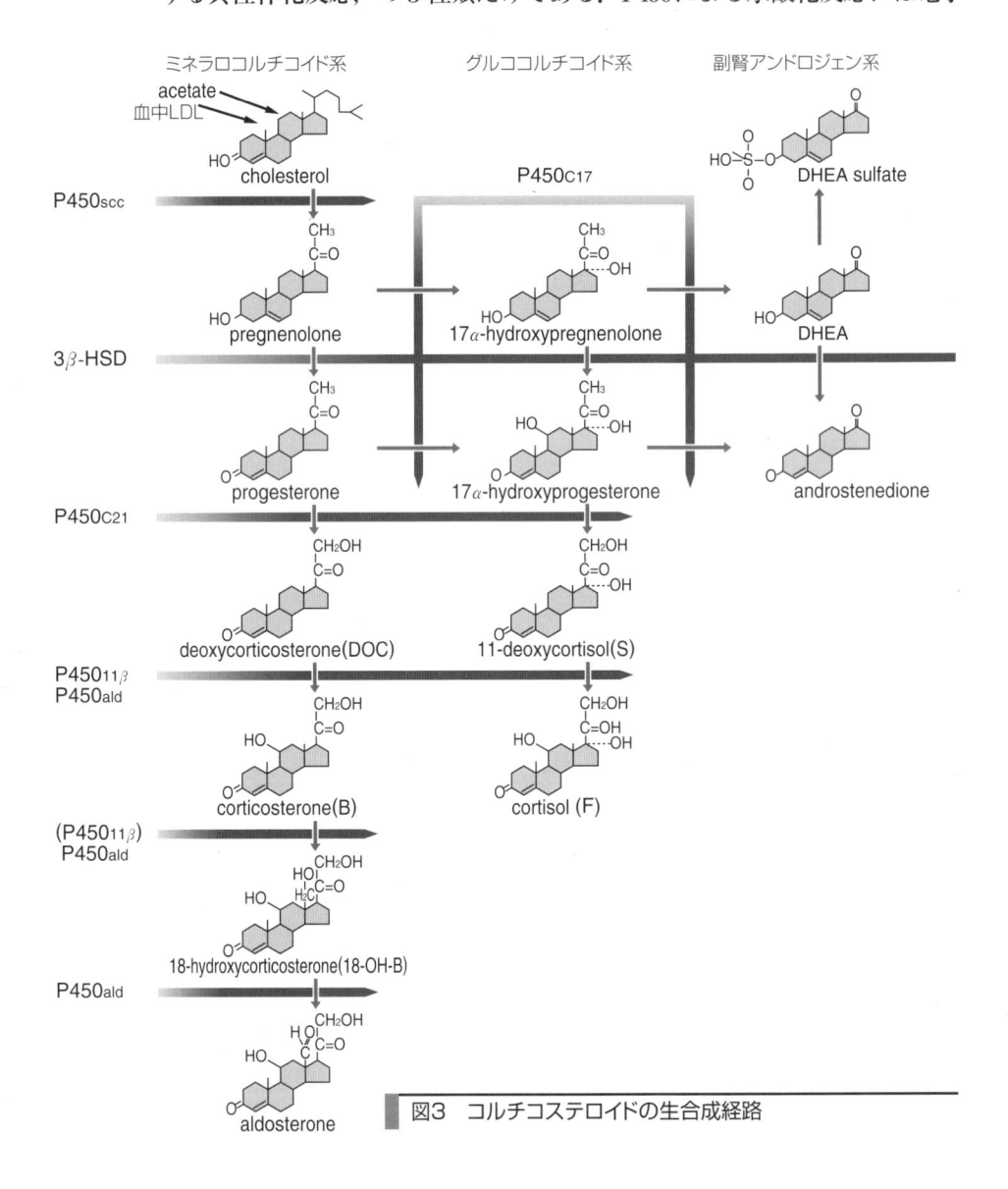

図3　コルチコステロイドの生合成経路

供給が必要であり，ミトコンドリアに存在するP450の場合，NADPHの電子はFADを補酵素として持つNADPH-アドレノドキシンレダクターゼと鉄イオン蛋白質であるアドレノドキシンとからなる電子伝達系を経てP450に渡される．一方，ミクロソームに存在するP450の場合は，FADとFMNの2分子のフラビンを補酵素として持つNADPH-P450レダクターゼが電子伝達体として働く．コルチコステロイド生合成はこれら多段階の反応がオーガナイズされた形で進行する．

まずコレステロールの側鎖中のC-20〜C-22結合が，ミトコンドリア内膜に局在するP450$_{scc}$（コレステロール側鎖切断酵素）により酸化的に切断されC$_{21}$ステロイドであるプレグネノロンとなる．続いてミクロソームに存在する3β-ヒドロキシステロイド脱水素酵素／イソメラーゼ（タイプ2）により，C-3の水酸基の酸化とΔ$^5$からΔ$^4$への異性体化，の2種類の化学反応を受けプロゲステロンとなる．プレグネノロンあるいはプロゲステロンは，P450$_{C17}$／lyaseによりC-17の水酸化とC17〜C20結合の切断を順次受けて，C$_{19}$ステロイドであるDHEAあるいはアンドロステンジオンとなるが，副腎皮質ではふつうアンドロジェン合成よりグルココルチコイド合成の方が勝っており，プロゲステロンから生じた反応中間生成体の17-ヒドロキシプロゲステロンが酵素から遊離する．プロゲステロンあるいは17-ヒドロキシプロゲステロンは，副腎皮質に特異的に存在するP450$_{C21}$によりC-21の水酸化を受け，それぞれデオキシコルチコステロン（DOC）あるいはデオキシコルチゾールへ変換される．グルココルチコイドとミネラロコルチコイド生合成の最終段階は，再びミトコンドリアに戻って成される．デオキシコルチゾールは副腎皮質束状層にあるP450$_{11β}$によりC-11の水酸化を受けコルチゾールに変換される．一方，副腎皮質球状層にはP450$_{11β}$と相同性の高いP450$_{ald}$が存在し，DOCのC-11の水酸化とC-18メチル基のアルデヒドまでの酸化反応を行い，アルドステロンが合成される．

また副腎皮質網状層由来の性ステロイドホルモンは，C$_{18}$ステロイドであるエストロンは極めて微量で，DHEAやアンドロステンジオンなどのC$_{19}$アンドロジェンである．ヒトの血中に高濃度に存在するDHEA-sulfate（DHEA-S）は，肝などの末梢組織や副腎網状層に存在するスルホトランスフェラーゼによりDHEAに硫酸基が付加されたものである．

## 3◆ コルチコステロイドの分泌調節

　グルココルチコイドの分泌は下垂体前葉から分泌されるACTHにより調節されているが，生体のホメオスターシス維持のため，いわゆる視床下部・下垂体・副腎系(図4)と呼ばれるフィードバック機構が存在する．血中コルチゾールが低下すると，視床下部ニューロン末端からCRF(corticotropin releasing factor)が分泌され，下垂体門脈系を経て下垂体前葉にいたりACTHの分泌を刺激する．ACTHは，副腎皮質細胞膜上にあるACTHレセプター(melanocortin receptor 2)に結合，cAMP系を介して代謝回転の非常に早いStAR合成を促進し，ミトコンドリア内膜へのコレステロール供給量を増加させ，プレグネノロンを産生，以降の反応は速やかに進行しコルチゾール産生が増加する．いったん血中コルチゾール濃度が上昇すると視床下部からのCRF分泌・下垂体前葉からのACTH分泌が抑制され，フィードバックループが完成する．また視床下部からのCRF分泌には，早朝に高く夕方から深夜に低い，という変動があるため，ACTH-コルチゾールもこれと同調した日内リズムに沿って分泌されている．

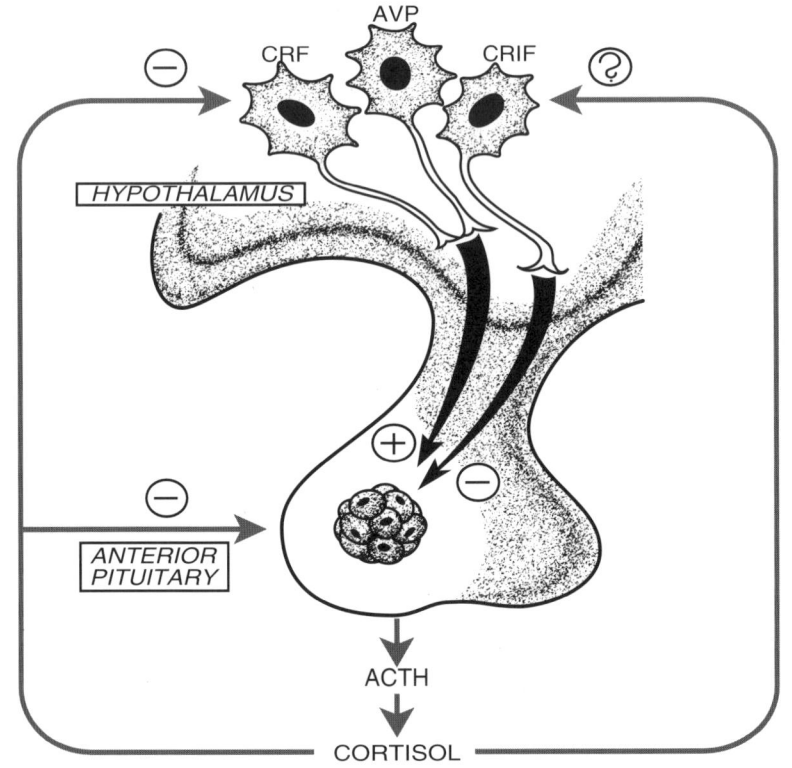

AVP：arginine vasopressin，　CRIF：corticotropin-release inhibitory factor

**図4　視床下部・下垂体・副腎系フィードバック機構**

一方，ミネラロコルチコイドの代表であるアルドステロンの生成・分泌は，ACTHの刺激も受けるが，主にレニン-アンジオテンシン系や$K^+$により調節されている．有効循環血液量の減少が腎灌流圧の低下や交感神経系を介してレニン-アンジオテンシン系を賦活化，アンジオテンシンIIが血管平滑筋に作用し血圧調節に関与すると同時に，副腎皮質球状層からのアルドステロン分泌を促進する．アンジオテンシンIIは$AT_1$レセプターに結合して，また$K^+$はカルモジュリンキナーゼを介して，細胞内$Ca^{2+}$を上昇させ，アルドステロン分泌を刺激するとともに，$P450_{ald}$の発現を増加させる．

　なお副腎アンドロジェンのDHEA・DHEA-S分泌も，やはりACTHの調節支配下にあるが，DHEA-Sは半減期が長いため日内変動はない．またコルチゾールとは異なりCRF・ACTHに対するネガティブフィードバック作用はなく，オープンループを形成している．

## 4◆ コルチコステロイドの代謝

　ステロイドは基本的に脂溶性であり，水に溶けやすいかどうかは一般に水酸基の数（極性）や置換基の種類によるため，血中での存在様式もそれぞれ異なっている．コルチゾールは，94%がCBG（corticosteroid binding globulin）と結合しており，残り6%が遊離型あるいはアルブミンとルーズに結合した形で存在している．これに対し，C-18にアルデヒド基を有するアルドステロンは，血中では主として11-18 hemiacetal構造をとり安定した形で存在できるため，約30〜50%が非結合型として存在している．標的組織に取り込まれるのは低濃度の遊離型ステロイドであり，結合蛋白は一種のステロイド供給源としての役割を担っていると考えられている．

　分泌されたコルチコステロイドは，還元・酸化・抱合・加水分解など様々な反応を受け代謝されていくが，次章で述べるように代謝を受けむしろ活性化される機構も存在する．基本的に代謝産物は主として肝でグルクロン酸や硫酸と抱合し，より水溶性が高くなり，腎から尿中に排泄されるが，一部は腸肝循環系に入り腸内細菌叢による代謝を受けたり，抱合体の多くはさらに生体内で変換を受けたりするなど，全体としてはかなり複雑である．なおステロイド代謝は，年齢，性，人種，疾患，薬物，など様々な因子により影響を受けることが知られている．薬物のステロイド代謝に与える影響に関しては，第VIII章で別に述べる．以下，主要なコルチゾール・アルドステロン・副腎アンドロジェンの

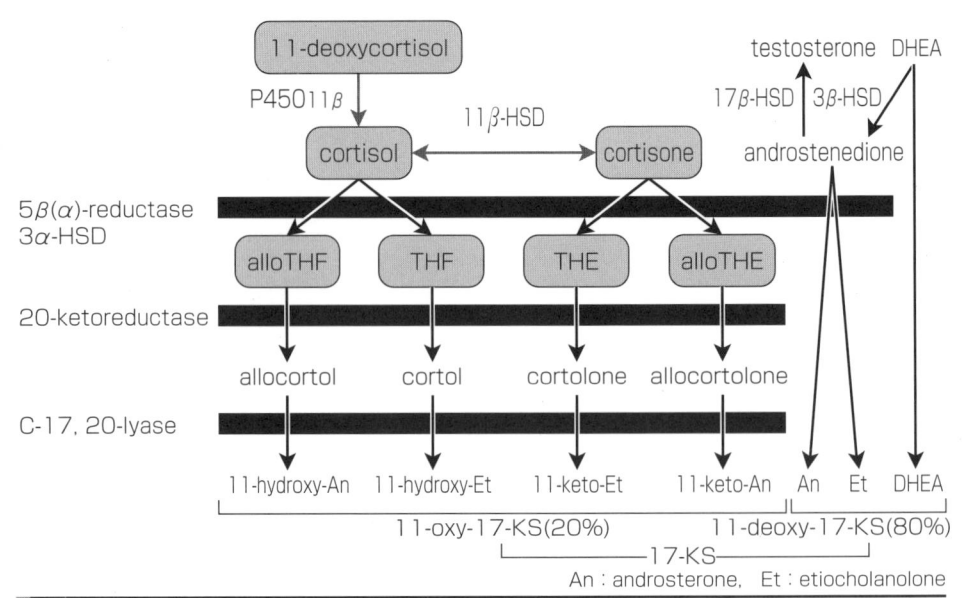

## 図5 コルチゾール・アルドステロン・副腎アンドロジェンの代謝

代謝について概略する(図5).

### 1　コルチゾールの代謝

　ヒトで20〜30mg／日分泌されるコルチゾールは，11β- hydroxysteroid dehydrogenase(11βHSD)によりC-11の水酸基がケト基に酸化され不活性型のコルチゾンとなるが，11βHSDについてはアイソザイムによっては逆に活性化する働きもあり，次章で述べる．主たるコルチゾールの代謝は，肝におけるC-4〜5間の二重結合($\Delta^4$)の還元による不活性化，A環の還元である．C-5に付加される水素の立体位置が5α(allo体)となる5α-reductaseはミクロソームに，5β体となる5β-reductaseはサイトゾールに存在し，ヒトでは5β-reductaseが主である．次いでC-3のケト基が3α-HSDにより還元(水酸化)されてテトラヒドロコルチゾールtetrahydrocortisol(THF)となる．コルチゾンも同様にtetrahydrocortisone(THE)となる．THFやTHEはさらにC-20の還元を受けcortol, cortoloneに，さらにC-17とC-21の間が肝17, 20-lyaseにより切断され，11-hydroxyetiocholanolone, 11-ketoetiocholanoloneとなり，主にグルクロン酸抱合を受けて尿中に排泄される．他に，C-6の水酸化により極性の高い6-hydroxycortisolとなり尿中に遊離型のまま排泄される経路もある．遊離のコルチゾールとして排泄されるのは10%弱である．

## 2　アルドステロンの代謝

　アルドステロンはやはり肝でA環の還元を受けtetrahydroaldosterone(主に3α5βTHA)となり，抱合後，尿中へ排泄されるものが30〜40％を占める．肝以外に腎臓でも代謝され，C-18に直接グルクロン酸抱合を受けたaldosterone-18-glucuronideとして尿中へ排泄されるものが約10％を占める．遊離のアルドステロンとして排泄されるのは約1％である．

## 3　アンドロジェンの代謝

　DHEAは肝の3β-HSDによりアンドロステンジオンに変換された後，A環の還元により，etiocholanolone(5α体)，androsterone(5β体)となり，抱合を受けて尿中へ排泄される．DHEA-Sはそのまま尿中へ排泄される．

# 3　コルチコステロイドの作用機序

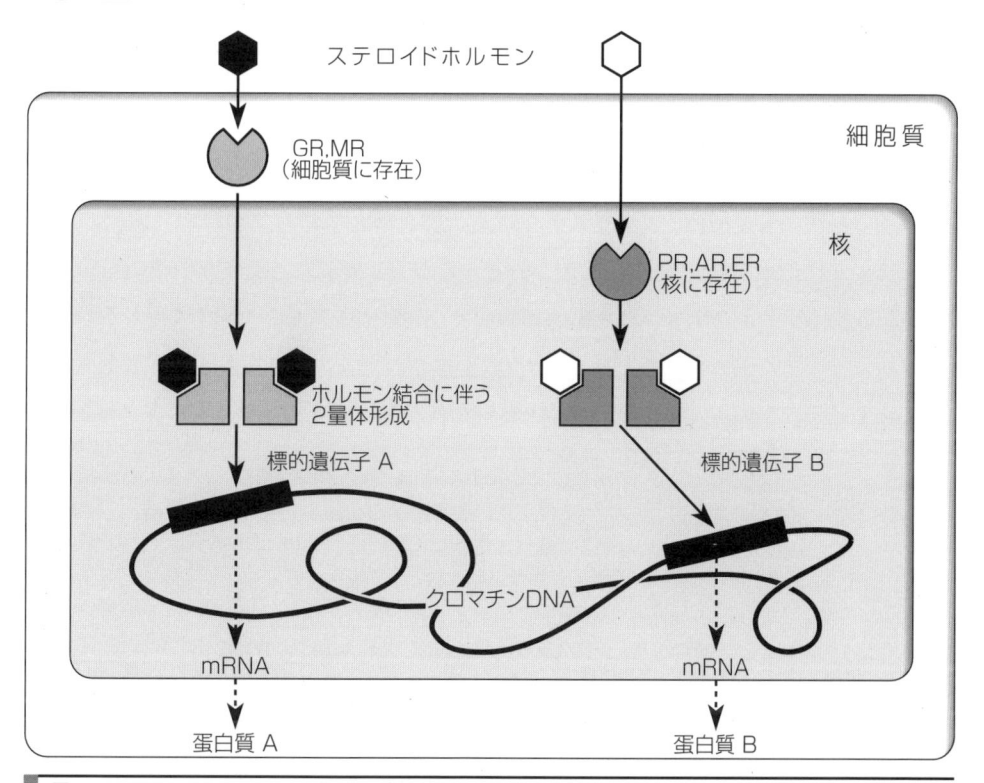

図6　ステロイドホルモンの作用発現機構

# 1 ◆ ステロイドホルモンの作用発現機構

　ステロイドホルモンは，標的細胞の細胞膜を比較的自由に通過して，細胞内部でレセプターに結合し複合体を形成，このホルモン-レセプター複合体が細胞核内でクロマチンDNAに強く結合して，遺伝子の発現を転写レベルで誘導あるいは抑制することにより作用を発揮する(図6)．ペプチドホルモンが膜レセプターなどを介してシグナルを段階的に細胞内へと伝達させるのに対し，ステロイドホルモンの伝達系では，リガンドシグナルは基本的にレセプターのみによってゲノムに伝えられる．しかし比較的類似した構造をもつステロイドが異なる生理活性を発揮できるように，各レセプター系は，その分布やリガンド分子の識別，標的遺伝子の識別，転写開始効率の制御，などの点で特異性を有するほか，次に述べるようなレセプター前段階での作用修飾機構も存在する．

## 1　標的細胞内でのステロイド代謝(図7)

　ミネラロコルチコイドレセプター(MR)は，アルドステロンのみならずコルチゾールにも同程度の親和性を持っているが，アルドステロンの標的臓器である腎集合管などでは，11$\beta$-HSDタイプ2がコルチゾールをコーチゾンに代謝不活化する事により，コルチゾールとMRとの結合を防御しており，結果としてMRにアルドステロン選択性を与えている．すなわち酵素の有無が標的細胞に特異性を与えている．これとは逆に，主たるアンドロジェンであるテストステロンは，標的細胞内で5$\alpha$還元酵素により強力なアンドロジェンであるジヒドロテストステロンに変換された後，アンドロジェンレセプター

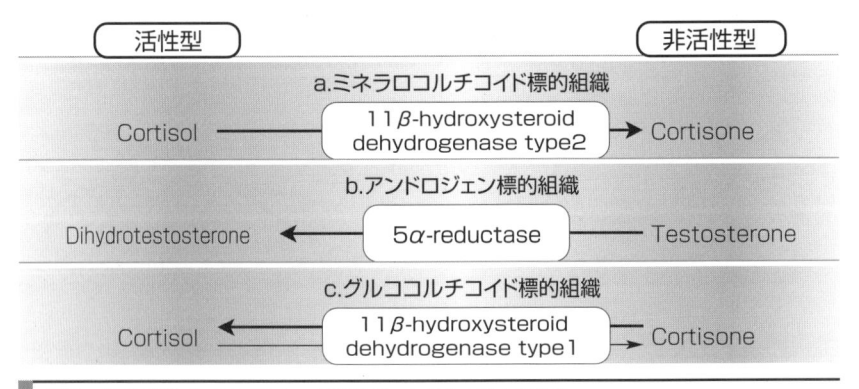

図7　標的細胞内でのステロイド代謝による作用調節機構

に結合する．同様なホルモン作用の増強あるいは調節機構は，グルココルチコイドレセプター(GR)に関しても存在することが示唆されている．ミネラロコルチコイド標的臓器に存在する11β-HSDタイプ2がコルチゾールをコーチゾンに不活化するdehydrogenase活性のみを持っているのに対し，肝・下垂体・血管・脂肪など広汎な組織に分布する11β-HSDタイプ1は，dehydrogenase活性も持ってはいるが，通常はコーチゾンをコルチゾールに活性化するoxoreductase活性が優位であり，グルココルチコイド作用の増強機構と考えられる．

## 2 レセプターの構造・機能・転写調節

1995年にグルココルチコイドレセプターのcDNAがクローニングされたのに続き，これまでエストロジェンレセプター(ERα)，プロゲステロンレセプター(PR)，ミネラロコルチコイドレセプター(MR)，アンドロジェンレセプター(AR)，もう一種のエストロジェンレセプター(ERβ)が明らかにされている．これらのステロイドレセプターには構造的な類似性が認められ，いずれも分子中央部付近の親水性領域にDNA結合を担う機能ドメイン(DBD)，C末端側の疎水性領域にリガンド結合を担う機能ドメイン(LBD)を持っている(図8)．甲状腺ホルモン，ビタミンD・A(レチノイン酸)などの脂溶性ビタミンのレセプターも，同様なドメイン構造を持ち，いずれもリガンド依存性の転写因子型レセプター(核内レセプターと総称)に属する．ステロイドレセプターのN末端側はAF-1と呼ばれるリガンド非依存的な転写活性化能を有する部位で，protein kinase Aなどのリン酸化酵素による修飾を受ける部分である．AF-1の長さや構造は各ステロイドレセプター間でかなり変化に富んでいることから，異なる因子による調節を受ける可能性が示唆されている．DNA結合ドメインには，DNA結合モチーフとして4個のシステイン残基が1個の亜鉛イオンと配位するzinc finger構造が2個含まれており，ホルモン応答性エレメントの認識・2量体形成の安定化を担っているほか，レセプターが細胞核に局在するための核移行シグナルも存在する．リガンド結合ドメインはαヘリックスが立体的に折り畳まれることにより球状の構造をしており，識別されたリガンド分子を中央に形成された疎水性ポケット内に結合するほか，Hsp蛋白結合，2量体形成，転写活性化等の多くの機能を担っている．ステロイドレセプターのC末端側にはリガンド結合ドメインと大きく重複する

## I. 副腎皮質ステロイド総論

形で，AF-2と呼ばれる転写活性化ドメインが存在し，リガンドの結合に伴う転写制御を行っている．

リガンド非結合時のステロイドレセプターは，熱ショック蛋白(Hsp90，Hsp70，Hsp56)と複合体を形成している．この状態でGRとMRは細胞質に局在しており，リガンドの結合に伴いHsp蛋白から解離し，レセプター同士が結合したホモ2量体を形成し速やかに核へ移行し，クロマチンDNAに結合する．PR，ER，ARは常に核内に存在するが，リガンド存在下にはやはりホモ2量体としてクロマチンに結合する．

### a. 共通の機能ドメイン構造

転写活性化 AF-1 — 転写介在因子(コアクチベーター)との相互作用 — 転写活性化 AF-2

(～80 アミノ酸)　(～250 アミノ酸)

N— [ DBD | ヒンジ領域 | LBD ] —C

DNA結合(2量体形成) 核移行　　リガンド結合，2量体形成 Hsp蛋白結合　(AF-2 core)

### b. ステロイドレセプター(ホモ2量体を形成)

| レセプター | アミノ酸数 | リガンド |
|---|---|---|
| GR (5q31) | 777 | グルココルチコイド |
| MR (4q31.2) | 984 | ミネラルコルチコイド |
| PR (11q23) | 983 | プロゲステロン |
| AR (Xq11-12) | 918 | アンドロゲン |
| ERα (6q24-27) | 595 | エストロゲン |
| ERβ (14q22-24) | 477 | エストロゲン |

### c. ステロイドレセプターの標的DNA配列

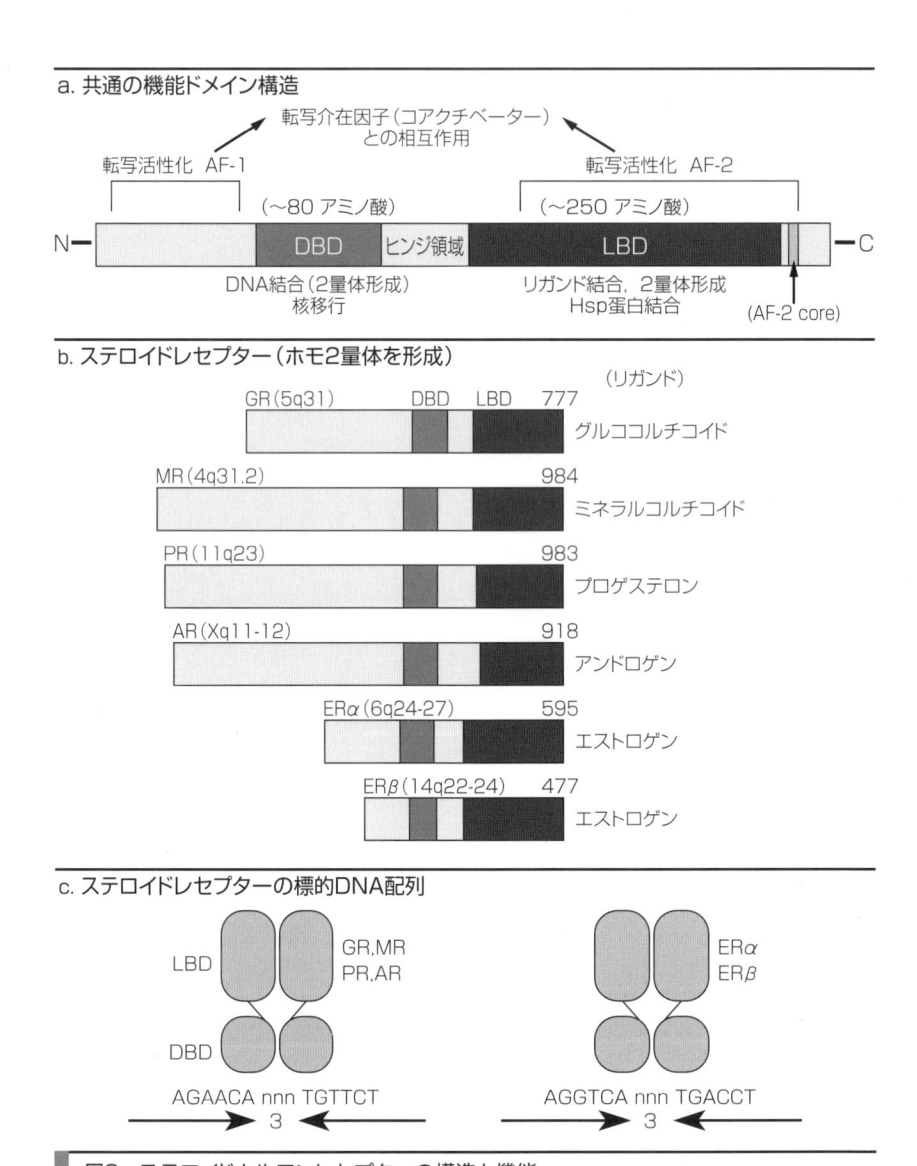

GR, MR, PR, AR：AGAACA nnn TGTTCT (3)

ERα, ERβ：AGGTCA nnn TGACCT (3)

**図8　ステロイドホルモンレセプターの構造と機能**

標的となる遺伝子のDNA上（通常はプロモーターの上流）には，ホルモン応答性エレメント（HRE）と呼ばれる15塩基対ほどの制御配列が存在し，この配列にレセプターが特異的に結合する．レセプターが2量体としてDNAに結合することを反映して，HREには6塩基対の基本モチーフが回文状に反復するパリンドローム型と，同方向に並ぶダイレクトリピート型が存在する．ステロイドレセプターはパリンドローム型のHREを認識し，GR，MR，PR，ARの結合配列（GRE，MRE，PRE，ARE）は共通してAGAACAが3塩基対を隔てて相対したものであり，ERα，ERβではAGGTCAのパリンドローム型配列を認識する．GRE，MRE，PRE，AREが基本的に同じ配列であることは，各ホルモンの作用発現や特異性獲得がHRE機構だけでなく，レセプター分布やリガンド代謝にかなり依存していることを意味しており，以下のような他の蛋白との結合などの転写調節機構の存在が明らかとなっている．

　転写効率の制御には，抑制性の非レセプター型介在因子（コリプレッサー）または促進性の非レセプター型介在因子（コアクチベーター）とAF-2との相互作用が必要であり，ヌクレオソームを構成するヒストン蛋白のアセチル化を介して，核クロマチン高次構造を制御すると考えられている．コアクチベーター（CBP，SRC-1，RIP140など）やコリプレッサー（SMRT，N-CoRなど）といったtranscriptional cofactorは，それ自身はDNA結合能を持たず，リガンド結合時のレセプターと結合して作用する．コアクチベーターは核内レセプター全般に作用し，リガンド結合に伴うC末端の最終ヘリックス（AF-2 core）の移動を感知してAF-2に結合，続いてこの複合体がCBP／p300等の転写インテグレーター分子に作用してクロマチン構造を変化させ，プロモーター上の転写開始複合体（TIP）の形成を促進または抑制し，転写効率を制御している（図9）．さらに，AP-1，NFκB，NFIL6などの他の転写因子transcriptional factorとの相互作用も徐々に明らかにされてきており，薬理作用の項で後述する．

## 3　ステロイドの膜レセプター

　上述の古典的なステロイドホルモンレセプターは標的遺伝子の発現を介して作用（genomic action）するため作用発現までには通常数時間以上を要するが，ステロイドの一部の作用には作用発揮までの時間が非常に短いものも存在することが以前から知られておりnongenomic actionと総称されている．当然ある種のmRNA fragilityすなわち安定化に影

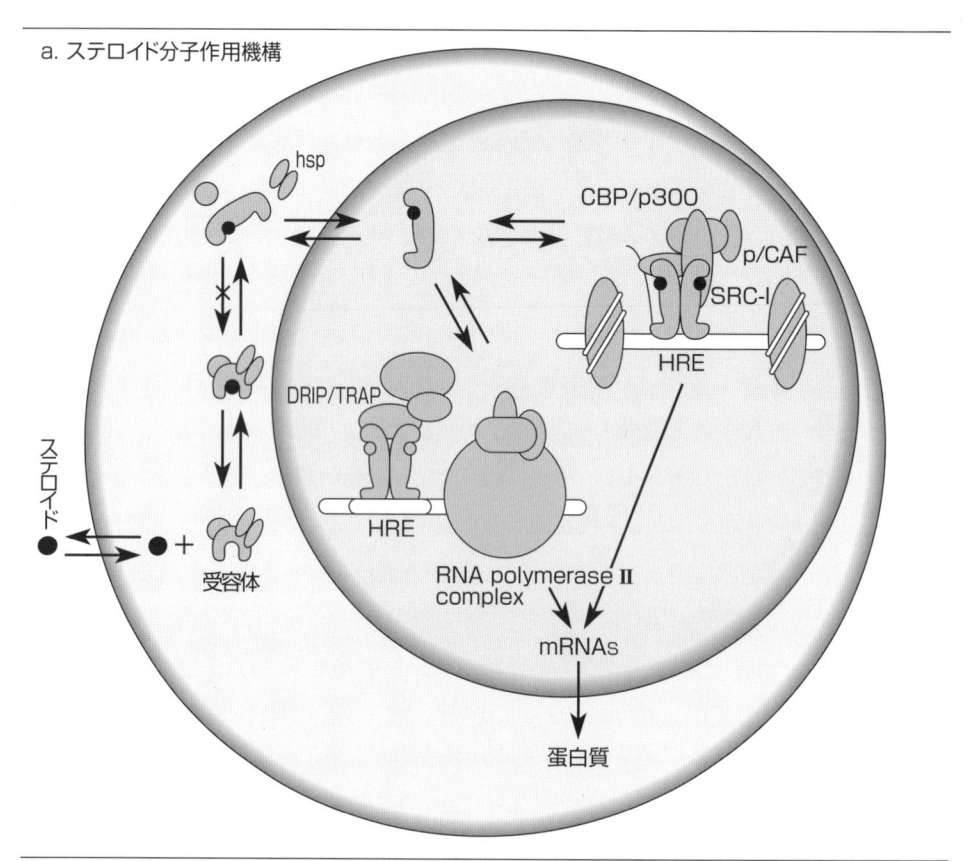

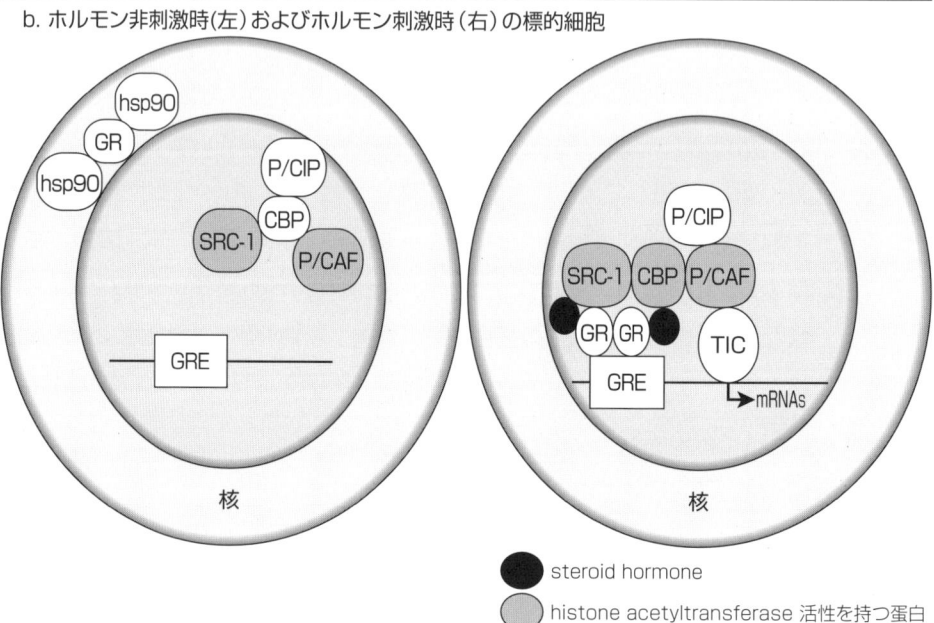

図9 グルココルチコイドレセプターを介した転写効率の制御

する作用も含まれるが，ペプチドホルモンのような膜レセプターの存在が想定されている．例えばアルドステロンには何らかの膜レセプター～protein kinase C系を介したrapid actionが存在することが示されているほか，GCも中枢神経系などで膜に対する作用が示されている．作用機序に関しては未だ不明と言わざるを得ないが，最近プロゲステロンの膜レセプターがクローニングされており，今後の発展が期待される．

## 2◆ コルチコステロイドの生理作用

　グルココルチコイド(GC)，ミネラロコルチコイド(MC)，という区別は，殆どのGCが少なからずMC様作用を持っているという点で，あくまで便宜的なものである．また，ステロイドの生理作用と薬理作用の違いも定性的なものではなく，量的な違いであると考えられるが，本章では各コルチコステロイドの基本的な生理作用についてそれぞれ概説し，抗炎症・免疫作用などの臨床的に重要なGCの薬理作用については次項で述べる．

### 1　グルココルチコイドの生理作用

　GCという言葉は，主に糖・蛋白・脂肪・核酸といった中間生成物の代謝を担う副腎皮質ステロイドと定義されている．その代表はコルチゾールであり，殆どあらゆる組織に存在するGRを介して広汎な作用を発揮する．糖代謝に関しては，GCはインスリンに拮抗かつ分泌を抑え末梢での糖取り込みを抑制することにより，血糖を上昇させるとともに，肝における糖新生を促進する．蛋白代謝に関しては，蛋白異化の方向に傾く．骨・筋・皮膚・結合織などの末梢支持組織での蛋白分解の促進と蛋白合成を抑制し，これらの組織からグリコーゲン合成のための前駆アミノ酸を動員する．一方，肝に直接作用してtyrosine aminotransferaseやtryptophan pyrrolaseなどアミノ酸をグルコース前駆物質に転換する酵素の合成を刺激する．また高アミノ酸血症はグルカゴン分泌を促進する事によっても糖新生を促す．GCは殆どの組織で核酸合成を抑制するが，肝では一般にmRNA合成は刺激され，末梢のアミノ酸からの蛋白合成を促進するとされる．脂肪代謝に関しては，lipaseの活性化により脂肪細胞からの遊離脂肪酸放出を刺激，緊急時のエネルギー補給を担っていると考えられるが，この効果はカテコラミン・成長

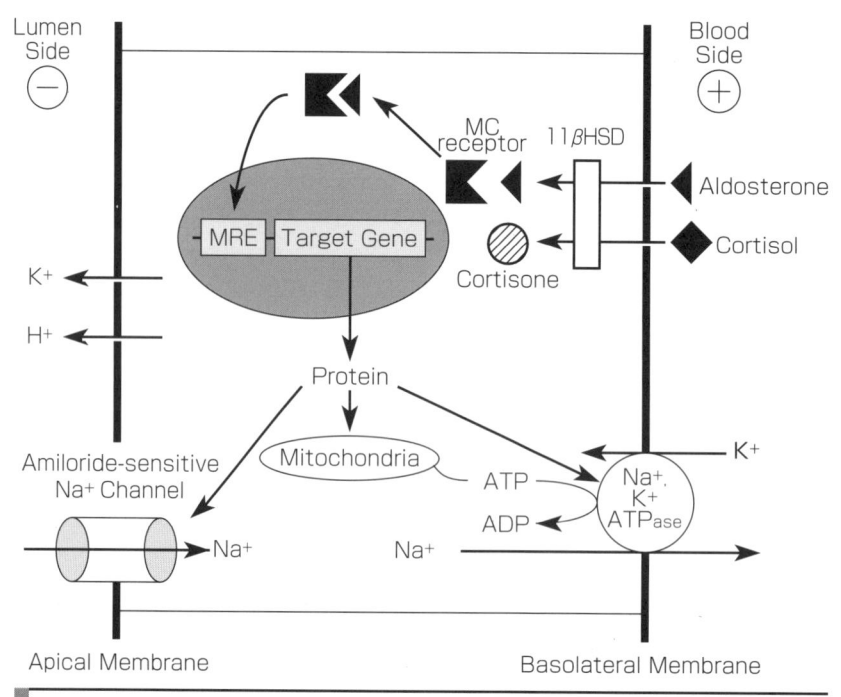

図10 ミネラロコルチコイドの作用機構

ホルモン・ACTHなどの脂肪動員ホルモンの効果を高める(許容効果permissive effect)ことによるとされている．またGCの蛋白や脂肪組織に対する作用は，身体の部分により異なっており，例えば薬理学的な量のGCは，椎体骨の蛋白基質を減少させるが長管骨への影響は少ないこと，末梢脂肪組織を減少させるが腹腔内や肩甲骨間の脂肪組織を増加させることが知られている．GCは水代謝にも影響を与える．腎糸球体濾過率の増加，vasopressin分泌の抑制，腎尿細管への直接作用，により水利尿を促進し，細胞外液量を調節，自由水クリアランスの増加により水中毒を予防している．また前述のようにGCにはMC様作用もあるため，大量に使用した場合にはNa再吸収・K排泄の増加を促進する．その他，免疫系細胞のアポトーシス調節作用や，その機序は依然不明であるが中枢神経系への作用も見られる．

## 2 ミネラロコルチコイドの生理作用

MCの代表であるアルドステロンは，細胞外液量とK代謝の主たる調節因子として，体液や血圧調節に必須の役割を演じている．腎遠位尿細管に直接作用して$Na^+$の再吸収を促進し，これと交換に$K^+$および$H^+$などの陽イオンの

排泄を増加させるため代謝性アルカローシスとなる．再吸収されたNa$^+$はNa-K ATPaseにより，水とともに腎間質液〜循環中へと運ばれ，体液貯留を来す．特異的受容体であるMRの発現は，ほぼいわゆるMC標的臓器に限って認められ，前述の11β-HSDタイプ2による防御機構により，アルドステロンはMRに選択的に結合し，sgkなどのアルドステロン誘導蛋白を介して，上皮性のアミロライド感受性Naチャンネル(ENaC)活性や，ミトコンドリアでのクエン酸合成，Na-K ATPaseの合成を調節し作用を発現する(図10)．このようなMC作用は，Na摂取量の影響を大きく受け，Na制限下ではNa再吸収亢進はあまり認められずK排泄増加のみが見られる．また，アルドステロンを正常者に投与すると，最初はNa貯留が起きるが，浮腫を来すこともなく，3〜5日後にはNa再吸収増加が認められなくなり，Na escape現象と呼ばれている．MCは唾液腺や汗腺，主に大腸などの消化管においても，K$^+$と交換にNa$^+$の再吸収を促進するほか，体液貯留を介する血行力学的な作用以外に，心肥大，心線維化作用を有することが最近明らかとなっている．

### 3 副腎アンドロジェンの生理作用

アンドロジェン，男性ホルモン，の作用は男性の二次性徴を調節することであり，女性では男性化を引き起こすが，主な副腎アンドロジェンであるDHEA・アンドロステンジオン自身のアンドロジェン作用は非常に弱く，副腎外の末梢組織でテストステロンに変換されて作用する．最近，DHEAやDHEA-Sが免疫系，心血管系，糖代謝などに作用することが明らかにされつつあるが，そのメカニズムについては未だ不明な点が多い．また，副腎アンドロジェンの合成は，ゴナドトロピンではなくACTHにより調節されており，外因性のGC投与により抑制される．

## 3 ◆コルチコステロイドの薬理作用

実際に用いられるコルチコステロイドは，合成ステロイドを含めほとんどがグルココルチコイド(GC)であり，特にその抗炎症作用・抗免疫作用を期待して臨床応用されている場合が多い．各種自己免疫疾患，炎症性腸疾患など多くの難治性疾患に有効である反面，薬理量のGC長期投与による副作用も周知の通りである．このことは作用機序があまりにも多岐にわたることによると考えられ

# I. 副腎皮質ステロイド総論

るが，副作用の少ない薬剤を探索するためにも，免疫機構のネットワークや炎症の機序，GCの抗炎症・免疫抑制の作用機構の理解が必要である．本章ではGCの薬理作用と，最近明らかになりつつある作用機構について概説する．

## 1 抗炎症作用

炎症が惹起されると，サイトカイン・増殖因子などの産生，アラキドン酸カスケードの代謝促進が生じ，蛋白分解酵素，血管透過因子，白血球遊走因子，接着因子，血管新生因子などが誘導される．GCは具体的には，白血

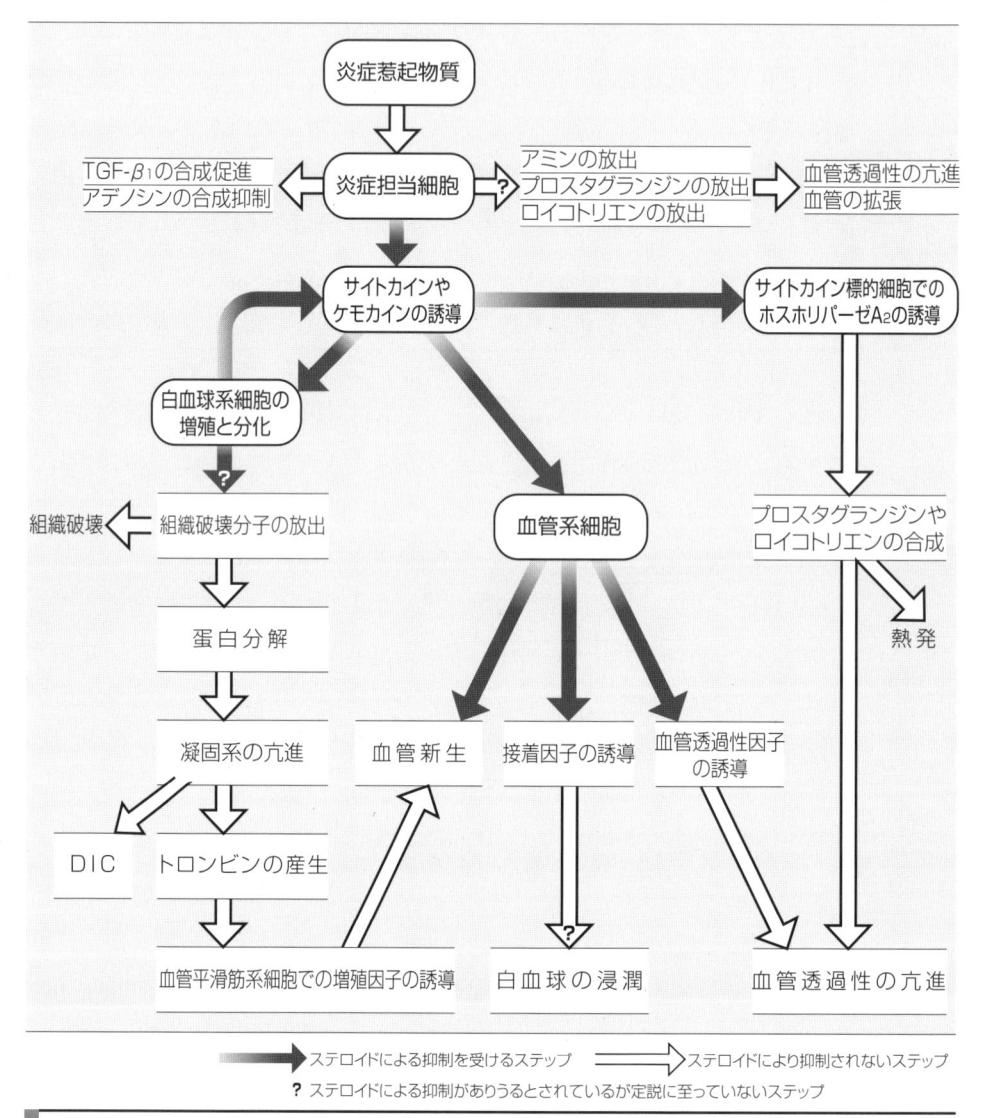

図11 炎症反応の機構とGCによる抑制

球の炎症部位への遊走阻止，線維芽細胞および血管内皮細胞の反応性低下，およびホスホリパーゼA₂の発現抑制を介したアラキドン酸カスケードの抑制や炎症性サイトカイン等の炎症惹起性液性因子の産生抑制など，炎症の初期反応の段階で複数の機構を阻止する効果がある（図11）．またシクロオキゲナーゼ（COX）2発現抑制を介したプロスタグランジン産生抑制効果も見られる．ただし，増殖因子（PDGF，TGFβなど）の産生は制御できない．この中でも，IL-1，TNFα，GM-CSF，IL-2，IL-3，IL-4，IL-5，IL-6，IL-8，IL-10，IL-12など，各種サイトカインの産生および作用の抑制が主作用と考えられている．初期の炎症性サイトカインであるIL-1・TNFα以外に，サイトカインネットワークの調整作用を持つものもあり，また低濃度のGCは単球から炎症性サイトカインであるMIFを産生させることも報告されているが，GCは多くのサイトカインを抑制してネットワークを強力に遮断すると考えられる．しかし，これらのサイトカインの多くはその遺伝子内にGREを持っておらず，サイトカイン抑制作用は一般にはGCのGRを介した直接作用ではないことが判っている．ただある種の細胞ではGREを介してIL-8が抑制されること，IL-2レセプター内に新たなGREが存在すること，GCによるIL-6 mRNA安定性低下作用，など直接作用の存在も示唆されている．いずれにせよ，GCの特にサイトカイン抑制作用には，以下に述べるNFκBやAP-1など炎症性転写因子との相互作用が必須であることが明らかとなっている．

### i) AP-1（activator protein-1）

AP-1は，リウマチ様関節炎の骨破壊惹起因子や気管支喘息の発症因子として有名であるが，サイトカインやフォルボルエステル刺激によるリン酸化カスケードにより活性化され，蛋白分解酵素や種々のサイトカインを誘導する核内転写因子である．AP-1はJunとFosの2種の蛋白のヘテロダイマーから形成されており，活性化（リガンド結合）したGRがFosあるいはJun分子と結合することにより，AP-1分子の形成が阻害される．同時に，GRのホモダイマー形成も阻害され，両者の作用が減弱されるが，最近この仕組みがアダプター蛋白の競合阻害作用によることが判明した．すなわち転写インテグレーターとして機能しているCBP／p300（cAMP-responsive element binding protein）は，GRとAP-1両者の転写活性に必須であるが，CBPの発現量は限られているため，一方のシグナル系が異常に活性化されるとすぐ枯渇してしまい，相互阻害が生じることになる（図12）．

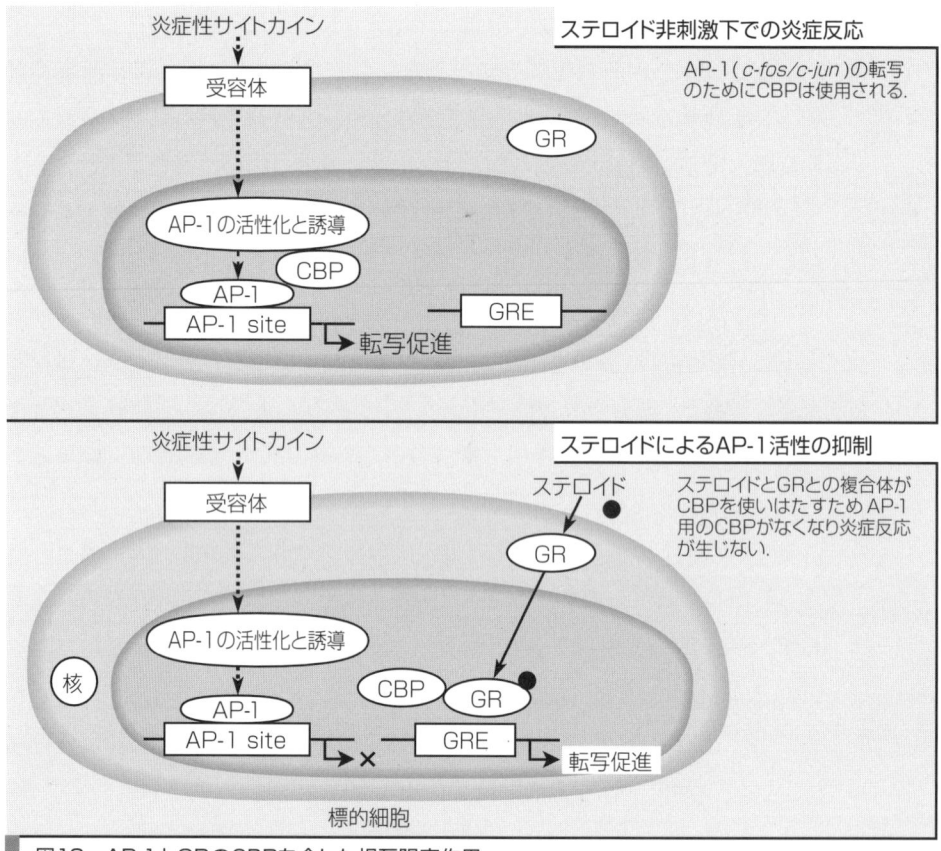

図12 AP-1とGRのCBPを介した相互阻害作用

### ii) NFκB(nuclear factor κB)

　NFκBは抗原刺激やサイトカインにより活性化される核内転写因子であるが，特に多くのサイトカインを誘導するという点で，炎症反応の成立や各種疾患の発症・進展に重要な位置を占めている．NFκBは，p65とp50の2種の蛋白のヘテロダイマーで構成され，刺激のない状態ではIκB(inhibitor-κB)という抑制蛋白およびPKAc(catalytic subunit of protein kinase A)と結合した形で細胞質に存在する．刺激により，リン酸化を受けたIκBとPKAcが解離し，NFκBは核内に移行し，κB応答性エレメントと呼ばれる塩基配列に結合し，サイトカイン・ケモカイン・細胞接着因子などの標的遺伝子の転写を活性化(transactivation)する(図13)．GCによるサイトカイン産生抑制は，GRによる転写調節ではなく，リガンド結合したGRが直接NFκBと結合し，転写活性を失活させる(相互阻害)ことによると考えられている(図14)が，ごく最近CBPを介した間接的相互作用によるメカニズムも提唱されている．またIκBには

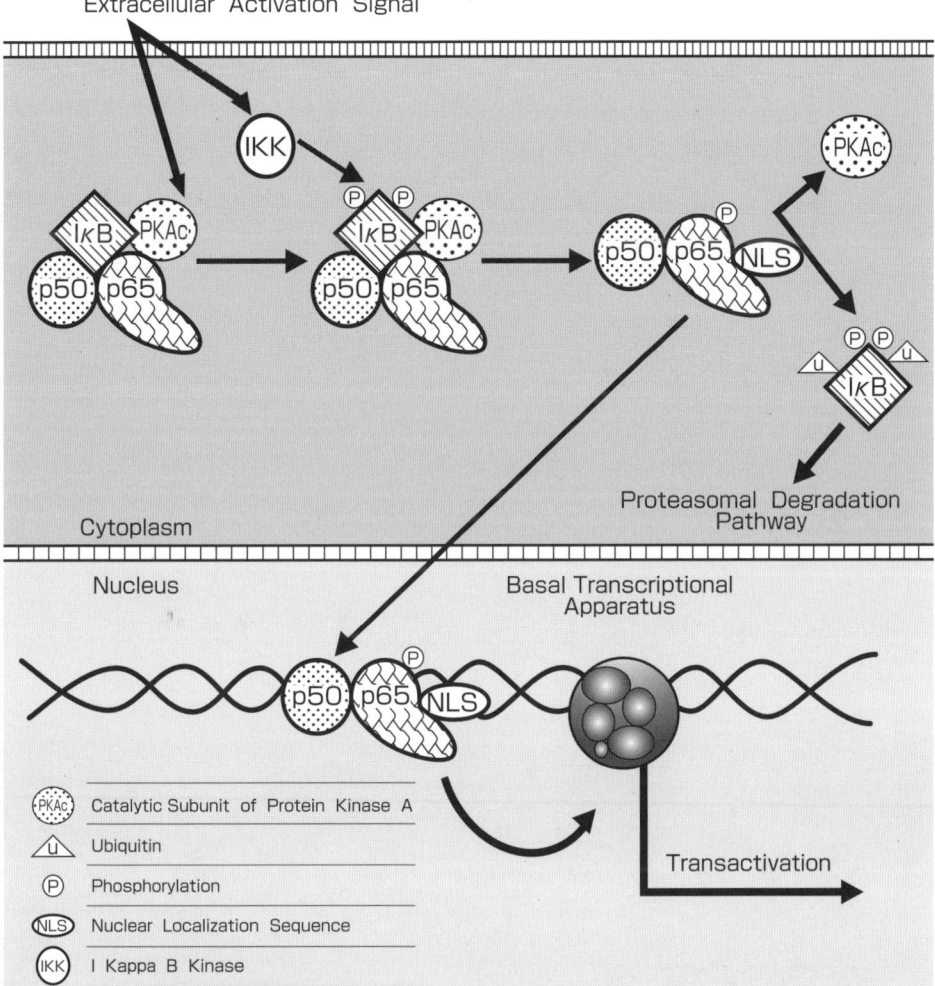

図13 NFκBの作用メカニズム

　GREがあり，GCにより誘導されたIκBが，いったん活性化されたNFκBを再び結合し不活性状態に戻す，という第2の機構もあると考えられている．

## 2　免疫抑制作用

　GCの投与は，末梢のリンパ球をリンパ節へ移動させたり，胸腺でのリンパ球のアポトーシスの誘導や増殖抑制，などによりリンパ球減少を来すが，リンパ球減少のみではその強力な免疫抑制作用は説明できない．また一般には液性免疫より細胞性免疫を強く抑制するとされる．抗原特異的なT細胞の活性化は，抗原提示細胞上の抗原ペプチドとMHC抗原との複合体をT細胞

# I. 副腎皮質ステロイド総論

の受容体が認識し、かつ、ICAM-1とLFA-1、CD40とCD40L、などの結合によるcostimulatory signalにより、細胞間相互作用が生じることにより起こる。ZAP70は、ホスホリパーゼCγ1〜プロテインキナーゼCを活性化してAP-1を誘導するとともに、Ras-Raf系を介してもAP-1を活性化する。また細胞内$Ca^{++}$の上昇は、T細胞に特異的に発現しているカルシニューリンを活性化し、さらにカルシニューリンは、T細胞特異的転写因子であるNF-AT (nuclear factor activated T cell)を脱リン酸化することにより活性化する。NF-ATはAP-1と複合体を形成して、T細胞活性化に必要なIL-2、IL-3、IL-4

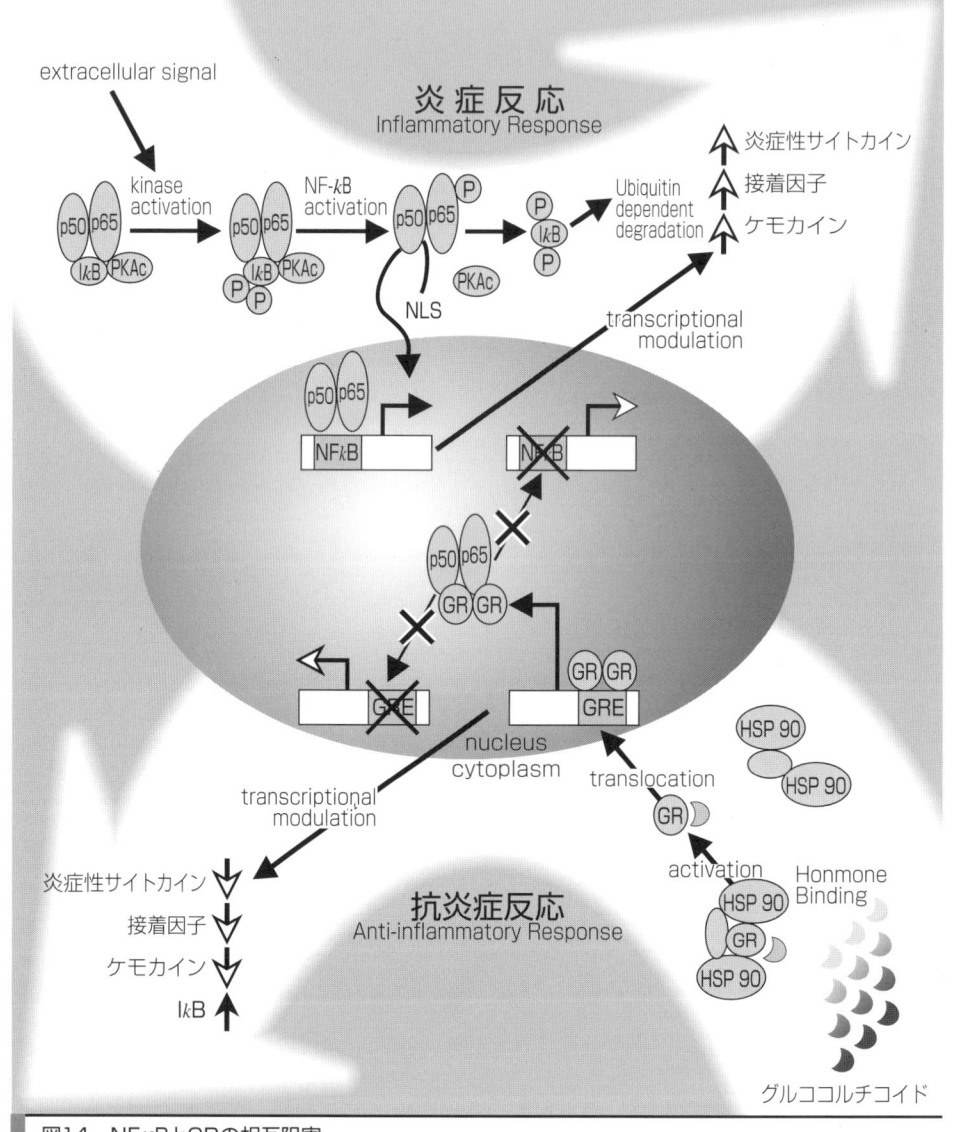

図14　NFκBとGRの相互阻害

I.副腎皮質ステロイド総論

等のサイトカイン遺伝子などの転写を開始することになる(図15).GCによる免疫応答の抑制は,前項と同様なAP-1の失活やNFκBの活性抑制によるサイトカイン産生の抑制,ICAM-1やIFNγ発現への直接抑制によると考えられている.ちなみに,免疫抑制剤として特異性の高いシクロスポリンやFK506は,イムノフィリンと総称される蛋白と結合することによりカルシニューリンの活性を抑制するとされている.

ところで,血液系悪性疾患に対する治療薬のほぼすべてにGCが使用されていることからも判るように,GCには細胞増殖を制御する働きがある.リン

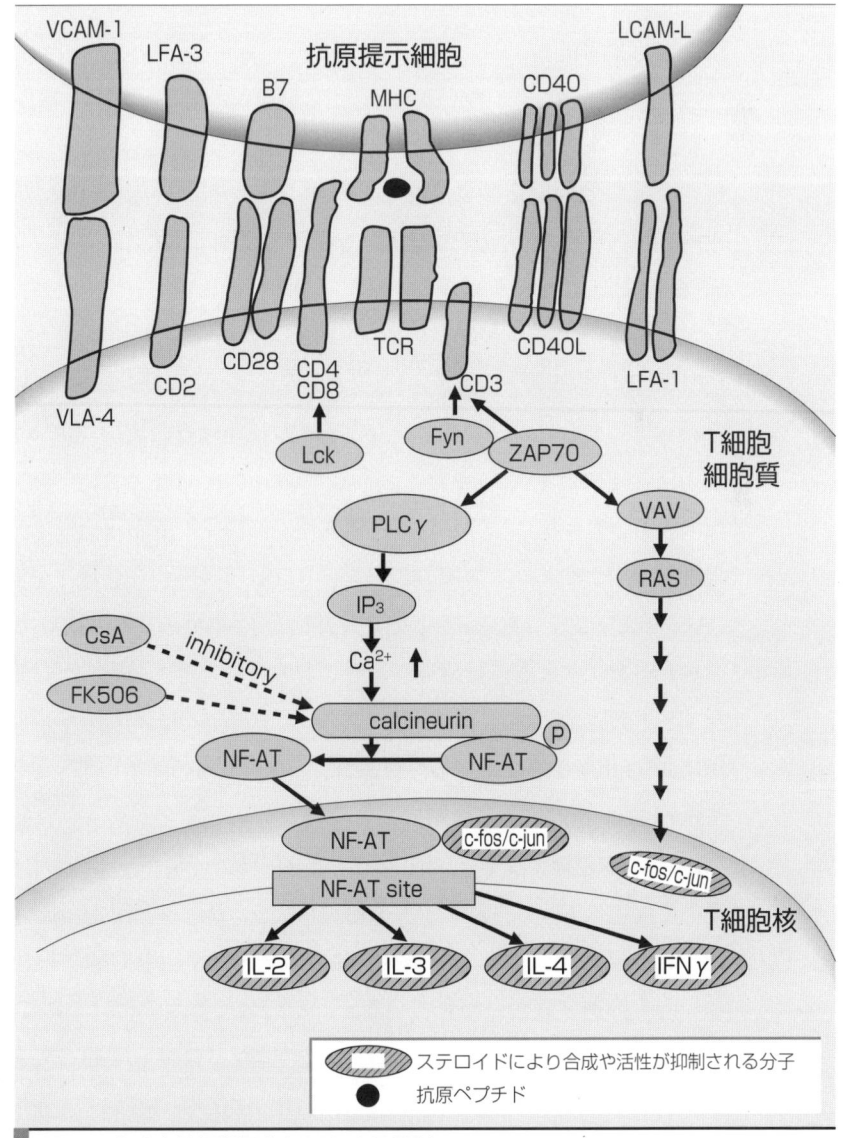

図15 免疫応答初期反応とGCによる抑制

パ系の細胞，特に未熟なT細胞はGCにより増殖が抑制される．GCは，リンパ系細胞の分化・増殖に必須の役割を果たすサイトカインの作用抑制を介して作用するほか，直接，細胞死（アポトーシス）を誘導することも胸腺細胞で示されている．ただ，胸腺細胞におけるGCによるアポトーシスの誘導は，カスパーゼを介した通常のアポトーシス誘導機構とは異なることが示唆されている．また，メチルプレドニゾロンによるパルス療法後，かなり早期に末梢血中T細胞のアポトーシスが誘導されることも報告され，GCの膜レセプターを介する直接作用(nongenomic action)も示唆される．

## 3 抗アレルギー作用

喘息やアトピー性皮膚炎などに関係するのは，おもにIgEクラスに属する抗体と抗原との反応により生ずるアナフィラキシー型の即時型I型アレルギーとされてきたが，遅延型反応も重要な役割を果たしている．マスト（肥満）細胞はIgEに対する高親和性レセプターであるFcεRIを介してIgEと結合しているが，アレルゲンとIgEの反応によりFcεRIが細胞膜上で凝集し，IgEによるアレルギー反応の引き金となる．まず即時型反応で，脱顆粒，すなわちヒスタミン，セロトニンなどの顆粒伝達物質の放出，ホスホリパーゼ$A_2$の活性化による$PGD_2$やロイコトリエン$C_4$（$LTC_4$）などの化学伝達物質の産生・放出を引き起こし，血管透過性亢進，気管支平滑筋収縮に至る．FcεRIの凝集は，サイトカイン(IL-4，IL-5，IL-13，TNFα)の合成・分泌を誘導，PAF，RANTES，eotaxinなどの走化性因子（ケモカイン）の分泌，接着分子の発現亢進などとともに好酸球などをアレルギー部位へ強力に呼び寄せる．またマスト細胞はCD40リガンドなどを発現し，未分化B細胞との直接の相互作用によりIgE産生を誘導する．好酸球は，主にIL-5の作用により分化増殖し，major basic proteinなどの組織障害物質を分泌してアレルギー反応をさらに増悪させる（遅延型反応）．図16に示す一連の反応の中で，GCはサイトカイン産生を前述のように抑制し，好酸球浸潤にかかわる血管内皮細胞でのICAM-1やELAM-1の発現，ホスホリパーゼ$A_2$の発現，などを抑制する．GCは脱顆粒反応も抑制すると云われているが，その分子作用機構は不明である．

コルチコステロイド総論として作用機構などについて述べてきた．特にグルココルチコイドは複雑多岐にわたる作用点を持っており，解明されるべき点もまだまだ多い．ただ，臨床的に最も有効な薬物の一つでありながら，

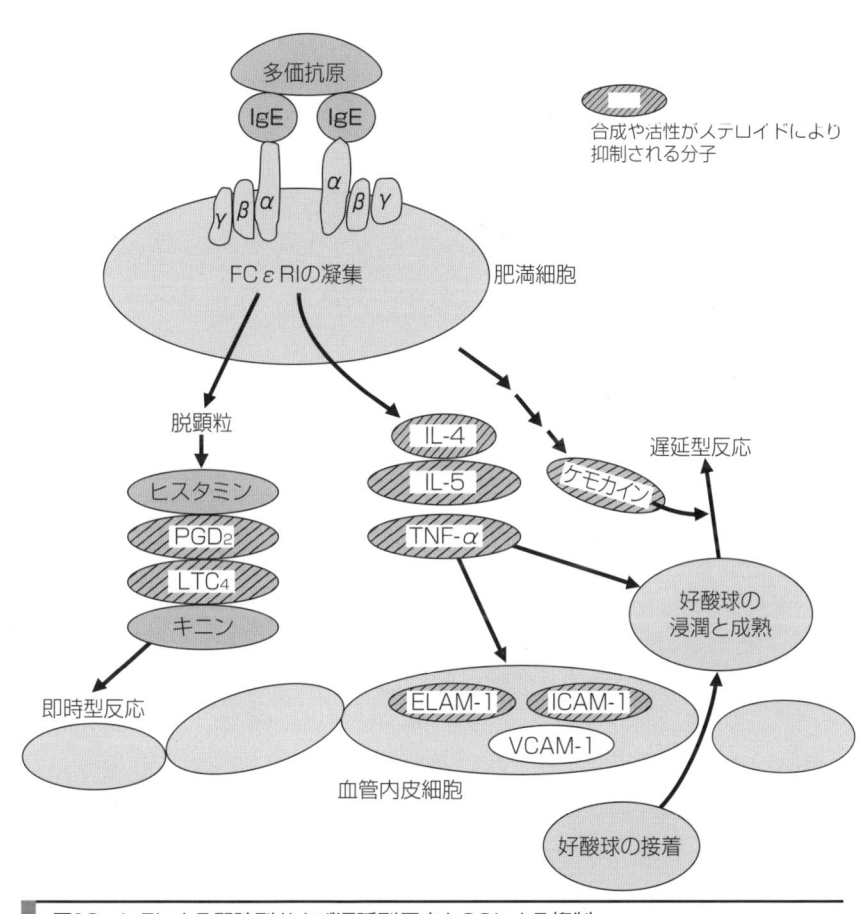

図16 IgEによる即時型および遅延型反応とGCによる抑制

経験に頼って使用されてきたグルココルチコイドの作用機序が徐々に明らかにされてきている．同じグルココルチコイドレセプターを介する場合にも，転写調節によりtransactivationとtransrepressionに差が見られることがある，という事実から，副作用のない抗炎症性ステロイド剤開発が夢ではないことが示唆され，今後の発展が期待される．

[宗　友厚]

### 参考文献

1 ● Tsai MJ, Clark JH, Schrader WT, O'Malley BW : Mechanisms of action of hormones that act as transcription-regulatory factors. Textbook of Endocrinology (Wilson JD, Foster DW, Kronenberg HM, Larsen PR eds) WB Saunders, Philadelphia, 1998, p55-94
2 ● Orth DN, Kovacs WJ : The adrenal cortex. Textbook of Endocrinology (Wilson JD, Foster DW, Kronenberg HM, Larsen PR eds) WB Saunders, Philadelphia, 1998, p517-664
3 ● McKay LI, Cidlowski JA : Molecular control of immune/inflammatory responses : interactions between nuclear factor-kB and steroid receptor-signaling pathways. Endocrine Reviews 20(4) : 435-459, 1999

# II. 合成ステロイド剤

## 1 主な合成ステロイド剤の種類と構造活性

　主な合成ステロイド剤は図1に示すような天然型ステロイドのヒドロコルチゾン(コルチゾール)を基本構造とし，それに様々な修飾を加えることにより，その性質，活性能，薬理動態などを変化させている．

　ヒドロコルチゾンは，A, B, C, Dの4環構造を有し，炭素数は21であり($C_{21}$化合物)，pregnane誘導体と称される．A, B, C, D環は決して平面にあるのではなく，二次元的に表現することは難しいが，図1-Iのようになる．A環はC-4, C-5間の二重結合によりflexibleなhalf-chair構造となっている．C-18, C-19のメチル基(-$CH_3$)，C-17の側鎖は，生物活性と関係している．さらにC-20, C-21の側鎖は，グルココルチコイド作用の発現に関係している．C-17の水酸基(-OH)が平面上方に結合している場合，$\beta$と表現され，通常実線で示されるのに対し，下方に結合する場合を$\alpha$とし，点線で示される．また二重結合は$\Delta$で示される．その結果ヒドロコルチゾン(図1-II-a)の化学名は，11$\beta$, -17$\alpha$, 21-trihydroxy-$\Delta^4$-pregnene -3,20 dioneである．

　A環のC-4, C-5間の二重結合およびC-3のケト基(=O)は，グルココルチコイド作用およびミネラロコルチコイド作用の双方を発揮するのに重要な構造である．それに対してC環の11$\beta$水酸基(-OH)は，グルココルチコイド作用にのみ必須の構造である．一方，D環の21水酸基は，すべての自然体コルチコステロイドおよびほとんどの合成ステロイド剤に存在しており，ミネラロコルチコイド作用には必須の構造と考えられている．またD環の17$\alpha$水酸基はヒドロコルチゾンを始めとしたグルココルチコイド作用のある合成ステロイド剤に存在している．しかし天然型ステロイドのコルチコステロンは，17$\alpha$水酸基を持たなくとも弱いグルココルチコイド作用を有しており，その構造はグルココルチコイド作用を増強するのに必要なものであると考えられている．

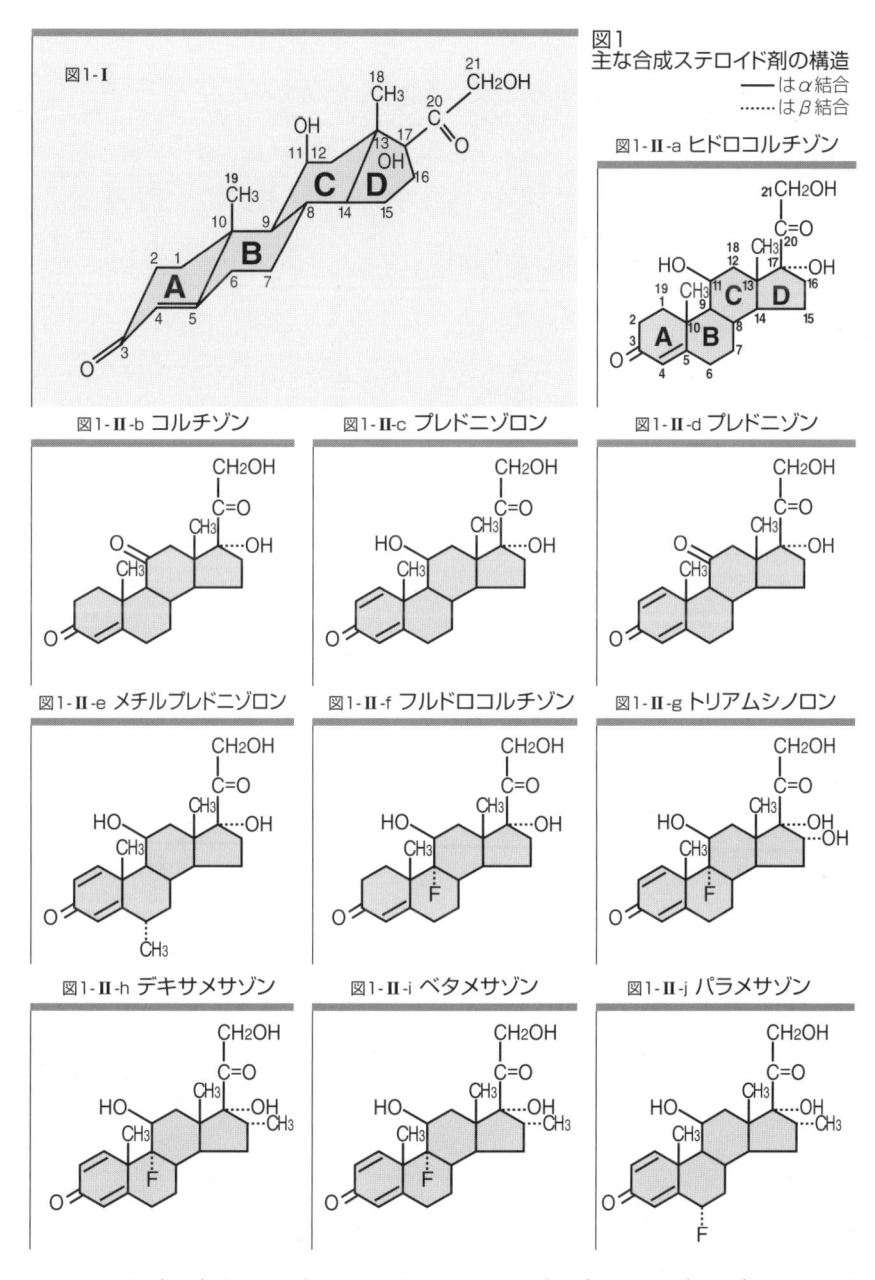

## II. 合成ステロイド剤

図1
主な合成ステロイド剤の構造
―― はα結合
------ はβ結合

図1-I

図1-II-a ヒドロコルチゾン

図1-II-b コルチゾン　　図1-II-c プレドニゾロン　　図1-II-d プレドニゾン

図1-II-e メチルプレドニゾロン　　図1-II-f フルドロコルチゾン　　図1-II-g トリアムシノロン

図1-II-h デキサメサゾン　　図1-II-i ベタメサゾン　　図1-II-j パラメサゾン

　コルチゾン(図1-II-b)は，ヒドロコルチゾン(コルチゾール)のC-11がケト基となっている．それ自体ではグルココルチコイド受容体に結合せず，グルココルチコイド作用を示さないが，生体内では11β水酸化ステロイド脱水素酵素 (11β hydroxysteroid dehydrogenase) type Iによりコルチゾールと可逆的な平衡状態にある．コルチゾンを投与すると生体内ではコルチゾールに還元され，作用を発揮する．そのためコルチゾンの作用は，ヒドロコルチゾンに比し少し弱い．

## II.合成ステロイド剤

　以下，今日臨床で使用されている主な合成ステロイド剤(図1-II)につき，それぞれの構造の特徴，性質などを解説する．

### 1 ◆ C-1, C-2間の二重結合：プレドニゾロン，プレドニゾン

　プレドニゾロン(図1-II-c)は経口剤として，本邦では現在最も頻用される合成ステロイド剤である．ヒドロコルチゾンのA環C-1, C-2間に二重結合を導入することによりA環の立体構造が変化し，グルココルチコイド受容体への親和性が増強され，かつ還元反応が抑制されることにより代謝が遅延する．つまりグルココルチコイド作用が選択的に増強されて，作用持続時間も延長している．ナトリウム貯留作用に比し抗炎症作用が強いこと，作用持続時間が中間型となっており(表1)，隔日投与法または1週間のうち4日間連続投与後3日間休薬をする4投3休投与法などの間歇投与法にも適しており，経口剤として頻用される．プレドニゾン(図1-II-d)は欧米とくに米国で頻用されている．コルチゾンのA環C-1, C-2間に二重結合が導入されたものであり，コルチゾンと同様に生体内でC-11が還元され，プレドニゾロンに転換して作用する．

表1　主な合成ステロイド剤の相対的作用

| 合成ステロイド剤 | 抗炎症作用 | Na$^+$貯留作用 | 持続時間* | 1錠中の用量(mg)** |
|---|---|---|---|---|
| ヒドロコルチゾン | 1 | 1 | 短時間 | 20 |
| コルチゾン | 0.8 | 0.8 | 短時間 | 25 |
| プレドニゾロン | 4 | | 中間 | 5 |
| メチルプレドニゾロン | 5 | 0.5 | 中間 | 4 |
| フルドロコルチゾン | 10 | 125 | 短時間 | N*** |
| トリアムシノロン | 5 | | 中間 | 4 |
| デキサメサゾン | 25 | 0 | 長時間 | 0.5 |
| ベタメサゾン | 25 | 0 | 長時間 | 0.5 |
| パラメサゾン | 10 | | | 2 |

\* 持続時間： 短時間：生物学的半減期が 8〜12時間
　　　　　　　中　間：生物学的半減期が12〜36時間
　　　　　　　長時間：生物学的半減期が36〜72時間
\*\* 1錠中の用量(mg)：1錠中の用量は，副腎よりのコルチゾール(ヒドロコルチゾン)
　　　　　　　　　　生理的1日分泌量に相当する．
\*\*\* N：製剤としての酢酸フルドロコルチゾンはグルココルチコイド作用を殆どもたない．

(Schimmer BP, et al, 1996[1]より改変引用)

## 2 ◆ C-6αのメチル化：メチルプレドニゾロン(図1-II-e)

プレドニゾロンのB環C-6αにメチル基(-CH₃)を導入することにより，A環は還元反応を受けにくくなり，プレドニゾロンに比べグルココルチコイド作用は約3倍に増強されている．逆にミネラロコルチコイド作用は減弱している．実地臨床では，水溶性のコハク酸塩が注射用製剤としてパルス療法に使用されている．

## 3 ◆ C-9αのフッ素化：フルドロコルチゾン(図1-II-f)

B環のC-9αのハロゲン化は，グルココルチコイド作用，ミネラロコルチコイド作用ともに大きく影響する．臨床応用されているハロゲン化ステロイド剤はすべてフッ素化(-F)製剤であるが，それによりグルココルチコイド作用が増強されている．またC-9αのフッ素化はC-11β位の水酸基(-OH)のケト基(=O)への酸化が阻害される．

酢酸フルドロコルチゾン(フロリネフ®)は，ヒドロコルチゾンのB環C-9αにフッ素，C-21にアセテート基を導入した化合物である．ヒドロコルチゾンに比し約10倍のグルココルチコイド作用，125倍のミネラロコルチコイド作用をもつ．経口剤としての一般常用量(0.05～0.2mg/日)では，ほとんどグルココルチコイド作用を示さず，現在唯一，臨床で使用可能なミネラロコルチコイド製剤である．

## 4 ◆ C-9αのフッ素化＋C-16の修飾：トリアムシノロン，デキサメサゾン，ベタメサゾン

現在使用されている9αフッ素化ステロイド製剤は，前述のフルドロコルチゾン(9α-フルオロコルチゾール)を除き，C-9αフッ素化と共に他の部位に修飾が加えられている．これから述べる3種類のステロイド製剤は，プレドニゾロンを骨格ステロイドとしてB環C-9αにフッ素を導入すると共に，D環C-16を修飾した化合物である．D環-C16の修飾は化合物にグルココルチコイド選択性を与えている．

トリアムシノロン(図1-II-g)は，D環C-16へ水酸基(-OH)が導入されたものである．トリアムシノロンはヒドロコルチゾンに比べ約5倍のグル

ココルチコイド作用を持つが，ミネラロコルチコイド作用はほとんど消失している．また理由は不明であるが，トリアムシノロン投与によりステロイド筋症(ミオパチー)を呈することが多い．

　D環C-16へのメチル基(-CH₃)の導入はグルココルチコイド受容体への親和性を増強させ，グルココルチコイド作用を増強させると共に作用時間を延長する．一方，水酸基を導入した場合と同様，ミネラロコルチコイド作用はほとんど消失する．C-16α, βいずれのメチル化でも同様の効果を有する．前者がデキサメサゾン(図1-II-h)，後者がベタメサゾン(図1-II-i)である．

　デキサメサゾンのグルココルチコイド作用はヒドロコルチゾンの約30～40倍と強力である．下垂体・副腎系の抑制効果が強いこと，各種測定系においてコルチゾール(ヒドロコルチゾン)などの天然型ステロイドと交差反応を示さないことより，下垂体・副腎系抑制試験にも使用される．

　ベタメサゾンもデキサメサゾンとよく似た性質をもっている．またベタメサゾンのD環C-17αの水酸基を吉草酸でエステル化することにより脂溶性を増強させた吉草酸ベタメサゾンは，局所外用薬(皮膚用軟膏，クリームなど)として汎用されている．

## 5 ◆ C-6αフッ素化＋C-16αのメチル化：パラメサゾン (図1-II-j)

　B環C-6αのハロゲン化でもC-9ハロゲン化と同様の作用が得られる．パラメサゾンはデキサメサゾンのC-9αの代わりにC-6αをフッ素化したものである．デキサメサゾンと同様にミネラロコルチコイド作用はほとんど持たない．グルココルチコイド作用はヒドロコルチゾンの約10倍である．

## 6 ◆ C-21のエステル化：水酸化製剤

　ステロイドは水に難溶性であり，上述の製剤はそのままでは注射用製剤としては用いることができない．しかしC-21に親水基を導入し，さらにエステル化することにより水溶性となる．コハク酸，リン酸，硫酸各エステルのナトリウム塩が臨床では用いられている．硫酸エステル化製剤は懸濁製剤として関節腔内注射などに用いられている．

### 7◆C-17α，C-21のエステル化：皮膚外用剤，吸入剤

　C-17α，C-21の吉草酸，プロピオン酸，酢酸などのエステル化合物は経皮的または経粘膜的吸収率が増加するため，皮膚外用剤，吸入剤として用いられる．これらの化合物は体内に吸収された後は水解を受け，もとの骨格ステロイドになると考えられているが，骨格となるステロイドの投与量が少ないため，吸収後の全身への副作用は少ないものと思われる．

　以上，今日臨床にて主に使用される合成ステロイドの構造を図1に，それぞれの性質，作用時間などの比較を表1に示した．
　汎下垂体機能低下症や慢性副腎不全（アジソン病）における補充療法では，天然型ステロイドであるヒドロコルチゾン（コルチゾール）やコルチゾンが使用される．コルチゾンは主に肝臓に存在する11β水酸化ステロイド脱水素酵素type Iによって，コルチゾールに転換後，作用を発揮する．ヒドロコルチゾンは，グルココルチコイド作用と共にミネラロコルチコイド作用をも持ち合わせており，塩分摂取量の多い日本人ではさらにミネラロコルチコイド製剤を投与する必要はない．それに対して，膠原病の治療などで抗炎症作用を期待する場合には，ミネラロコルチコイド作用の少ない合成ステロイド剤が使用される．表1で示すような抗炎症作用の強度や作用時間の違いを考慮した上で，どの合成ステロイド剤を使用するか決定する必要がある．

## 2 薬理作用

### 合成ステロイド剤の薬理作用

　おもな合成ステロイド剤は，各種炎症性疾患，アレルギー性疾患，そして造血器系腫瘍の治療薬として用いられることがほとんどである．まずこれらに関係の深い抗炎症作用，免疫抑制作用そして造血器系に対する作用について述べ，次に副作用に関連するその他の作用も列挙する．詳しくは本書I.「副腎皮質ステロイド総論」3．コルチコステロイドの作用機序，V.「主な内科疾患におけるステロイド療法」3．血液疾患，およびVII.「各種病態におけるステロイド療法」1．糖尿病を参照されたい．

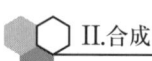

## 1 抗炎症・免疫抑制作用

グルココルチコイド(GC)は，炎症・免疫に関わるいくつかの反応を抑制する(表2)．生体が炎症惹起物質にさらされるとリンパ球を代表とした様々な細胞からインターロイキンやインターフェロンなどのサイトカインが誘導される．GCは末梢リンパ球数の減少とともに，リンパ球からのサイトカインの産生を抑制することが抗炎症作用の主たるものと考えられている．このGCによるサイトカイン産生抑制の分子機構に関して現在注目されているのは核内転写因子であるNFκB (nuclear factor κB) とAP-1 (activator protein-1) である．

NFκBは通常IκB (inhibitor of NFκB) と結合しており，細胞質内に存在している．細胞が炎症を惹起する抗原やサイトカインにさらされると，NFκBはIκBより解離し，核内へ移行後DNA上の特異的部位と結合し，さらなるサイトカインやケモカインなど炎症に関わる物質をコードしている遺伝子転写を促進する．GCと結合したGC受容体(GR)はNFκBと結合し，その転写活性を抑制する．さらにGCがIκBの産生を亢進させることも報告されている(図2)．またAP-1も炎症反応に関与する転写因子であるが，GCと結合したGRは，AP-1の転写活性に必要なCBP (cAMP responsive element binding protein (CREB) -binding protein) を競合消費することにより，AP-1の活性を抑制する(図2)．

表2 炎症・免疫系に対するグルココルチコイドの作用

| 細 胞 | GCの作用 | コメント |
|---|---|---|
| マクロファージおよび単球 | アラキドン酸とその代謝物(prostaglandinとleukotriene)の産生の抑制 | phospholipase A2産生抑制による． |
|  | サイトカイン (IL-1*, IL-6, TNF-α**) の産生・放出の抑制 | サイトカインは，T細胞活性化や線維芽細胞増殖促進作用を持つ |
|  | 急性期反応物質 (第3補体；C3 など) 産生の抑制 |  |
| 内皮細胞 | Endothelial leukocyte adhesion molecule-1 (ELAM-1) とintracellular adhesion molecule-1 (ICAM-1) の産生の抑制 | ELAM-1やICAM-1は細胞間接着分子であり，その抑制は白血球の血管内外間の移動を促進する． |
|  | 急性期反応物質 (C3など) 産生の抑制 |  |
|  | サイトカイン (IL-1 など) の産生・放出の抑制 |  |
|  | アラキドン酸とその代謝物の産生の抑制 |  |
| 好酸球 | HistamineやleukotrieneC4の産生・放出の抑制 | IgE依存性放出を阻害する． |
| 線維芽細胞 | アラキドン酸とその代謝物の産生の抑制 |  |
|  | 成長因子による細胞増殖の抑制 | 成長因子のDNA合成作用を抑制することによる． |
| リンパ球 | サイトカイン (IL-1, IL-2, IL-3, IL-6, TNF-α, GM-CSF***, interferon γ) の産生・放出の抑制 |  |

*IL-1：interleukin-1　**TNF-α：tumor necrosis factor-α　***GM-CSF：granulocyte/monocyte colony-stimulating factor

(Schimmer BP,et al,1996 [1]より改変引用)

その他GCのプロスタグランジン産生抑制作用，COX2産生抑制作用，プラズミノーゲン活性化抑制作用なども抗炎症作用に関与している．またGCは鼻アレルギーなどのI型アレルギーに対しては，肥満細胞よりのサイトカイン産生抑制，好酸球からのヒスタミン，ロイコトリエンC4などのケミカルメディエーターの遊出阻害作用を通じて，抗アレルギー作用をあらわしている．

これら抗炎症・免疫抑制作用を期待する場合，中等量といわれるプレドニゾロン換算で30mg/日以上が一般的に必要である．またこの量以上の長期投与では，易感染性という副作用が問題となる．

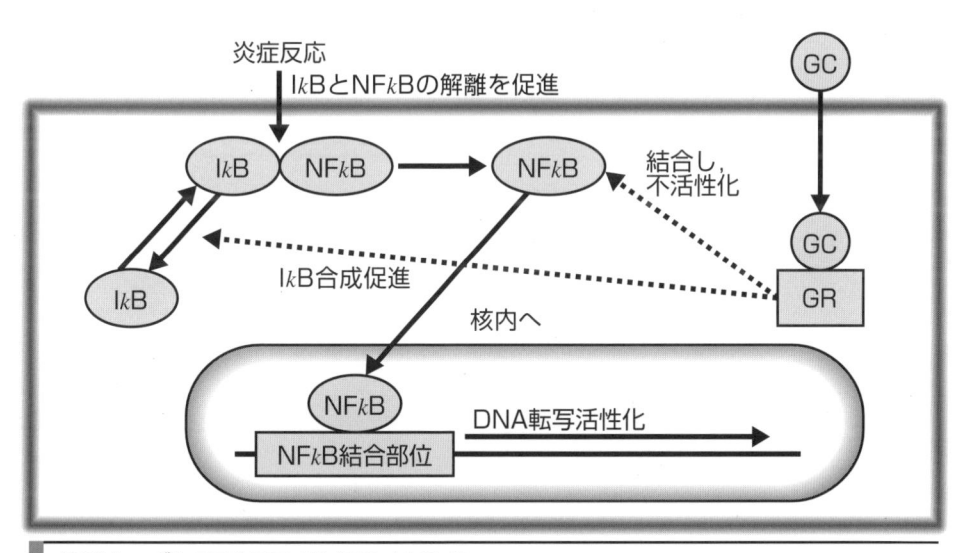

■ 図2(a) グルココルチコイド (GC) とNFκB
NFκB; nuclear factor κB, IκB; inhibitor of NFκB, GC; glucocorticoid, GR; glucocorticoid receptor

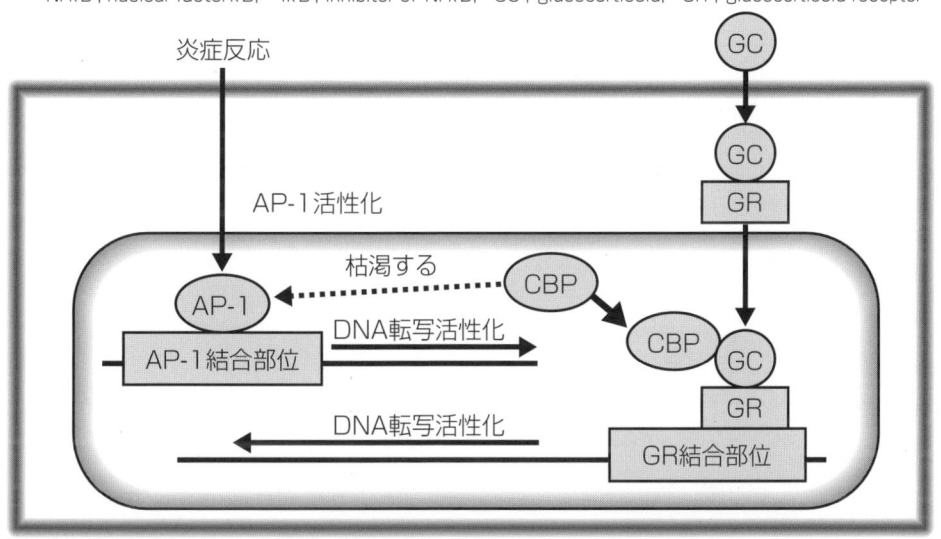

■ 図2(b) グルココルチコイド (GC) とAP-1
AP-1; activator protein-1, CBP; cAMP responsive element binding protein (CREB) - binding protein

## 2 造血器系に対する作用

　GCは特に白血球系細胞に影響を与える．GC投与により末梢血内リンパ球，とくにTリンパ球および好酸球数の減少がおこる．これは，それら血球成分の末梢血管系から脾臓，リンパ節などの血管外への再分布をきたすことによる．またGCは，リンパ球のアポトーシス（自然死）を促進する．GCが悪性リンパ種やリンパ球系白血病の治療薬として使われている理由がこのアポトーシスの誘導である．一方，末梢多核白血球数は増加する．骨髄からの放出増加，末梢循環からの放出の減少，血管壁よりの再流入などによると考えられている．

## 3 糖・蛋白質代謝作用

　GCは，糖新生を促進する．即ち肝臓においてアミノ酸とグリセオールからブドウ糖を産生し，グリコーゲンとして肝臓内に貯蔵させる．グリコーゲンは，グルカゴン，カテコラミンなどの刺激により再びブドウ糖となり，末梢循環に放出される．末梢組織においてはGCはブドウ糖利用を減少させ，さらに蛋白質・脂肪の分解促進によって糖新生に必要なアミノ酸とグリセオールを供給する．これらの結果，血糖は上昇する．臨床的には，ステロイド治療により糖尿病が発症したり，糖尿病患者の血糖コントロールが増悪したりする．

## 4 脂肪代謝作用

　上述の様にGCは脂肪の分解を促進するが，GC自身はその作用を有せず，成長ホルモンやアドレナリンなどの脂肪分解作用を増強する効果を有している．その結果，血液中のグリセオールと遊離脂肪酸濃度が上昇する．さらに肝臓におけるコレステロール合成が促進され，血中コレステロールの増加が起こる．

　またGCは，脂肪組織の分布を変化させる．体幹・顔面の皮下脂肪を増加させることによりバッファロー・ハンプや満月様顔貌を形成し，逆に四肢の皮下脂肪は減少させる．また腹腔内脂肪も増加させる．脂肪組織の部位によるインスリン感受性や11β水酸化ステロイド脱水素酵素 type Iの活性の違いが●2，この分布変化に関与している可能性があると考えられている．

## 5 水・電解質代謝および血圧に対する作用

　ミネラロコルチコイドは腎臓の遠位尿細管や集合管に作用し，尿細管からのナトリウムイオン再吸収と共に，カリウムイオンと水素イオンの尿細管内への分泌を促進させる．したがってミネラロコルチコイド過剰の場合，細胞外液量の増加による高血圧，低カリウム血症，代謝性アルカローシスなどが発症する．

　一方，GC自身にも水・電解質代謝および血圧に対する作用が存在する．即ち抗利尿ホルモンに対する拮抗作用，カテコラミンやアンギオテンシンIIに対する昇圧反応の助長作用などを有している．また過剰のGC投与により，腎臓の11β水酸化ステロイド脱水素酵素 type IIが飽和され，GCがミネラロコルチコイド受容体に結合し，ミネラロコルチコイド様作用を発揮する機構も想定されている．ただGC製剤投与による高血圧の発症頻度は，17〜70%と報告によりかなり差がある．これは投与期間，薬剤の差異によるものと思われる●3．

## 6 カルシウム代謝および骨に対する作用

　GCは，未だその機序は明確ではないが，腸管でのカルシウムイオンの吸収を阻害し，腎臓でのカルシウムイオンの排泄を促進する．その結果，体内のカルシウム貯蔵量は減少し，二次性副甲状腺機能亢進症により骨吸収が促進される．またGCは直接骨芽細胞に働きかけ，骨形成を抑制させる．

　これらの作用機構により，長期GC服用者は高率に骨粗鬆症を発症する．特に成長期の子供，50歳以上，閉経後の女性などで発症率が高い．また小児成長期のGC過剰により低身長をもたらすのは，成長ホルモン分泌抑制によるものというよりも，これら骨や後述する結合組織に対する抑制作用によるものが大きいのではないかと考えられている．

## 7 骨格筋・皮膚などに対する作用

　GCは骨格筋・皮膚の蛋白質に対して異化作用を示し，骨格筋の萎縮や皮膚の菲薄化をもたらす．また線維芽細胞の増殖・分化作用の抑制や，コラーゲンなどの細胞外物質の産生抑制作用により，結合組織の脆弱化，ひいては創傷治癒の遅延化をもたらす．上述の易感染性も皮膚創傷の難治化の一因となる．

## II. 合成ステロイド剤

### 8 精神活動に対する作用

　　GCは中枢神経系に直接作用し，精神活動に影響を与える．大量のGC投与により，鬱症状，また逆に躁症状が出現することは臨床上しばしば経験することである．ただ，その詳しい作用機序は解明されていない．

**主な合成ステロイド剤　1　経口剤・坐剤**

| 一般名 | 商品名(会社名) | 剤型・組成 |
|---|---|---|
| ヒドロコルチゾン | コートリル(マルコ-ファイザー) | 錠●10mg |
| 酢酸コルチゾン | コートン(萬有) | 錠●25mg |
| プレドニゾロン | プレドニン(塩野義) | 錠●5mg，末 |
| | プレドニゾロン(武田)．他* | 錠●1mg, 5mg，末，散※1% |
| メチルプレドニゾロン | メドロール(住友-ファルマシア・アップジョン) | 錠●2mg, 4mg |
| フルドロコルチゾン | フロリネフ(ブリストル) | 錠●0.1mg |
| トリアムシノロン | レダコート(日本ワイズレダリー-武田薬品) | 錠●4mg |
| デキサメサゾン** | デカドロン(萬有) | 錠●0.5mg, エリキシル(0.01%) |
| | デキサ・ママレット(昭和薬化工)．他 | ドライシロップ▽0.1% |
| ベタメサゾン** | リンデロン(塩野義)．他 | 錠●0.5mg, 散※0.1%, シロップ▽0.01% |
| ベタメサゾン<br>d-マレイン酸クロルフェニラミン | セレスタミン(シェリング・プラウ) | 錠, シロップ<br>(1錠または5ml中ベタメサゾン0.25mg,<br>d-マレイン酸クロルフェニラミン2mg) |
| パラメサゾン** | パラメゾン(田辺) | 錠●2mg, 散※0.1% |
| ベタメサゾン | リンデロン(塩野義) | 坐剤▲0.5mg, 1mg |

## II. 合成ステロイド剤

### 主な合成ステロイド剤　2　注射製剤

| 一般名 | 商品名(会社名) | 剤型・組成 |
|---|---|---|
| コハク酸ヒドロコルチゾンナトリウム | ソル・コーテフ(住友-ファルマシア・アップジョン)，他 | 100mg, 250mg, 50mg, 1000mg |
| リン酸ヒドロコルチゾンナトリウム | 水溶性ハイドロコートン(萬有)，他 | 2ml, 10ml (1ml中ハイドロコルチゾンとして50mg) |
| コハク酸プレドニゾロンナトリウム | 水溶性プレドニン(塩野義) | 10mg, 20mg, 50mg |
|  | 水溶性コハクサニン(富士製薬) | 10mg, 20mg |
| 酢酸プレドニゾロンナトリウム | プレドニン(塩野義) | 12.5mg |
| リン酸プレドニゾロンナトリウム | コーデルゾル(萬有) | 40mg |
|  | ドージロン(同仁医薬) | 10mg, 20mg |
| コハク酸メチルプレドニゾロンナトリウム | ソル・メドロール(ファルマシア・アップジョン)，他 | 40mg, 125mg, 500mg, 1000mg |
| 酢酸メチルプレドニゾロン | デポ・メドロール(ファルマシア・アップジョン) | 20mg, 40mg |
|  | デポ・メルコート(富士製薬) | 20mg, 40mg |
| トリアムシノロンアセトニド | ケナコルト-A(ブリストル) | 1ml(4%)(筋注用) |
| 酢酸デキサメサゾン | 酢酸デキサメタゾン(富士製薬, -日医工) | 0.4% 5ml, 0.45% 1.5ml |
|  | デカドロン-A(萬有) | 0.8% 2ml |
| パルミチン酸デキサメサゾン | リメタゾン(ウェルファイド) | 4mg |
| メタスルホ安息香酸デキサメタゾンナトリウム | セフルチゾン(昭和薬化)，他 | 0.33% 0.5ml, 1.2ml |
| リン酸デキサメサゾンナトリウム | デカドロン(萬有)，他 | 0.4% 0.5ml, 1ml, 2ml, 10ml |
| リン酸ベタメサゾンナトリウム | リンデロン(塩野義)，他 | 0.4% 0.5, 1ml, 2% 1.5ml |
| 酢酸ベタメサゾン・リン酸ベタメサゾンナトリウム | リンデロン懸濁注(塩野義) | 0.5ml中2mg(筋注用・局所投与用) |
| 酢酸ハロプレドン | アロアート(大鵬薬品) | 12.5mg, 25mg |

### 主な合成ステロイド剤　3　注射製剤(局所投与用;関節腔内,軟組織内など)

| 一般名 | 商品名(会社名) | 剤型・組成 |
|---|---|---|
| テブト酸プレドニゾロン | コーデルコートンT.B.A(萬有) | 10mg |
| 酢酸トリアムシノロン | レダコート(同仁医薬-武田薬品, 日本ワイスレダリー) | 25mg, 125mg |
| トリアムシノロンアセトニド | ケナコルト-A(ブリストル) | 1% 5ml(関節腔・皮内用) |
| 酢酸ベタメサゾン リン酸ベタメサゾンナトリウム | リンデロン懸濁注(塩野義) | 0.5ml中2mg |
| 酢酸デキサメタゾン | 酢酸デキサメタゾン(富士製薬 -日医工) | 0.4% 5ml, 0.45% 1.5ml |
|  | デカドロン-A(萬有) | 0.8% 2ml |

### 主な合成ステロイド剤　4　消化器(口腔用,注腸)用剤

| 一般名 | 商品名(会社名) | 剤型・組成 |
|---|---|---|
| トリアムシノロンアセトニド | ケナログ(ブリストル) | 口腔用軟膏0.1%(2.5g) |
|  | アフタッチ(帝人)，他 | 貼布錠0.025mg |
| プロピオン酸ベクロメタゾン | アルデシン(共和薬品-シェリング・プラウ)，他 | 口腔用エアゾル9mg(7.7g) |
| デキサメサゾン | アフタゾロン(昭和薬化工) | 歯科用軟膏0.1%(3.5g) |
|  | デキサルチン(日本化薬)，他 | 口腔用軟膏0.1%(2.5g) |
| リン酸ベタメサゾンナトリウム | ステロネマ(太田-テイコク) | 注腸液(1.975mg, 3.95mg) |

## II. 合成ステロイド剤

### ■ 主な合成ステロイド剤　5　吸入剤

| 一般名 | 商品名(会社名) | 剤型・組成 |
|---|---|---|
| プロピオン酸ベクロメサゾン | アルデシン(シェリング・プラウ) | 12g(7mg) |
|  | ベコタイドインヘラー(グラクソ・ウエルカム)，他 | 0.059% 7ml, 0.118% 4ml |
| プロピオン酸フルチガゾン | フルタイド(グラクソ・ウエルカム) | 50μg, 100μg, 200μg |

### ■ 主な合成ステロイド剤　6　外用剤(皮膚用軟膏・クリームなど)

| 一般名 | 商品名　会社名 | 剤型・組成 |
|---|---|---|
| 酢酸ヒドロコルチゾン | コルテス(大正製薬) | 軟膏, クリーム(1%) |
| 酪酸ヒドロコルチゾン | ロコイド(鳥居薬品)，他 | 軟膏, クリーム(0.1%) |
| 酪酸プロピオン酸ヒドロコルチゾン | パンデル(大正製薬)，他 | 軟膏, クリーム, ローション(0.1%) |
| プレドニゾロン | プレドニゾロン(同仁医薬)，他 | 軟膏, クリーム, (0.5%) |
| 吉草酸酢酸プレドニゾロン | リドメックス(興和)，他 | 軟膏, クリーム, ローション(0.3%) |
| トリアムシノロンアセトニド | ケナコルトA(三共)，他 | 軟膏, クリーム(0.1%) |
| デキサメサゾン | オイラゾンD(日本チバガイギー-ノバルティス)，他 | 軟膏(0.05/0.1%) |
| 吉草酸デキサメサゾン | ザルックス(北陸) | 軟膏, クリーム(0.12%) |
|  | ボアラ(マルホ) |  |
| プロピオン酸デキサメサゾン | デルムサット(長生堂)，他 | 軟膏, クリーム(0.1%) |
| プロピオン酸ベクロメサゾン | プロパデルム(日本グラクソ-協和醱酵)，他 | 軟膏, クリーム(0.025%) |
| ベタメサゾン | ベータメサ(同仁医薬) | 軟膏(0.1%) |
|  | ベタメサゾンS(新生薬品) |  |
| 吉草酸ベタメサゾン | リンデロン-V(塩野義)，他 | 軟膏, クリーム, ローション(0.12%) |
| ジプロピオン酸ベタメサゾン | リンデロン-DP(塩野義)，他 | 軟膏, クリーム, ゾル(0.064%) |
| 酢酸プロピオン酸ベタメサゾン | アンテベート(鳥居薬品) | 軟膏, クリーム(0.05%) |
| プロピオン酸デプロトン | エクラー(エスエス-鳥居) | 軟膏, クリーム, ローション(0.3%) |
| プロピオン酸クロベタゾール | テルモベート(グラクソ・ウエルカム)，他 | 軟膏, クリーム, ローション(0.05%) |
| 酪酸クロベタゾン | キンダベート(グラクソ・ウエルカム)，他 | 軟膏(0.05%) |
| プロピオン酸アルクロメタゾン | アルメタ(塩野義) | 軟膏(0.1%) |
| フルオシノロンアセトニド | フルコート(田辺)，他 | 軟膏, クリーム(0.025%) ソリューション(0.01%), スプレー(0.007%) |
| フルオシノニド | トプシム(田辺)，他 | 軟膏, クリーム, ローション(0.05%) スプレー(0.0143%) |
| フランカルボン酸モメタゾン | フルメタ(塩野義) | 軟膏, クリーム, ローション(0.1%) |
| ピバル酸フルメタゾン | ロコルテン(ノバルティス) | 軟膏, クリーム, ローション(0.02%) |
|  | テストーゲン(前田薬品-加藤翠松堂,佐藤) | 軟膏(0.02%) |
| ジフルプレドナート | マイザー(三菱東京-日研化学)，他 | 軟膏, クリーム(0.05%) |
| 酢酸ジフロラゾン | ダイアコート(住友-ファルマルシア-アップジョン)，他 | 軟膏, クリーム(0.05%) |
| 吉草酸ジフルコルトロン | ネリゾナ(日本シェーリング)，他 | 軟膏, クリーム, ソリュージョン(0.1%) |
| ブデソニド | ブデソン(藤沢薬品-アストラ) | 軟膏, クリーム(0.05%) |
| アムシノニド | ビスダーム(日本ワイズレダリー-武田薬品) | 軟膏, クリーム(0.1%) |
|  | クーペAM(福地-佐藤) |  |
| ハルシノニド | アドコルチン(三共)，他 | 軟膏, クリーム(0.1%) |

他\*：他社製剤あり
\*\* ：本邦の医薬品集などでは，デキサメタゾン，ベタメタゾン，パラメタゾンとの記述もみられるが，慣例に従って，ベキサメサゾン，ベタメサゾン，パラメサゾンとした．

# 3 合成ステロイド剤の薬理動態

## 1◆吸　　収

　経口投与された合成ステロイド剤は，種類により多少吸収率の差はあるもののそのままの形で約80〜100%が腸管より吸収され，1〜2時間後には血中濃度が最高に達する．注射用ステロイド剤は，ステロイドはそのままの形では脂溶性のため，コハク酸，リン酸などで水溶化エステルの形となっている．投与後は，生体内のエステラーゼにより水解を受け，遊離型となってから作用を発揮する．しかし一部は抱合型のまま腎臓から排泄されてしまう．また皮膚用剤，吸入剤などは，17位や21位水酸基を吉草酸やプロピオン酸などでエステル化し，より脂溶性を強めることにより局所性を高めている．

## 2◆血流内での動態

　腸管より吸収された合成ステロイド剤は，約90%が血流内で主に2種類の蛋白，即ちcorticosteroid-binding globulin (CBG；またはtranscorin) とアルブミンとに結合する．CBGは肝臓で産生される$\alpha$-globulinであり，グルココルチコイドに対し非常に高い親和性を持つが，結合容量は低い．一方アルブミンは，グルココルチコイドとの親和性が低いものの，結合容量は高い．吸収されたグルココルチコイドが比較的少量で，血中内グルココルチコイド濃度が低い場合，これら蛋白との結合型となるのは約90%であり，遊離型は約10%である．しかし吸収されたグルココルチコイドが大量で，これら蛋白の結合容量をはるかに越えた場合，遊離型グルココルチコイドの割合は高くなる．グルココルチコイドが薬理作用を発揮するのは，遊離型のみである．

　11位にケト基を持った合成ステロイド剤であるコルチゾン，プレドニゾンなどは，そのままの形では生理学的活性を持たない．それらのステロイドは肝臓内の11$\beta$水酸化ステロイド脱水素酵素 type Iによって11位の水酸化を受け，それぞれコルチゾール，プレドニゾロンとなってから作用を発揮する．

## 3◆代　　謝

　合成ステロイド剤の代謝は，天然型ステロイドのそれと基本的には同じである．すべての活性型ステロイドにとって，A環4位と5位間の二重結合および3位のケト基は必須の構造である．これら構造の還元反応およびグルクロン酸抱合は主に肝臓で行われる．4位と5位間の還元は，5$\beta$還元酵素(5$\beta$-reductase)により，その後の3位ケト基の還元は，3$\alpha$水酸化ステロイド脱水素酵素(3$\alpha$-hydroxysteroid dehydrogenase)によって行われ，tetrahydro体となる．このA環還元ステロイドは，グルクロン酸抱合により水溶性となり，主に尿から排泄される．

[大洞　尚司／安田　圭吾]

### 参考文献

1● Schimmer BP, Parker KL: Adrenocorticotropic hormone; adrenocortical steroids and their synthetic analogs; inhibitors of the synthesis and actions of adrenocortical hormones. In "Goodman and Gilman's The Pharmacological Basis of Therapeutics, 9th Ed."ed Hardman JG, Limbird LE. McGraw-Hill, New York, pp1459 - 1485, 1996
2● Bujalska IJ, Kumar S, Hewison M, Stewart PM: Differentiation of adipose stromal cells: The roles of glucocorticoids and 11$\beta$-hydroxysteroid dehydrogenase. Endocrinology 140: 3188 - 3196,1999
3● 大洞尚司，柴田敏朗，安田圭吾：特殊な高血圧　クッシング症候群．循環科学 16（3）: 218-221，1996

# III. グルココルチコイド療法

## 1 薬物動態

### 1◆血中存在様式

　一般にステロイドは，血中において大部分がCBG(corticosteroid binding-globulin)，SHBG(sex hormone-binding globulin)などの特異的結合蛋白やアルブミンに結合している．生理的濃度のコルチゾールは，血中では約90〜97%が蛋白に結合しており，その大部分はCBGに結合している．残りの3〜10%が遊離コルチゾールである．生物学的に活性を有するのは遊離コルチゾールであり，蛋白結合コルチゾールは非活性である．CBGは$\alpha$2-globulinでhigh affinity（高親和性），low capacity（低結合能）で，おおよそ20$\mu$g/dlの濃度で飽和される．正常人の遊離コルチゾールの割合は早朝で9.6±1.3%，夕方は6.9±1.5%と，早朝の高コルチゾール血症がCBGを飽和しつつあることを示唆している．すなわち，CBGは血中総コルチゾール濃度が約25$\mu$g/dlでほぼ飽和され，それ以上増加しても遊離コルチゾールの割合は約35%程度で一定となる．

　一方，合成糖質ステロイド剤のCBGに対する親和性はコルチゾールに比べ低い．プレドニゾロンのCBGに対する親和性はコルチゾールの約半分であるが，コルチゾール同様比較的低濃度で飽和され，血中濃度の増加と共に遊離型の割合が多くなる．しかし，その他のメチルプレドニゾロン，デキサメサゾン，ベータメサゾン，トリアムチノロンなどはCBGとほとんど結合せず，低親和性，高結合能のアルブミンとのみ結合する．すなわち，血中では約2/3がアルブミンと結合，約1/3が遊離状態で存在し，この割合は高濃度となってもほとんど変化しない●1．

CBGはほとんどが肝臓で産生されるが，CBGのmRNAは僅かながら腎，睾丸，肺などでも検出される．CBGの血中濃度は約700 nmol/L (30〜40 ng/L)で，血中半減期は約5日である．エストロゲン製剤投与時や妊娠時には通常の2〜3倍に増加し，抗凝固剤投与時にも増加する．肝硬変，ネフローゼ症候群，甲状腺機能亢進症などでは減少する．

## 2 ◆ 薬 物 動 態

薬物動態の指標には，bioavailability (生体内有効利用率)，分布容積 (distribution volume)，metabolic clearance rate (MCR, 代謝クリアランス)，血中半減期，消失率などがある．これらの指標にはかなり個人差があり，また薬物動態測定法によって数値が異なってくるので，データの解釈には注意を要する．

一般に内因性グルココルチコイドであるコルチゾールの薬物動態の検討は，デキサメサゾンによりコルチゾールの分泌を抑制した条件下，あるいは$^{14}$Cをラベルしたコルチゾールの注入などにより行われている．血中消失半減期は1〜1.5時間であるが，経口投与した場合は，1.3〜1.9時間と経静脈投与時に比べ少し長いようである．ただ，投与量が増加すると半減期も僅かではあるが長くなる．

一方，合成糖質ステロイドのプレドニゾロン静注時の半減期は，投与量にもよるが2.7〜4.5時間程度である．図1にわれわれが検討した日本人各種疾患患者男性2例，女性6例計8例のプレドニゾロン40mg経口投与時の平均血中総プレドニゾロン濃度を示したが●[2,3]，約1時間後に最高血中濃度(60〜80μg/dl)に達し，24時間で血中濃度はほぼゼロとなる．一方，健常人におけるプレドニゾロン20mg静注時の血中総および遊離プレドニゾロン濃度をみると(図2)●[4,5]，遊離プレドニゾロン濃度は総濃度と平衡した変動を示している．総および遊離プレドニゾロンの血中半減期は各々5.17時間，3.64時間であった．

コルチゾールおよび，プレドニゾロン，メチルプレドニゾロンやデキサメサゾンなどの薬物動態指標を表1●[1]に示した．生体内有効利用率 (bioavailability) とは，投与された薬物が体循環に入り，作用部位に到達する速度と程度を示し，特定の剤形から吸収される比率および相対量を示す．表からも判るように，いずれのステロイド剤のbioavailabilityも良好である．

## III. グルココルチロイド療法

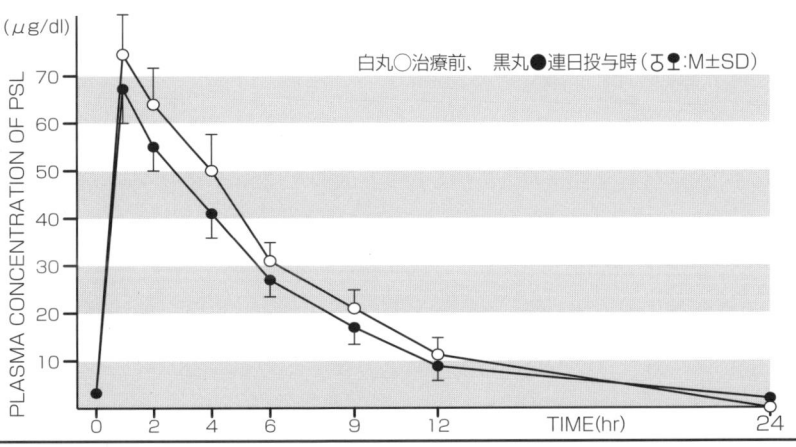

**図1 プレドニゾロン40mg経口投与時の血漿総プレドニゾロン濃度**
各種疾患々者8名での平均濃度，総濃度．

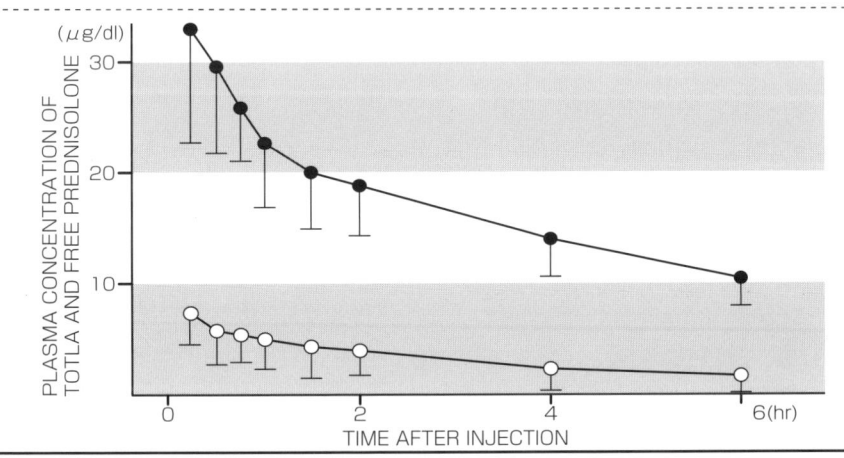

**図2 プレドニゾロン静注時の血漿総および遊離プレドニゾロン濃度**
正常男性5名におけるコハク酸プレドニゾロン25.56mg静注時（プレドニゾロン20mg相当量）の総（黒丸）および遊離（白丸）血漿プレドニゾロン濃度[4]

**表1 正常人におけるコルチゾールおよび合成ステロイド剤の薬物動態[1]**

|  | 量(mg) | クリアランス(ml/min) | 分布容積(l) | 半減期 | Fabs | 遊離分画 | 相対的糖質ステロイド力価 |
|---|---|---|---|---|---|---|---|
| コルチゾール | 5 | 362§ | 21§ | 1.3 | 0.58 | 0.90§ | 1.0 |
| プレドニゾロン | 5 | 111§ | 24§ | 2.7 | 0.90 | 0.90§ | 5.2 |
| メチルプレドニゾロン | ** | 266 | 61 | 2.8 | ND | 0.50 | 13.7 |
| デキサメサゾン | 6.66 | 247 | 63 | 3.5 | 0.78 | 0.23 | 95.3 |
| トリアムシノロン | ND | ND | ND | ND | ND | 0.60 | 17.9 |

§：濃度依存性が証明またはうたがわれるもの　　**：トレーサー量
ND: no data available　　Fabs：絶対的生体内有効利用率

　ステロイド薬の代謝は各ステロイド剤で異なるが，一般に肝機能や腎機能，また糖質ステロイド剤自身を含め投与薬剤によっても影響を受ける．これらステロイド薬の代謝については，それぞれ関係各章を参照されたい．また，糖質ステロイド剤の各種投与法時の薬物動態については，次項で述べる．

## 2 投与法

　全身投与の場合，経口，静脈，筋注の各投与がある．長期間投与する場合には経口投与が行われるが，大量投与を必要とするパルス療法や緊急時には静脈投与が行われる．また，局所療法として，関節腔内投与や吸入療法がある．後者は喘息治療時に用いられる．投与量や投与法，投与期間は，各疾患の病態，ステロイド反応性などにより異なるので各論の章を参照して頂きたい．

　糖質ステロイド剤をある程度長期間使用する場合，投与初期には連日投与を行い，症状が安定した後，隔日投与や間歇投与に移行し，離脱・中止する．これら初期治療，維持治療，減量・離脱療法については，投与量，期間，投与法など必ずしも確立しているわけではなく，疾患により，重症度によりかなりの部分が医師の裁量にまかされているのが現実である．ステロイド療法における効果と副作用は表裏一体の関係にある．そのため，ステロイド療法において第一に考慮すべきことは，"真にステロイド剤を投与すべき疾患か？"，であり，投与する場合には"効果を最大限に，副作用を最小限にすること"，である．

### 1 ◆ 連日投与法

　最も一般的で，かつ効果も大きい投与法である．それだけに，長期間続けると副作用が出現する．一般には，かなりの大量投与であっても1〜2週間以内の投与であれば，直ちに中止しても副腎不全をきたすことはまれである．下垂体・副腎機能の抑制を回避するためには，朝1回投与が望ましい．一般に1日50〜60mg/日以内であれば，朝1回投与が可能である．ただし，病状から判断し1日1回投与で十分な効果が得られない場合，朝夕2回投与とする．初期投与量については，疾患・病態により異なるので各論の部を参照されたい．投薬が長期にわたる場合，病勢が落ち着いたら維持量まで徐々に減量し，間歇投与法に移行し，中止・離脱する．

　プレドニゾロン連日投与時の薬物動態を，個人差を考慮し同一人で治療前後に検討した我々の成績を図3に示した[5,6]．対象患者8人の投与期間は0.7〜3.5カ月，平均1.6±0.9カ月，総投与量0.4〜6.9g，平均2.4±1.7gであった．連日投与期には，血中半減期（$T_{1/2}\beta$）は延長し（図3a），クリアランスmetabolic clearance rate (MCR) は，治療前に比べ有意に

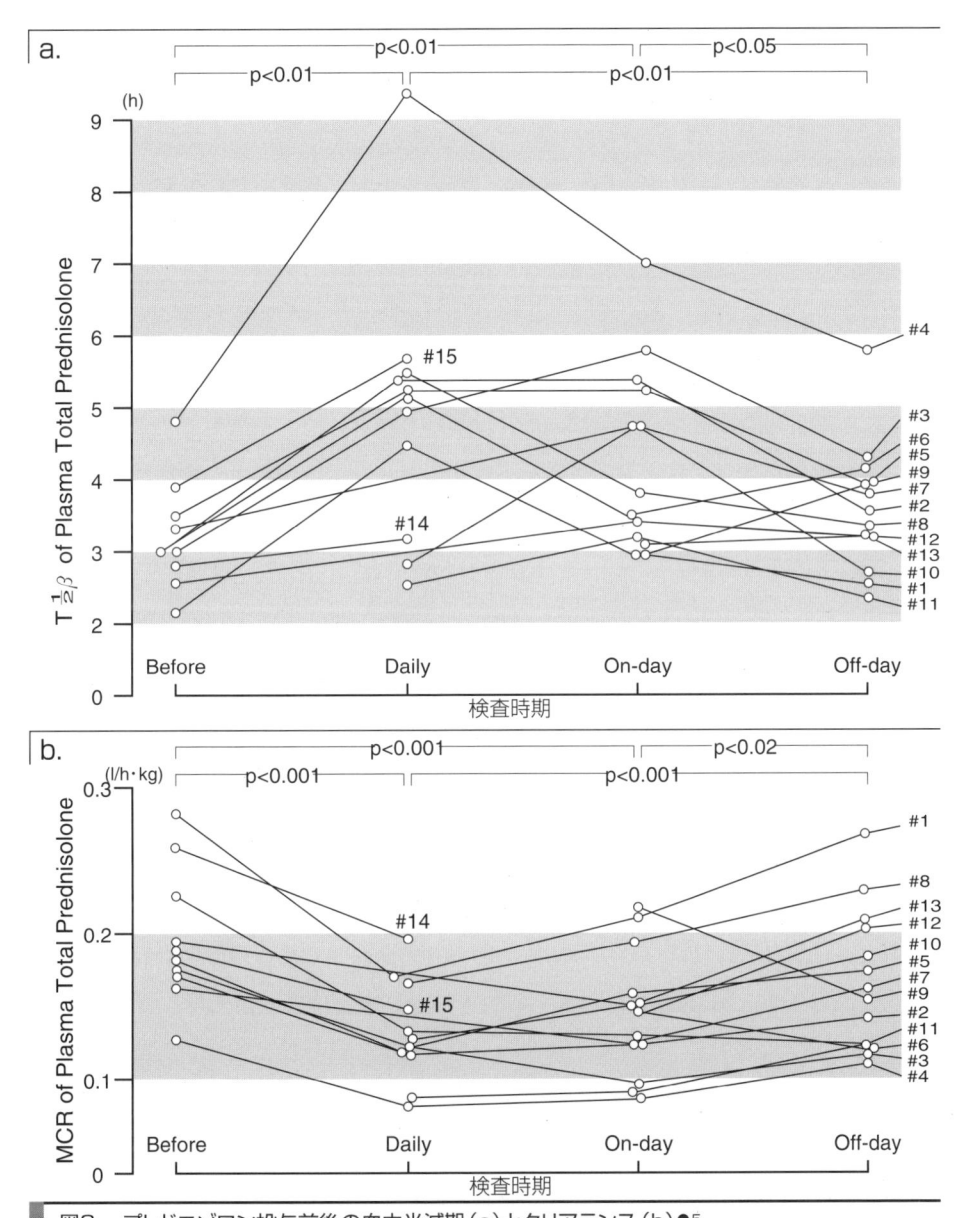

図3 プレドニゾロン投与前後の血中半減期（a）とクリアランス（b）[5]
治療前(Before)，連日投与期(Daily)，4投3休投与期投薬日(On-day)，休薬日(Off-day)の血漿総プレドニゾロン薬物代謝．T1/2β：血中半減期、MCR：クリアランス

減少していた(図3b)．この総血漿プレドニゾロン濃度により計算した薬物動態の変動は，遊離プレドニゾロンにおいても観察されている．この結果は連日投与時の薬物効果が大であることと一致する．ただ，プレドニゾロン投与時の薬物動態の検討では，同一例での検討成績ではないが，例えば血中半減期は，逆に短縮，不変[7]などの成績もある．治療前後で最大血中濃度(Cmax)や最大血中濃度到達時間(Tmax)に差はなかった．

## 2◆ 間歇投与法

　糖質ステロイド剤を長期投与する場合，効果を維持しながら副作用を減ずる投与法が望まれる．そのような方法として考えられたのが，間歇投与法であり，その中でも隔日投与法が最も普及している．われわれは，1週間のうち4日投薬し3日休薬する4投3休投与法においても同様の効果を確認している[2,3,5,6,8]．間歇投与法に用いる副腎ステロイド剤は，作用時間が中程度のプレドニゾロンなどに限られ，作用時間の短いハイドロコルチゾンや作用時間の長いデキサメサゾンなどは使用しない．ただ，ステロイド剤がその受容体を介して作用することを考慮すると，作用機序の点から効果と副作用の解離を説明することは困難と思われる．また，多くの疾患が間歇投与の適応となるが，疾患によっては必ずしも対象とはならず，悪性疾患や血液疾患などは間歇投与でのコントロールは困難である．

　一般に，間歇投与法を初期治療として用いることは少なく，ほとんどの場合間歇投与法は連日投与によって得られたステロイド剤の効果を，副作用を軽減しながら長期間維持し，最終的に離脱することを目的としている．長期連日投与から間歇投与に移行する場合，患者の下垂体・副腎系は連日投与によりすでに抑制され，副腎からコルチゾールが分泌されない状態にある．そのため，連日投与から間歇投与に移行する時は，いわゆる離脱症候群を避けるため慎重に移行する必要がある．すなわち，連日投与期の総投与量を減らさず，隔日投与あるいは4投3休法に移行する．例えば1週間の総投与量を減らさず，徐々に1週間のうち4日間の投与量を増加し，3日間の投与量を減量し，最終的に4投3休とする（図4）[9]．その後，臨床経過を見ながら投薬日の投与量を徐々に減量する．この方法は，隔日投与法においても同様で，週間投与量を2日間の投与量に置き換え（すなわち連日投与期の1日量の倍量を1日投与量とする），同様に連日投与から徐々に移行し，減量する．

### 1　週4日投与し3日休薬する間歇投与法（4投3休投与法）

　副腎ステロイド療法においては間歇投与がしばしば行われるが，その場合の副腎ステロイド剤薬物動態の検討はほとんどなされていない．

　我々の同一症例におけるプレドニゾロン連日投与時と4投3休投与法時の薬物動態の検討では[3,5,6]，4投3休投与法時，プレドニゾロン4日

III. グルココルチロイド療法

mg/日

有効最少量／普通1日数錠

連日投与

← 1日1～2錠は投与しておく

週6日投与

← 1日1～2錠は投与しておく

週5日投与

← 1日1～2錠は投与しておく

週4日投与

← 投与しない日を1日挿入、後の2日間は1日1～2錠投与

週4日投与

← 投与しない日を2日挿入、3日目は1日～2錠投与

週4日投与

← 3日間休薬

週4日投与

← 3日間休薬

週4日投与
1日の投与量を減らす

← 3日間休薬
4日目は1～2錠投与

週3日投与

← 4日間休薬

週3日投与

← 4日間休薬

週3日投与
1日の投与量を減らす

⇩

長期継続

⇩

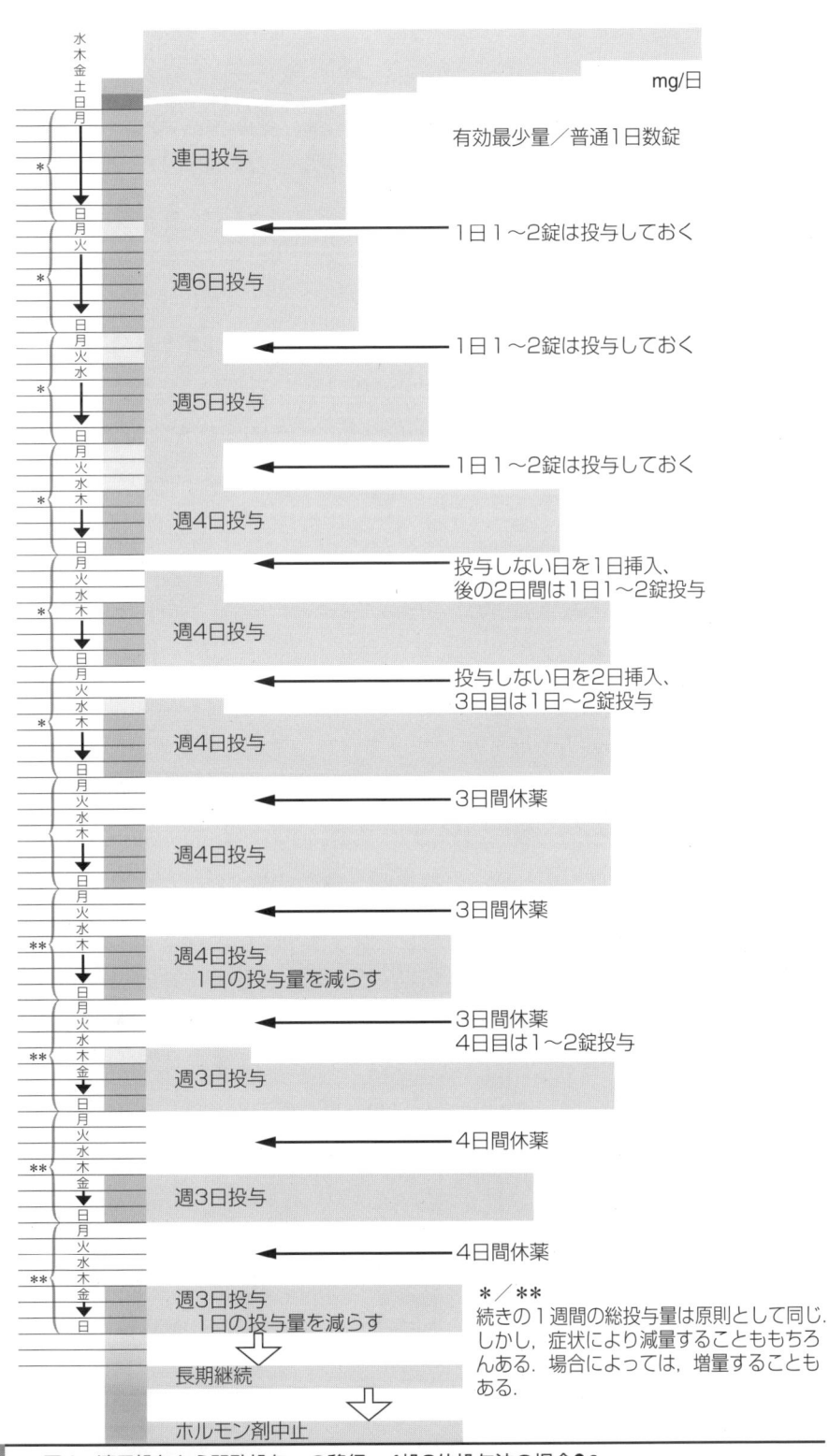

ホルモン剤中止

*／**
続きの1週間の総投与量は原則として同じ．しかし，症状により減量することももちろんある．場合によっては，増量することもある．

図4　連日投与から間歇投与への移行―4投3休投与法の場合[9]

## III. グルココルチロイド療法

投与後の休薬第1日目朝(on-day)と3日間休薬後投与第1日朝(off-day)の薬物動態は，on-day，off-dayのMCRは，投与前に比べそれぞれ30％，26％有意に低下していた(図3b)[6]．ただ，off-dayのMCRは連日投与期やon-dayと比べると増加していた．この傾向は，半減期やArea under the curve (AUC)においても認められた．すなわち，4投3休投与法時には，連日期に認められた効果がon-dayには勿論off-dayにも持続しているが，on-dayよりはプレドニゾロンの代謝が促進しており，薬物動態の検討からこの投与法が効果は持続するが副作用も少ないことが示唆された．事実臨床的に検討した効果と，Cushingoidスコアにより検討した副作用に関しては，これらの薬物動態の変動を支持していた[6]．

治療当初から本療法を開始した特発性血小板減少症の症例では，プレドニゾロン1日60mg，80mg，100mg毎週4日投与3日休薬をそれぞれ2週間行ったところ，血小板数は増加し，プレドニゾロンを1日40mgに減量しても10万/mm$^3$程度を維持した[5]．一方，on-day，off-dayの血小板数の動きをみると(図5)[5]，プレドニゾロンの1日投与量が60から100mgでは，on-day期間における投薬1日当たりの平均血小板数増加数は0.5〜0.86万/mm$^3$ほとんど差がないが，off-day期間中の1日当たり平均血小板減少数は，60mg投与時0.92万/mm$^3$，80mg投与時0.5万/mm$^3$の減少であったが，100mg投与時には逆に1日当たり0.25万/mm$^3$増加していた．すなわち，本療法の特徴は，投薬日のプレドニゾロンの投与量を増やすことにより，3日間の休薬期間によって薬物動態の各種指標が投与前と同レベルまで改善し副作用が軽減すると同時に，臨床効果は少ないながら維持された．これらの効果はプレドニゾロンの薬物動態からも類推される(図3)．

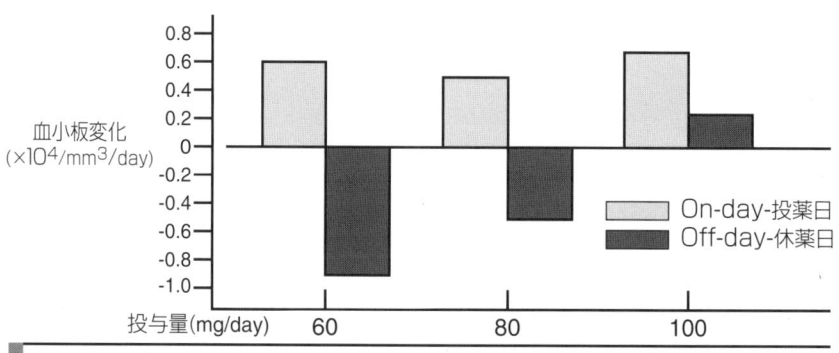

図5 特発性血小板減少症患者における，プレドニゾロン4投3休投与時の投薬日投与量の変化と血小板の増減

## 2 隔日投与法

　糖質ステロイド剤の長期投与法としての本療法の有用性は，1961年 Reichling & Kligman[10]，1963年 Harterら[11]の報告以来よく知られるところであり，また臨床現場では最も普及している投与法である．ただ，連日投与法に比べ臨床効果が劣るとする報告もある．一方，副作用については，下垂体—副腎系の抑制は少なく，Cushingoid症状，皮膚溢血斑，脂肪分布の異常などは少なくなる．さらに，小児への糖質ステロイド投与の際に重要な問題となる成長抑制についても，隔日投与ではほぼ正常な成長が期待される．宿主の防御反応なども維持され，感染機会の減少など，本療法の有用性が報告されている．ステロイド療法の際に認められる多くの副作用が，本療法により軽減されるが，骨粗鬆症や高血圧，心・血管障害を軽減するかどうかについてのエビデンスは，今のところない．

　隔日投与法時の薬物動態の検討自体が少ないが，特に同一人で検討した成績はほとんどない．我々の各種疾患12例の検討では[12]，血中半減期，MCRは治療前に比べ連日投与期，隔日投与期on-day，off-dayいずれの時期においても，それぞれ有意に延長，減少していた．また，on-day，off-day間の各指標に有意の差はなかった．すなわち，薬物動態から判断すると，隔日投与法では投薬日，休薬日ともに，連日投与期の効果が維持されている可能性が大きい．また，これらの結果からは，隔日投与法でみられる副作用の軽減を薬物動態の変動で説明することは困難であった．糖質ステロイド剤長期投与時に臨床上しばしば問題となる，臨床効果と副作用の解離については[7]，今後さらに多面的に研究が進められるべき問題と思われる．

## 3 ◆ステロイドパルス療法

　ステロイドパルス療法は，1960年代後半，当初腎移植の拒絶反応に対する緊急治療として用いられ，次いで1970年代前半にループス腎炎に対しても応用されるようになった．約30年後の現在，最も強力な抗炎症・抗免疫療法としてSLEをはじめとした膠原病などの重篤な疾患・病態に応用されている．本療法は，より早くかつより強力な効果を得ながら，長期にわたる糖質ステロイド剤の使用を避け，副作用を減らすことを目的としている．しかし，最近のデータによると，通常量のステロイド療法と比べて臨床的

効果に差がないとする報告が多い[13]．その理論的根拠に関しては未だ確立しているわけではない．パルス療法時のメチルプレドニゾロンの血中濃度が，グルココルチコイド受容体の親和性（$10^{-4}$M程度）の数千倍から1万倍に達することを考慮すると，通常量とパルス療法の臨床的効果の差を受容体レベルで理解することは困難と思われる．最近，細胞膜におけるステロイド受容体の存在を含め，ステロイドの作用機序に関して多くの知見が得られつつあり，今後のパルス療法を含めたステロイド大量療法の機序解明が期待される．適応疾患については各論を参照されたい．

一般にパルス療法にはメチルプレドニゾロンを使用するが，プレドニゾロン，デキサメサゾンなどを使用した報告もある．メチルプレドニゾロン1,000mgを生理食塩水に溶解，1時間以上かけて点滴静注，3日間続けて1クールとし，1ないし2週間毎に2～3回繰り返す方法が一般的である．3日間の点滴静注後はプレドニゾロンを20～60mg/日程度経口投与する．メチルプレドニゾロンの用量については，疾患・病勢，体重などにより変更することもあり，約500mg～1,500mg程度の範囲で変更することもある．また，3回以上繰り返すこともある．

パルス療法の副作用としては，睡眠障害，感情の変化，胃部不快感，顔面紅潮，一時的体重増加などの比較的軽度の副作用が認められる．しかし，稀にではあるが，パルス療法後のてんかん様全身痙攣発作，アナフィラキシス，不整脈，突然死などが報告されているので注意が必要である．糖質ステロイド剤長期投与時の副作用（後述）は，短期療法であるパルス療法後では非常に少ない．

# 3 副作用と対応

糖質ステロイド剤長期投与時の副作用は，ほとんどその効果の延長線上にあると考えられるので，避けがたい面もある．それだけに，副作用の予防には常に注意を払う必要がある．以下臨床上重要と思われる副作用について述べる．

### 感染症

我々の検討では重症感染症の頻度は約2.8%であったが[8]，諸家の報告においてもほぼ同様である．生理量を超える場合は注意する．特に，結核については，非常に進行が早く頻回レ線撮影を行っていても膿瘍形成や全肺野に

浸潤するので厳重に注意する．また，糖質ステロイド剤投与そのものにより白血球が増加するので，臨床症状，白血球分画などにも注意する．

### 消化管出血あるいは潰瘍

自験の頻度では約4.8%である．ステロイド投与時にはたとえ潰瘍が穿孔しても腹痛などの典型的症状を伴わないことがあるので，便潜血検査を定期的に行う．ステロイド投与時の出血は投与開始3カ月以内に出現することが多い●8．

### 骨粗鬆症

ステロイド剤長期投与時には骨量が減少し，骨折の危険性が増加する．ステロイドの影響は，皮質骨に比べ骨梁骨で大であり，しばしば腰椎特に上部腰椎の圧迫骨折をきたす．他の副作用と同様，用量，投与期間に依存性であり，プレドニゾロン7.5mg/日以上の投与量で骨量は減少し，骨折リスクが増大する．間歇投与においてもこの危険性は増す．長期投与予定者に対して予防策を講ずることが重要である●14．特にカルシュウムを1日摂取量として1,000mg以上をビタミンD製剤と共に投与する．カルシトニンの併用も効果がある．最近は特にビスフォネート製剤の有効性が確かめられており●14, 15，本症予防・治療の第1選択薬となりつつある．

その他，精神症状，白内障・緑内障などの眼疾患，糖代謝障害などがある．

## 4 ステロイド離脱症候群

生理的条件下では，糖質ステロイドであるコルチゾールは，視床下部からのCRH (corticotoropin releasing hormone)，下垂体前葉からのACTH系によって制御されている．糖質ステロイド剤投与時には，たとえ補充量であっても視床下部—下垂体—副腎皮質系は抑制されており，続発性副腎皮質機能低下状態にある．そのため，長期投与からの離脱に際しては，間歇投与期を挿入しながら患者の副腎機能の回復に注意しつつ離脱する必要がある．ステロイド剤投与中止後の視床下部—下垂体—副腎系の回復は，この順に回復し，ACTHは5～8カ月で回復するが，副腎からのコルチゾールの分泌回復はさらに遅く，8カ月以上を要する．ACTH試験（低用量ACTH試験が有用）や血中DHEA-Sの測定により副腎機能の回復を確かめることも必要である．

## III.グルココルチロイド療法

　ステロイド剤投与時，離脱時の突然の中止や，発熱，手術など患者に大きなストレス負荷がかかる場合，急性副腎不全をきたす．急性副腎不全の症状としては，悪心・嘔吐，高熱，意識障害，ショック，筋・関節痛などがある．発熱，関節痛，筋肉痛などは，風邪の症状と間違われることもあるので注意する．副腎不全時には，輸液と共にソルコーテフなどを投与する．

［安田　圭吾］

### 参考文献

1. Gustavson LE and Benet LZ : Pharmacokinetics of natural and synthetic glucocorticoids. In "Adrenal Cortex" ed by Anderson DC and Winter JSD, 1985, Butterworths, London, pp235-281
2. 三浦清ほか：プレドニゾロン連日投与および毎週続けて4日投与し3日休薬する間歇投与時の薬物動態，厚生省特定疾患「副腎ホルモン産生異常症」調査研究班昭和58年度調査研究報告書，200-212頁，1984
3. 五島英一ほか：Predonizolone(PSL)投与時のPSL薬物動態，第1報　PSL連日投与期のPSL薬物動態，日内分泌誌 62:697-712,1986
4. 足立佳代子ほか：Radioimmunoassayを用いた限外濾過法による血中遊離コーチゾール，テストステロン，エストラジオールおよびプレドニゾロン濃度の測定とその臨床応用，日内分泌66:113-126,1990
5. 五島英一ほか：Prednisolone(PSL)投与時のPSL薬物動態　第2報　PSL毎週4日投与3日休薬の間歇投与時時のPSL薬物動態．日内分泌誌 63：675-694,1987
6. Yasuda K, et al : Changes in the pharmacokinetics of plasma total and free prednisolone during daily and intermittent regimens J Clin Endocrinol Metab 70 : 957-964, 1990
7. Kozower M et al : Decreased clearance of prednisolone -a factor in the development fcorticosteroid side effect J Clin Endocrinol Metab 38 :407-412, 1974
8. 冨岡幸生ほか：毎週続けて3－4日投与する副腎皮質ステロイド間歇投与法に関する研究―臨床効果と各種副作用，特に内分泌機能に関する検討―．岐阜医紀 30；885-9925，1982
9. 三浦清ほか：ホと臨床 27：1141-1157，1979
10. Reichling GH, Kligman AM : Alternate day corticosteroid therapy. Arch Dermatol 83 ; 980-983, 1961
11. Harter JG, et al : Studies on an intermittent corticosteroid dosage regimen. N Engl J Med　269 : 591-596, 1963
12. 不破義之ほか：プレドニゾロン(PSL)隔日投与時の総および遊離PSL薬物動態．日内分泌誌67：8-22,1991
13. Roujeau JC : Pulse glucocorticoid therapy -The "big shot" evisted. Arch Dermatol 132 ;1499-1502,1996
14. American College of Rheumatology Task Force on Osteoporosis Guidelines, Arth & Rheumat 39 :1791-1801, 1996
15. Saag KG et al : Alendronate for the prevention and treatment of glucocorticoid-induced osteoporosisi. N Engl J Med 339 : 292-299, 1998

# IV. 診断的用法および治療

## 1 診断的用法: デキサメサゾン(Dex)抑制試験

　糖質コルチコイドであるコルチゾールは下垂体のACTH産生細胞に対して，ネガティブフィードバックをかけ，ACTH産生分泌を抑制することによって，副腎皮質への刺激を減じる．副腎皮質におけるtype 2糖質コルチコイド受容体に結合して，直接的にステロイド生合成を抑制する作用もあるが，ヒトでは外因性のACTH刺激によるステロイド生合成は抑制しないとされる．視床下部−下垂体系が正常であるなら，生理量以上の糖質コルチコイドを投与すれば下垂体からのACTH分泌は抑制され，副腎皮質のコルチゾール合成分泌は抑制される．Dexは強力な合成糖質コルチコイドであり，その力価は0.5mgがコルチゾール20mgに相当する．Dexとそのtetrahydro代謝物はPorter-Silber chromogensを形成し17水酸化コルチコステロイド(17OHCS)として測定されるが，一方，現在使用されているコルチゾールのラジオイムノアッセイ(RIA)の殆どは使用抗体がステロイド環のD環に対するものであり，DexはD環の16位にメチル基が付いておりコルチゾールのRIAでは測定されない．以上の特性を利用し，視床下部−下垂体−副腎皮質系の異常を検出する検査法がDex抑制試験であり，もっぱらクッシング症候群のスクリーニング，診断，鑑別に利用される．種々の方法が報告されているが，常に疑陽性，疑陰性に注意して判定すべきである．

## 1◆標　準　法(Liddle法)[1]

　　第1, 2日目24時間の蓄尿をしてから，第3日目0800hからDex 0.5 mgを6時間ごとに8回(2日間；第3, 4日目，2mg/日)投与し，さらに，第5, 6日目にはDex 2 mgを同様に6時間ごとに8回(8mg/日，2日間)投与する．この間第1, 2日目同様蓄尿を続ける．Liddleの原法[1]では尿中17OHCSの測定で判定するが，その後，尿中フリーコルチゾール測定で判定する方法[2]，また，Dex投与前，後で早朝の血漿ACTH，コルチゾール値を測定して判定する方法[3]が報告されている．正常者ではDex2mg2日間投与後には，尿中17OHCSは2.5mg/日以下，尿中フリーコルチゾールは10μg/日以下となり，血漿ACTH，コルチゾール値はそれぞれ10pg/ml以下，5μg/dl以下となる．この基準を満たさない場合にはクッシング症候群を疑うが，前述したように，疑陽性もあり得る．さらに，Dex 8 mgの投与後には健常者では，尿中17OHCSは2.5mg/日以下，尿中フリーコルチゾールは5μg/日以下，血漿ACTH，コルチゾール値は測定感度以下となる[4]．Liddle[1]はクッシング病の場合，尿中17OHCSは24例中23例で50%以上抑制されると報告し，Flackら[5]は50%以上抑制されたのは94例中73例であったとし，彼らは尿中17OHCSと尿中フリーコルチゾールの測定を併用し，前者が64%以上抑制されるか，後者が90%以上抑制されるのは，クッシング病94例中78例(感度83%)であり，特異度は100%であったとして，どちらか一方のみで判定するより有用としている．しかし，この標準法はやや煩雑で，往々にして蓄尿のため，また服薬の確実性のため入院が必要であり，特にスクリーニングには不適で，最近は以下に述べる迅速法(Overnight法)がしばしば行われる．

## 2◆迅　速　法(Overnight法；Nugent法[6])

　　クッシング症候群のスクリーニングに汎用される．2300h～2400hにDex 1mgを服用し，翌朝空腹安静時に採血する．当初Nugentら[6]が報告した際には血漿17OHCS濃度を測定していたが，現在では，血漿ACTH，コルチゾール値を測定するのが一般的である[7-9]．この結果によってクッシング症候群が疑われたなら，同様の方法で，Dex 8 mgを使ったovernight抑制を行う．健常者ではDex 1 mg投与翌日には血漿ACTH値，コルチゾール値は

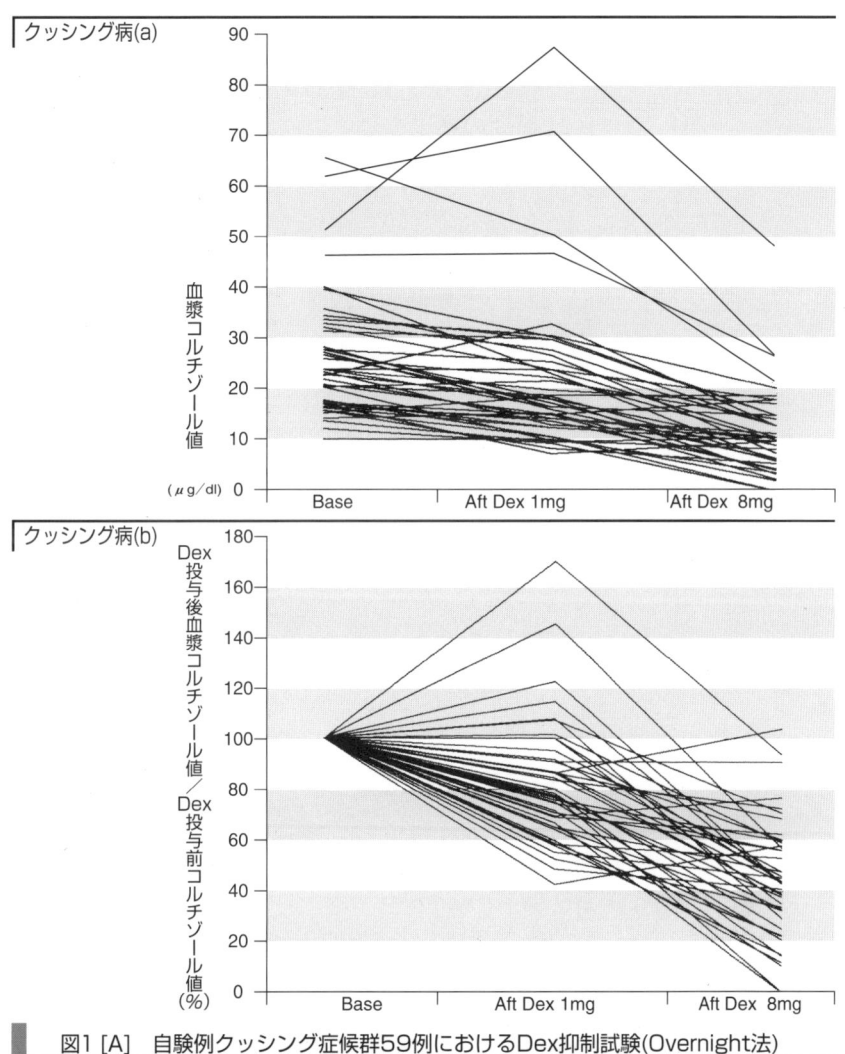

## 図1 [A] 自験例クッシング症候群59例におけるDex抑制試験(Overnight法)

[A] クッシング病, [B] 副腎腺腫, AIMAH
a) 血漿コルチゾール絶対値の反応, b) 血漿コルチゾール値のDex投与前値に対する割合
Dex 8 mg投与後血漿コルチゾール値が50%未満となるのはクッシング病(A)44例中25例(57%), 60%未満になるのは31例(70%). 副腎腺腫によるクッシング症候群13例とAIMAH2例(黒丸)(B)では血漿コルチゾール値は全く抑制されなかった.

(山北宜由, 1993[10]に症例追加し改変)

それぞれ, 10pg/ml, 5μg/dl未満に抑制される[4]. しかし, Dex 1mg使用時には, 往々にして疑陽性がみられ, Croninらの報告[9]では, 84例中12.5%にみられたとされ, これらは, 肥満者, 鬱病患者であった. Dex 8mg投与後には健常者では, 血漿ACTH値は測定感度以下, 血漿コルチゾール値は5μg/dl未満となる[4]. Dex 8mgによるovernight法でクッシング病と副腎皮質腺腫(癌)によるクッシング症候群を鑑別する際, Brunoらの報告[7]で

## IV. 診断的用法および治療

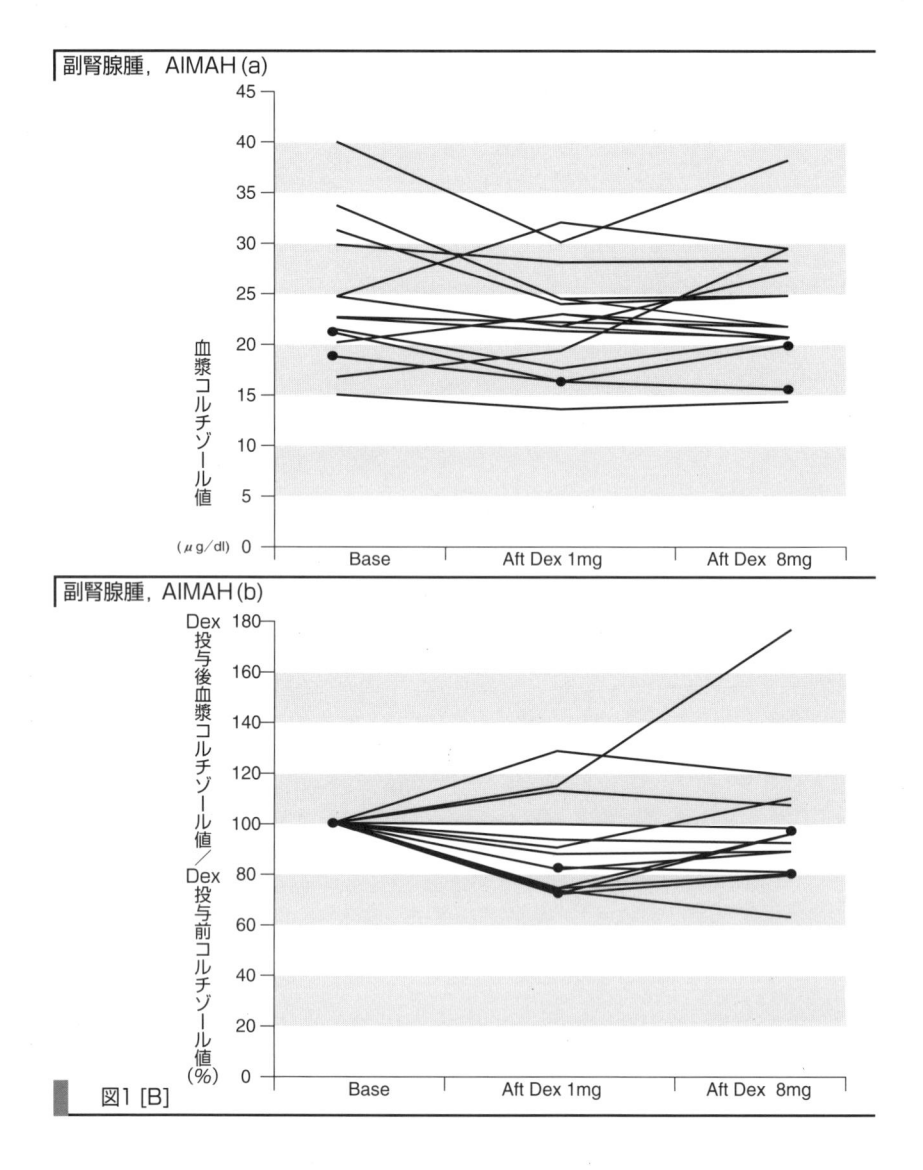

**副腎腺腫, AIMAH (a)**

縦軸: 血漿コルチゾール値 (μg/dl)
横軸: Base, Aft Dex 1mg, Aft Dex 8mg

**副腎腺腫, AIMAH (b)**

縦軸: Dex投与後血漿コルチゾール値／Dex投与前コルチゾール値 (%)
横軸: Base, Aft Dex 1mg, Aft Dex 8mg

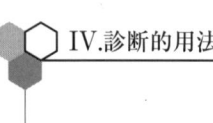

図1 [B]

は, クッシング病13例中10例(77%)で血漿コルチゾール値は基礎値の50%未満に低下したが, 癌を含む副腎腫瘍3例と気管支カルチノイドによる異所性ACTH症候群1例の計4例では全く低下しなかった. また, Tyrrellら[8]のクッシング病60例, 副腎腺腫によるクッシング症候群9例, 異所性ACTH症候群7例の計83例による報告では, この方法で血漿コルチゾール値が50%未満へ低下した例をCushing病とすると, その感度は92%, 特異度100%, 正診率93%であったとし, Liddle法より優れているとしている. 一方, 自験クッシング症候群59例の検討 (図1[10])では, この方法でDex8mg投与後血漿コルチゾール値が基礎値の50%未満になるのはクッシ

## IV.診断的用法および治療

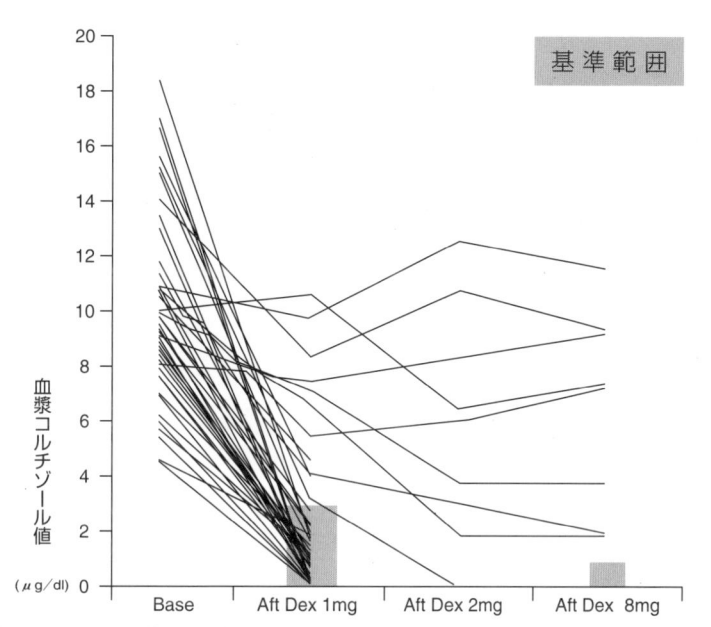

図2 自験例副腎偶発腫瘍「インシデンタローマ」におけるovernight法によるDex抑制試験

2000年3月の時点で種々の画像診断法より副腎腺腫と考えられた47例中厚生省班会議で提示された判定基準からpre-clinical Cushing症候群を考える例は9例. うち全例で[131]I-アドステロールシンチグラフィーで健常側は取り込みが抑制された.

ング病44例中25例(57%)，60%未満になるのは31例(70%)であり，副腎腺腫によるクッシング症候群13例では1例も60%未満には低下せず，ACTH非依存性大結節性副腎皮質過形成(AIMAH)の2例でも全く抑制されなかった．

一方，近年，副腎疾患を疑われず腹部画像診断において偶然発見される副腎腫瘍性病変(副腎偶発腫瘍「インシデンタローマ」)[11-13]が増加してきた．このうちクッシング症候群の身体的特徴は有さず，コルチゾールの過剰産生はないが，自律的産生を示す，所謂プレクリニカルクッシング症候群(PCS)がある[13]．PCSの診断基準は厚生省「副腎ホルモン産生異常症」調査研究班より示され[14]，このうちの検査所見における必須項目として，血漿コルチゾール早朝基礎値が正常範囲内にあることと，コルチゾール分泌の自律性があることが挙げられている．後者は，overnight法によるDex抑制試験で，Dex 1mgを投与後血漿コルチゾール値が3μg/dl以上の時，本疾患を疑い，ついでDex 8mg投与後に1μg/dl以上である時，本疾患を考えるとされている．図2に自験副腎偶発腫瘍中，種々の画像診断から腺腫と考えられた47例のovernight法によるDex抑制試験の結果を示した．11例はDex1mg

で血漿コルチゾール値が3μg/dl以下に抑制されず，うち9例はDex8mgでも1μg/dl以下には抑制されなかった．この9例は全例●¹³¹I-アドステロールシンチグラフィーで対側の副腎への取り込みが抑制されていた．

以上，Dex抑制試験を大きく二つの方法に分けて記述したが，重度の鬱病，アルコール多飲者(pseudo-Cushing症候群)では疑陽性となる点，また，異所性ACTH症候群の多くは，Dex8mgによっても尿中17OHCS，フリーコルチゾール，血漿コルチゾール，ACTH値が反応しないが，気管支カルチノイドや胸腺カルチノイドによる異所性ACTH症候群の患者の約半数ではDex8mg投与に反応するため，診断には他の検査法が必要であることがしばしばある●⁴．

## 3 ◆低用量 Dex 抑制後の CRH 試験（Dex-CRH 試験）

軽症のクッシング症候群とpseudo-Cushing症候群との鑑別に有用とされる検査法である．一般にDex抑制試験とCRH(corticotropin releasing hormone)試験は各々単独での正診率は85%以下である．Dex2mg/日を分4(6時間ごと)で正午から2日間経口投与する．最終のDex投与(2日目0600h)2時間後(0800h)からCRH試験を行う．Yanovskiら●¹⁵の方法では，使用CRH量は1μg/kgであった．彼らは，クッシング病35例，pseudo-Cushing症候群19例で低用量Dex抑制試験，単独CRH試験と比較検討し，Dex-CRH試験時の15分における血漿コルチゾール値が1.4μg/dl以上という基準をとるとクッシング病診断の感度，特異度，正診率ともに100%で有意に他の二者の検査より優れていたとしている．診断に迷う際には行うべき検査と思われる．

# 2 治　　療

## 1◆補 充 療 法

### 1　クッシング症候群術後

#### 副腎腺腫（癌）によるクッシング症候群(CS)の術後

　CSにおいては副腎腫瘍から過剰のコルチゾールが分泌されることにより，下垂体のACTHの産生分泌は抑制され，かつ糖質コルチコイド受容体はダウンレギュレーションを受け，減少している．手術により，急激に体内のコルチゾールが減少してもACTH分泌はすぐには回復せず，残存副腎のコルチゾール産生能は極めて低下しているため，糖質コルチコイドの維持量以上の補充が必要である．一例として，術中にハイドロコルチゾンで100mg静注，術直後に同剤50mgの2回筋注を4～5日行い，漸減しつつ，7～10日後でもプレドニソロン(PSL)換算で20～30mg/日は必要である．なお，ハイドロコルチゾン20mgはPSL5mgに相当する．臨床症状に注意しながら，徐々に減量し，数カ月で投与中止とするが，時には2年近くの補充を必要とする例もあり，AIMAHでは両側副腎摘除が行われるため，終生の補充が必要である[16]．途中，副腎不全症状(倦怠感，発熱，消化器症状，関節痛等)の発現がある場合は減量が早すぎるのであり，一度増量してから，再度減量を試みる．また，感染症罹患時にも一度減量したステロイドを増量する必要がある場合がある．一般に種々の生化学，血液検査の結果やfull dose(0.25mg)の迅速ACTH負荷試験による血漿コルチゾール値の反応性は必ずしもステロイド補充中止の目安とはならないが，低用量($0.5\mu$g)ACTH負荷試験は有用である可能性がある[13]．

#### 下垂体腺腫(クッシング病)の術後

　下垂体腺腫の摘除後の副腎皮質機能不全状態は残存正常下垂体のACTH産生細胞の器質的(Crook変性)，機能的障害によるものである．副腎腫瘍による時と同様，数カ月ないし1～2年の糖質コルチコイド補充を同様に行うが，術後糖質コルチコイド補充の必要の有無が腺腫の治癒切除の判定に有用である．少なくとも術直後に補充なしで副腎不全を生じないようでは残存腺腫組織があると考えられる[17]．

## 2 アジソン病

本症は，種々の原因による慢性的な副腎皮質機能不全状態であるが，感染症や事故を契機に副腎クリーゼと診断された際には，急速に大量の糖質コルチコイドの投与（まずハイドロコルチゾン100mgを静注し，以後6時間おきに同量を点滴投与）と生理食塩水で作った5%ブドウ糖液の点滴投与を行う．最初の1時間で500〜1,000ml投与し，次の24時間で3,000ml程度の投与が必要である．症状が落ち着いてくればステロイド量，補液量とも漸減し，ステロイドは維持量とする．一般にハイドロコルチゾン20mg/日を基本として投与するが，当力価のDexやPSLを使用してもよい．脱水傾向や高カリウム血症が改善しない時には食塩1〜2g/日を追加するか鉱質コルチコイドである酢酸フルドロコルチゾン50〜100μg/日を併用する．

## 3 二次性副腎皮質機能低下症

ACTH単独欠損症の他，シーハン症候群，肉芽腫性疾患や下垂体macroadenomaによる圧迫でACTH生成分泌不全により，副腎皮質機能低下症が生じうる．治療法はアジソン病に準ずるが，TSH分泌不全を伴う場合は先に甲状腺ホルモン剤の補充を行うと，副腎不全を生じる可能性があるので，まず副腎皮質ホルモンの補充を行うべきである．

## 4 悪性腫瘍の副腎転移

副腎転移を生じやすい悪性腫瘍は肺癌，乳癌などであるが，従来から，副腎皮質の90％以上が腫瘍組織によって破壊されない限り副腎不全は生じないとされている[4]．原疾患のために副腎不全症状が判然としなくても，安静時の血漿ACTH値や血漿レニン活性値が上昇しているなら副腎不全が疑われる．しかし，腫瘍転移巣は画像上で必ずしも，腫瘤像として描出されているわけではなく，浸潤性に広がっている例もあり，画像上で片側の副腎に明らかな腫瘍転移像が見られたら，早めに糖質コルチコイドの補充を開始した方が無難であるとする意見もある．末期悪性腫瘍患者で死線期にない限り，PSL5mg/日と時には酢酸フルドロコルチゾン50μg/日の併用でよい場合が多い．

## 5 先天性副腎酵素欠損症

　副腎皮質ホルモンの生合成経路において各ステップの酵素が先天的にまたは何らかの原因で障害されるとそれより末梢のホルモンの欠乏症状が現れる．コルチゾール合成低下を伴う時はネガティブフィードバック機構により，ACTHの産生増加をきたし，副腎皮質ステロイドの生合成は促進されるが，その合成に障害酵素が関与しないステロイドは過剰産生され，障害酵素が関与するステロイドは依然として合成が障害され，欠乏症状をきたす．女児仮性半陰陽を含む男性化症状としてのアンドロゲン過剰症状，男性仮性半陰陽を含む性腺機能低下症，高血圧，低カリウム血症などの鉱質コルチコイド過剰症状，一方で低血圧，脱水，ショックなどの塩類喪失症状，また，ACTH増加による皮膚色素沈着がみられる．90%以上は21水酸化酵素欠損症であるが，この他，11β水酸化酵素欠損症，17α水酸化酵素欠損症，コレステロール側鎖切断酵素欠損症(Prader症候群)，3β-水酸化ステロイド脱水素酵素欠損症(Bongiovanni症候群)がある．全ての遺伝子異常が解明されている●4が，治療の原則は，糖質コルチコイドの補充と同時に，下垂体ACTHの抑制である．新生児，乳児期に副腎クリーゼが生じた場合はその治療を第一に心がけるべきである．一般には，最初の1時間で生理食塩水で作った5%ブドウ糖液を450ml/m²で急速に点滴静注し，その後，130ml/m²/時間で24～48時間かけて投与する．また，糖質コルチコイド投与については，ハイドロコルチゾン製剤2～5mg/kgを急速静注し，以後，4～6時間ごとに静注する．副腎クリーゼを起こさない場合でも，糖質コルチコイド療法は男性化や骨の過成熟を防止して最終身長をできるだけ伸ばすためにも早期に開始されるべきである．乳児期，少年期にはハイドロコルチゾンで15～45mg/m²の経口投与とするが，乳児期には多めに25～45mg/m²とし4歳以上では15～25mg/m²とするのが一般的である．しかし，これらはあくまでも目安であり，必要量は個人差が大きく，症例ごとに十分検討すべきである．朝1/3眠前2/3の投与が早朝ACTHのsurgeを抑制する点からしても望ましい．糖質コルチコイドだけでコントロールするのは副作用とのバランス上，特に塩類喪失型の本症では長期投与の観点から不可能のことが多く，鉱質コルチコイド製剤である酢酸フルドロコルチゾン30～50μg/日の投与が必要のことが多い．食塩0.6～2.0g/日と併用して鉱質コルチコイド

# IV. 診断的用法および治療

製剤の減量も可能であるが，外国の文献では200μg/日の使用が必要なことがあるとされており，血圧を観察しつつ，早朝の血漿ACTH値，血漿レニン活性値が正常範囲内になるようにコントロールする[18]．羊水細胞の遺伝子診断から，出生前治療として母親にDexを投与する方法については賛否両論があるが，これを行えば少なくても新生児副腎クリーゼは予防できる[19]．外性器の異常については外科的治療しかない．

## 2 ◆ 下垂体抑制療法

### 1 グルココルチコイド奏効性アルドステロン症

1966年カナダのSutherlandらによって初めて報告された疾患で低レニン性高アルドステロン血症，低カリウム血症，高血圧を呈し，外性器異常はなく，原発生アルドステロン症類似の症状を示すが，グルココルチコイドの投与によって改善する．1992年，Liftonら[20]によりその病因が解明された．本疾患では，第8染色体上で極めて近接し，95%相同性のある，アルドステロンの生合成にかかわる11β水酸化酵素の遺伝子(*CYP11B1*)とアルドステロン合成酵素遺伝子(*CYP11B2*)との間で不等交叉が生じ，この結果，*CYP11B1*のACTH調節を受ける5'領域と*CYP11B2*の構造領域が融合したキメラ遺伝子ができ，このため，副腎皮質細胞がACTH依存性にアルドステロンを大量に合成する能力を獲得していることが報告された．従って，糖質コルチコイド投与でACTHを抑制してアルドステロン過剰産生を抑制すれば，症状は改善する．若年者では，一般には，PSL2.5〜5mg/日を10〜14日間投与すれば血圧は速やかに正常化するとされている[21]．しかし，成人では必ずしもこの限りではない[22]．糖質コルチコイドの投与は生涯にわたり必要で，過剰症状に注意すべきであり，時には抗アルドステロン剤の投与も必要である．

### 2 Apparent mineralocorticoid excess (AME)(先天性)

鉱質コルチコイド受容体はアルドステロンだけでなく糖質コルチコイドであるコルチゾールにもほぼ等しい結合親和性がある．しかし，一般にアルドステロンの作用部位と考えられる腎などにおいては，コルチゾールを鉱質コルチコイド受容体への結合親和性のないコルチゾンへ変換する

11β水酸化ステロイド脱水素酵素(11HSD-2)が存在し，血中ではアルドステロンの200～500倍存在するコルチゾールが鉱質コルチコイド受容体に結合しない機構が作られている(肝ではコルチゾンをコルチゾールに変換する11HSD-1が存在する)．先天的に11HSD-2が欠損して生ずるAMEは幼少時に発症する高度の低レニン性高血圧，低カリウム血症を呈する稀な常染色体性劣性遺伝を示す疾患である．1995年Muneら[23]によって，本疾患が11HSD-2の遺伝子(*HSD11B2*)の変異による酵素活性の低下によって生ずることが報告され，アルドステロン標的細胞において11HSD-2によってコルチゾンに代謝されず，過剰に存在するコルチゾールが鉱質コルチコイド受容体と結合し，過剰に鉱質コルチコイド作用を引き起こすことによって生じることが証明された．従って，本症の治療にはACTHを抑制しコルチゾール濃度を減少させることが必要であるが，これまで多くの症例でDexが使用されたにも拘わらず，1例を除き，効果があったという症例はない[24]．Dexの治療効果のあった症例は以前に両側副腎の亜全摘を受けている患者であり，おそらくこのことから，長期間投与できるDex量では完全にコルチゾールの分泌を抑制することができないことと関係していると思われる．従って，現在のところ，本症において最も行われているのは，低塩食とカリウムの補給，さらにアルドステロン拮抗剤のスピロノラクトンの投与である[24]．

[山北　宜由]

### 参考文献

1● Liddle, GW : Tests of pituitary-adrenal suppressibility in the diagnosis of Cushing's syndrome. J Clin Endocrinol Metab 20:1539-1560, 1966
2● Burke CW & Beardwell CG : Cushing's syndrome. An evaluation of the clinical usefulness of urinary free cortisol and other urinary steroid measurements in diagnosis. Quart J Med 42:175-204, 1973
3● Ashcraft MW. et al : Serum cortisol levels in Cushing's syndrome after low- and high-dose dexamethasone supression. Ann Intern Med 97:21-26, 1982
4● Orth DN & Kovacs WJ : The adrenal cortex. In: Wilson JD, Foster PD et al : (eds) Williams Textbook of Endocrinology, 9th Edition, WB Saunders, Philadelphia, pp.517-664, 1998
5● Flack, MR et al : Urine free cortisol in the high-dose dexamethasone suppression test for the differential diagnosis of the Cushing syndrome. Ann Intern Med 116:211-217, 1992
6● Nugent CA, et al : Diagnosis of Cushing's syndrome. Single dose dexamethasone suppression test. Arch Intern Med 116:172-176, 1965

## IV.診断的用法および治療

7● Bruno, OD, et al : Nocturnal high-dose dexamethasone suppression test in the aetiological diagnosis of Cushing's syndrome. Acta Endocrinol 109: 158-162, 1985
8● Tyrrel JB et al : An overnight high-dose dexamethasone suppression test for rapid differential diagnosis of Cushing's syndrome. Ann Intern Med 104: 180-186, 1986
9● Cronin C, et al : The overnight dexamethasone testis a worthwhile screening procedure. Clin Endocrinol 33:27-33, 1990
10●山北宜由,三浦清:コルチゾール 3.検査データの読み方の実際 4 内分泌検査, 小児臨床検査マニュアル,大国真彦,河野均也編集.文光堂.東京, pp.322-326, 1993
11● Geehoed GW & Druy EM : Management of adrenal "incidentaloma". Surgery 92:866-874, 1982
12● Yamakita N, et al : Asymptomatic adrenal tumor; 386 cases in Japan including our 7 cases. Endocrinol Jpn 37:671-684, 1990
13●山北宜由,ほか:偶発副腎皮質腺腫―preclinical Cushing 症候群とその下垂体―副腎系の抑制―.日医事新報 3824:26-32, 1997
14●名和田新,ほか:副腎性 preclinical Cushing 症候群 厚生省特定疾患「副腎ホルモン産生異常症」調査研究班平成 7 年度研究報告書 班長 名和田新, pp.223-226, 1996
15● Yanovski JA, et al : Corticotropin-releasing hormone stimulation following low-dose dexamethasone administration. A new test to distinguish Cushing's syndrome from pseudo-Cushing's states. JAMA 269 : 2232-2238, 1993
16● Yamakita N, et al : Adrenocorticotropin-independent macronodular adrenocortical hyperplasia associated with multiple colon adenomas/carcinomas which showed a point muation in the *APC* gene. Intern Med 36 : 536-542, 1997
17● Kuwayama A, et al : Anterior pituitary function after transsphenoidal selective adenomectomy in patients with Cushing's disease. J Clin Endocrinol Metab 53 :165-173, 1981
18● Hughes LA : Management of congenital adrenal hyperplasia. Arch Dis Child. 63:1399-1404, 1988
19● Pang S, et al : Prenatal treatment of congenital adrenal hyperplasia due to 21-hydroxylase deficiency. N Engl J Med 322:111-115, 1989
20● Lifton RP, et al : A chimeric 11$\beta$-hydroxylase/aldosterone synthase gene causes glucocorticoid-remediable aldosteronism and human hypertension. Nature 355:262-265, 1992
21● Levine LS, et al : Hypertension in childhood. In: Manual of Endocrinology and Metabolism. Lavin N ed. Little, Brown and Company. Boston. pp.163-176, 1986
22● Yamakita N, et al : Study on clinical and endocrine characteristics of dexamethasone suppressible hyperaldosteronism compared with those in primary aldosteronism owing to aldosterone-producing adenoma. Acta Endocrinol 121: 334-344, 1989
23● Mune T, et al : Human hypertension caused by mutations in the kidney isozyme of 11$\beta$-hydroxysteroid dehydrogenase. Nat Genet 10:394-399, 1995
24● White PC, et al : 11$\beta$-Hydroxysteroids dehydrogenase and syndrome of apparent mineralocorticoid excess. Endocr Rev 18:135-156, 1997

# V. 主な内科疾患におけるステロイド療法

## 1 SLE

### はじめに

　全身性エリテマトーデス(Systemic Lupus Erythematosus: SLE)は，自己抗体や免疫複合体による組織破壊を伴う原因不明の自己免疫疾患の一つである．約90％の患者は，妊娠可能世代の女性であり，総患者数は約3万人，発症頻度は人口10万人に対し年間2〜4人程度と推定されている．本疾患の治療を計画する上で，この若年女性が多いという点はきわめて重要である．慢性疾患であり，完治することはなく，完全寛解も稀であることから，治療が非常に長期間にわたること，患者に将来妊娠・出産の可能性があることを常に念頭におく必要がある．

　初発症状，臨床経過はきわめて多彩であり，患者によって病状は大いに異なる．教科書に掲載されているような蝶形紅斑を必ずしも伴うわけではなく，皮膚症状がみられない症例もある．一般に，発熱・関節痛・全身倦怠感・体重減少といった非特異的症状で発症することが多いが，間質性肺炎や自己免疫性溶血性貧血，蛋白尿などで発症し，経過中にSLEと診断されることもしばしばある．疑わないと診断がつきにくい疾患の一つである．診断は，1997年一部改定のthe American College of Rheumatology(ACR)の診断基準(表1)●1と照らし合わせて，11項目中4項目以上を経過中に満たせばよい．1982年版●2との相違は，項目10の免疫異常で，LE細胞現象が削除され，抗リン脂質抗体として，VDRL偽陽性(梅毒反応偽陽性)に加えて，抗カルジオリピン抗体，ループスアンチコアグラントが追加された点である．なお，診断基準には含まれていないが，低補体血症は高率に認められ，炎症性疾患にもかかわらずCRPが低値であることも，診断の一助となりうる．

# V. 主な内科疾患におけるステロイド療法

## 1 治療を開始する前に

発熱・関節痛などに対する非ステロイド性抗炎症薬(nonsteroidal anti-inflammatory drugs, NSAIDs)投与などはやむを得ないが,いったんグルココルチコイドなど免疫抑制療法を開始してしまうと,治療によって病状が修飾されてしまい,診断が困難になったり,病態が正確に把握できなくなったりすることも多い.このため,SLEが疑われる患者に対しては,免

**表1 American College of RheumatologyのSLE診断基準**(1982年改定[2], 1997年一部改定[21])

| | | |
|---|---|---|
| 1. Malar rash (蝶形紅斑) | | 平坦もしくは隆起した鼻翼をまたぐ固定紅斑で,鼻唇溝を避ける傾向がある. |
| 2. Discoid rash (円板状ループス) | | 角化性落屑や毛孔角栓を伴った紅斑性隆起斑で,陳旧性のものでは瘢痕を残す. |
| 3. Photosensitivity (光線過敏) | | 病歴もしくは医師の観察による,日光に対する異常反応としての皮疹. |
| 4. Oral ulcers (口腔内潰瘍) | | 医師の観察による,通常無痛性の口腔もしくは鼻咽頭潰瘍. |
| 5. Arthritis (関節炎) | | 圧痛,腫脹,もしくは関節液貯留によって特徴づけられる 2カ所以上の末梢関節の非びらん性関節炎. |
| 6. Serositis (漿膜炎) | a) | 胸膜炎:確かな胸膜痛の病歴,医師による摩擦音の聴取,もしくは胸水の存在. |
| | b) | 心膜炎:ECG,摩擦音もしくは心囊水の存在. |
| 7. Renal disorder (腎障害) | a) | 1日0.5g以上,もしくは定量されていない場合には3+以上の持続性蛋白尿. |
| | b) | 細胞性円柱:赤血球,ヘモグロビン,顆粒,管状もしくは混合性のもの. |
| 8. Neurologic disorder (神経障害) | a) | 痙攣:薬剤性,もしくは尿毒症,ケトアシドーシス,電解質異常など既知の代謝異常によるものでないもの. |
| | b) | 精神異常:薬剤性,もしくは尿毒症,ケトアシドーシス,電解質異常など既知の代謝異常によるものでないもの. |
| 9. Hematologic disorder (血液障害) | a) | 溶血性貧血　:網状赤血球の増加を伴うこと |
| | b) | 白血球減少　:4,000/$\mu$L以下が2回以上. |
| | c) | リンパ球減少:1,500/$\mu$L以下が2回以上. |
| | d) | 血小板減少　:100,000/$\mu$L以下で薬剤性ではないこと. |
| 10. Immunologic disorder (免疫障害) | a) | 抗dsDNA抗体の異常高値. |
| | b) | 抗Sm抗体陽性. |
| | c) | 抗リン脂質抗体陽性:VDRL偽陽性,抗リン脂質抗体陽性,もしくはループスアンチコアグラント陽性. |
| 11. Antinuclear antibodies (抗核抗体) | | 免疫蛍光法もしくは同等の方法で測定したもので,経過中の1点でも異常高値. 薬剤性ループス症候群との関連が知られている薬剤を使用していないこと |

全経過を通じて4項目あれば,98%の感度と97%の特異度をもってSLEと診断できる.

疫抑制治療開始前に，できる限りの情報を収集しておく必要がある．少なくとも，診断基準のすべての項目について検査し，SLEと診断できるのかどうかを検討する．初診時には診断基準の4項目が揃わず，時間経過とともに症状や検査異常が出現して，SLEと診断できることも多いので，診断がつかず，かつ重大な臓器病変がない場合には，経過を観察し検査を繰り返すことが大切である．また，胸水があれば，その穿刺・培養を，血小板減少や白血球減少などの血液細胞異常があれば，血液像の検討や骨髄穿刺を行うなど，SLE以外の疾患（特に，炎症や悪性疾患）の除外も重要である．一方，自己免疫性溶血性貧血や，ネフローゼ症候群など，一般にグルココルチコイドが第1選択になることが多い疾患でも，一応SLEの部分症状であることを疑って，ACRの診断基準（表1）と照らし合わせるとよい．

　腎症は，SLE患者の予後を決定する最も重要な因子の一つであるため，少なくとも持続性の蛋白尿や細胞円柱尿などがあり腎病変が疑われる症例や，急速に腎機能が悪化する症例には，治療前の腎生検が必要である．臨床症状や検査所見のみでは，腎炎の病型や重症度，活動性についての判断が困難であり●3，WHO V型のように，グルココルチコイドがほとんど無効な病型も存在する一方，WHO IV型のように，高用量グルココルチコイド療法の有効性が明らかにされている病型もあるからである．しかし，全身状態が悪い，血小板数が極めて少なく出血傾向がある，片腎である，尿路感染がある，といった症例には腎生検の施行は慎重とならざるを得ない．場合によっては，止血などの安全性を考え，経皮的でなく直視下腎生検を選択する．一方，腎生検施行後は，腎機能の悪化の速度によっては結果を待たず，免疫抑制療法を開始することもある．

　SLEの診断が確定すれば，次に臓器別に，活動性と障害の程度の判定を行う．活動性の判定方法として，いくつかの指標が知られている．最も有名なのが，SLE disease activity index（SLEDAI）●4である（表2）．治療前の活動性の評価の他，治療効果も定量的に判定できるので治療経過をみていくのにも有用である．治療に際しては，最も活動性の高い臓器病変を治療の基準とする．また，腎不全や脳梗塞など，SLEによる不可逆性の臓器障害の程度の判定には，Systemic Lupus International Collaborating Clinics/American College of Rheumatology (SLICC/ACR) Damage Indexが参考となる●5．

最後に，免疫抑制療法の最大の副作用であり，SLEの死因の第1位である感染には十分な注意が必要である．特に，間質性肺炎と細菌性肺炎，中枢神経(CNS)ループスと髄膜脳炎，ループス腎炎と尿路感染などとの鑑別は重要である．時に併存していて，治療開始後に悪化することもあるため，疑いがある限り，治療前だけでなく治療中も検体の培養や画像診断を繰り返す必要がある．感染を伴う場合，ドレナージ・抗菌剤の投与など感染症の治療を優先し，完治後に免疫抑制療法を開始するのが理想であるが，現実的には両者を併用しながら治療をすすめなければならない場合も多い．しかし，いったん免疫抑制療法を開始してしまうと，感染のコントロールは困難になることを覚悟しなければならない．

表2 Systemic Lupus Erythematosus Disease Activity Index (SLEDAI)

| | | |
|---|---|---|
| 8 | 痙攣 | 最近の発症のもの．代謝性・感染性・薬剤性のものを除く． |
| | 精神病 | 現実の知覚が重度に障害されることにより，通常の活動を行う能力が変化する．幻覚，精神錯乱，著しい連合弛緩，不毛な思考内容，著しく非合理的な思考，奇怪で，混乱した緊張病的な行動を含む．尿毒症と薬剤性のものを除外する． |
| | 器質的脳症候群 | 見当識障害，記憶障害，その他の知的機能の障害を伴う精神機能の変化で，急激に発症し，臨床像は変動する．注意能力が減退する意識混濁を伴ったり，外界に対する注意が保てなくなったりする．さらに以下のうちの少なくとも2つが存在する．知覚障害，言語減裂，不眠または昼間の眠気，精神運動活動の増加または減少．代謝性，感染性，または薬剤起因性のものは除外する． |
| | 視力障害 | SLEの網膜変化．Cytoid body，網膜出血，脈絡膜での漿液性滲出物や出血，視神経炎．高血圧，感染，薬剤によるものを除く． |
| | 脳神経障害 | 新たに発症した脳神経の感覚性もしくは運動性神経障害． |
| | ループス頭痛 | 非常に強い持続性の頭痛で，片頭痛様のこともあるが麻薬でも改善がみられないもの． |
| | 脳血管障害 | 新たに発症した脳血管障害で，動脈硬化性のものを除く． |
| | 血管炎 | 潰瘍，壊疽，圧痛のある手指結節，爪周囲の梗塞，splinter出血，もしくは生検，もしくは血管造影による血管炎の証明． |
| 4 | 関節炎 | 疼痛と炎症所見のある関節が2つ以上． |
| | 筋炎 | 近位筋の疼痛・筋力低下でCK・aldolaseの上昇もしくは筋炎を示す生検所見を伴うもの． |
| | 尿円柱 | Heme-granularもしくは赤血球円柱． |
| | 血尿 | 5RBC/HPF．尿路結石，炎症，その他の原因によるものを除く． |
| | 蛋白尿 | 1日0.5g以上．新たに発症したか，1日0.5g以上の最近の増加． |
| | 膿尿 | 5WBC/HPF．感染を除く． |
| 2 | 新しい皮疹 | 新たに発症したか再発性の炎症性タイプの皮疹． |
| | 脱毛 | 新たに発症したか再発性の異常なまだらもしくはびまん性の頭髪脱毛． |
| | 粘膜潰瘍 | 新たに発症したか再発性の口腔もしくは鼻腔潰瘍． |
| | 胸膜炎 | 摩擦音，胸水，胸膜肥厚を伴った胸膜炎性胸痛． |
| | 心外膜炎 | 心外膜痛で，以下のうち少なくとも1項目を伴うもの：心摩擦音，心嚢水，ECGもしくはUCGでの確認． |
| | 低補体血症 | CH50，C3，C4の正常値以下への減少． |
| | DNA結合の増加 | Farr assayによる25%以上の結合． |
| 1 | 発熱 | 38℃以上．炎症性のものを除く． |
| | 血小板減少 | 100,000/mm$^3$以下． |
| | 白血球減少 | 3000/mm$^3$以下．薬剤性のものを除く． |
| | スコアを合計する．合計点が多いほど重症である． | |

(Bombardier C, et al 1992[4])

# 2 初期治療の選択

　SLEの治療は，1）保存的療法，2）免疫抑制療法，3）その他に分けられる．2）は，生命危機のある病変や進行性の臓器病変のある場合には必須であるが，それ以外の場合には1）を用いるのが，副作用が少ないという点で望ましい．3）は，生命危機のある病変や進行性の臓器病変であっても，免疫抑制療法がほとんど有効ではない病態での治療法である．保存的療法でよい症状・病態と，免疫抑制療法が必要な病態，免疫抑制療法がほとんど有効でない病態を表3[6,7]にあげる．現在，患者がどの病態を有しているのかを判断したあと，必要な治療法を選択する（図1）．

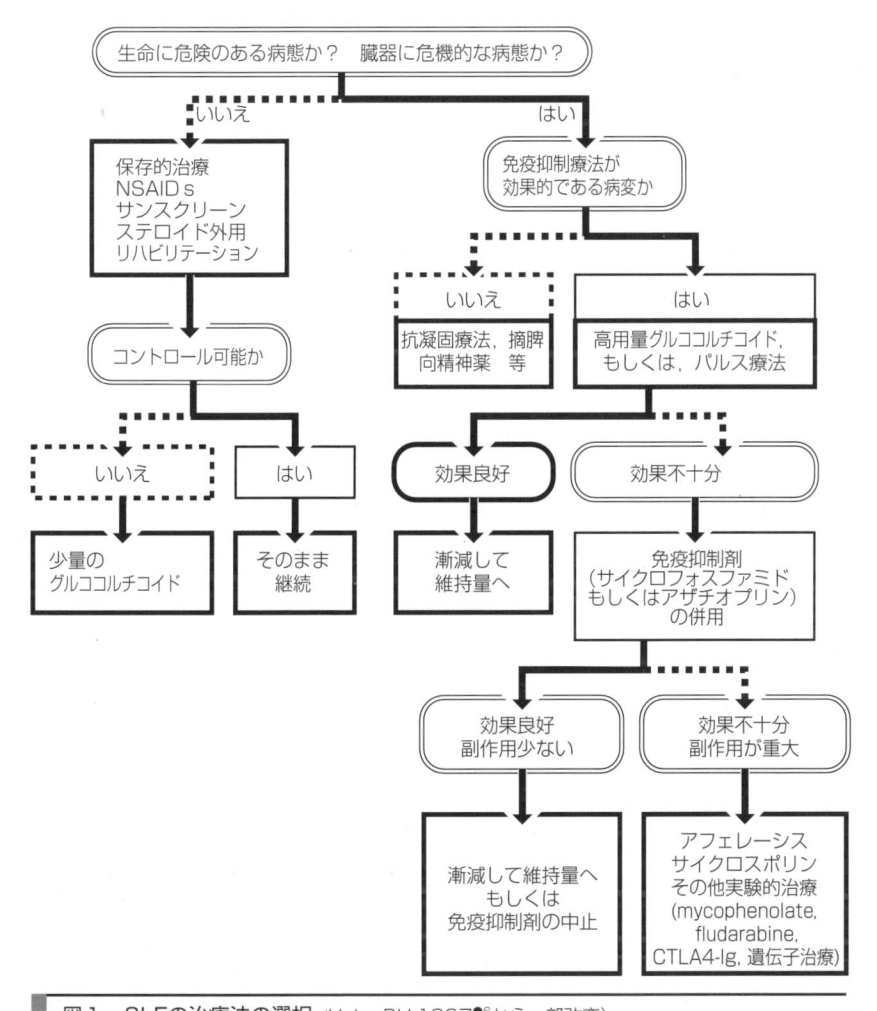

**図1　SLEの治療法の選択** (Hahn BH, 1997[6]から一部改変)

# 3 グルココルチコイド治療法

## 1 ◆ 病態別の初期投与量

### 1 保存的療法でよい症状・病態（表3参照）

　通常は，アスピリンやNSAIDs投与を行う．経口で効果が弱い場合，NSAIDsの坐薬で効果がみられることもある．日本人に対するアスピリンの使用は胃腸障害が出やすいとされており，NSAIDsでもCOX-2選択性の強い薬剤が望ましいが，効果は通常のものと比較するとやや弱い．また，プロスタグランディン$E_1$誘導体であるミソプロストールは，NSAIDsが原因の消化性潰瘍に対して予防効果があることが知られている．消化性潰瘍がある患者には一般にNSAIDsの使用は禁忌になっているが，ミソプロストール併用時には投与してもよい．一方，$H_2$ブロッカーにはNSAIDsによる潰瘍予防効果は認められないとされている．その他，NSAIDs使用時には腎機能障害に注意を払う必要がある．浮腫を起こすことがしばしばみられ，腎炎によるものと誤らないよう鑑別を要する．

| ①アスピリン末® | 3 g | 毎食後分3 |
| --- | --- | --- |
| ②レリフェン(400mg)® | 1錠 | 朝食後分1 |
| ③ロキソニン(60mg)® | 3錠 | 毎食後分3 |
| ④ボルタレン坐薬(50mg)® | 1個 | 1日2回 |

胃腸障害に対し，

| ⑤サイトテック(200μg)® | 4錠 | 毎食後・眠前分4 |
| --- | --- | --- |

　なお，欧米でSLE治療薬として用いられている抗マラリア治療薬は，本邦では保険適応がなく，使用経験が少ない．紅斑や粘膜病変などに有効といわれている．また，6ヵ月から1年に1回の眼科的チェックが必要である．アスピリンやNSAIDsで関節痛，筋肉痛がコントロールできない場合，少量のグルココルチコイドをNSAIDsに併用する．

表3 SLEの病態と治療

| 保存的治療でよい病態<br>(NSAIDs、サンスクリーンなど) | ●発熱　　●関節炎　　●筋肉痛<br>●少量の胸水・心嚢水を伴う胸膜炎・心膜炎　　●蝶形紅斑<br>●光線過敏症　　●DLE　　●脱毛　　●炎症性貧血　　●頭痛 |
|---|---|
| 免疫抑制療法<br>(高用量グルココルチコイド,<br>免疫抑制剤)が必要な病態 | ●重篤な皮膚炎　●全身性血管炎<br>●大量の胸水・心嚢水を伴う胸膜炎・心膜炎　●心筋炎　●間質性肺炎<br>●腎炎（特にWHO IV型）　●溶血性貧血　●高度の血小板減少症<br>●中枢神経ループス(痙攣, 意識障害, 横断性脊髄炎など)<br>●末梢神経炎　　●ループスクリーゼ(高熱の持続と衰弱) |
| 免疫抑制療法が<br>ほとんど有効でない病態 | ●抗リン脂質抗体症候群（血栓症）<br>●腎炎（特にWHO V型）および高度の腎不全　●精神病<br>●大腿骨頭壊死　　●レイノー現象　　●口腔・眼乾燥症状 |

⑥プレドニン(5mg)®　　　0.5〜1錠　　朝食後分1

1〜2週毎に20%ずつ増量し，ある程度痛みをコントロールできる量でとどめる．関節痛には，トリアムシノロンの関節腔注入も有効である．また，少量のメソトレキセート●8も，保険適応がないが非常に有効といわれている．この場合，葉酸を併用すると副作用が少なくなる．

⑦ケナコルト(1%)®　　　　関節腔内投与
⑧メソトレキセート(2.5mg)®　　7.5 mg分1　　週1回

蝶形紅斑・DLEなどの皮膚病変には，サンスクリーンクリームなどで紫外線への暴露を予防するほか，顔面には低力価から中力価のステロイド外用剤を，体幹・四肢には中力価のステロイド外用剤を用いる●6.

⑨コルテス軟膏®　　　　顔面皮疹に塗布
⑩ケナコルトA軟膏®　　　体幹・四肢皮疹に塗布

## 2　免疫抑制療法が必要な病態(表3参照)

通常，このような病態時には，NSAIDsは無効なことが多く，最初から高用量のグルココルチコイドを使用する．グルココルチコイドは，他の多くの薬剤と異なり，治療効果を判定しながら増量する薬ではなく，有効と考えられている投与量で最初から開始し，効果がみられてから漸減する薬物である．

表4 免疫抑制療法　　　　　　初期量

**処方1　高用量グルココルチコイド**

プレドニゾロン−プレドニン®

初期量　●1〜2mg/kg/day　●連日，1日2〜3回に分割　●経口投与もしくは点滴静注

**処方2　グルココルチコイドパルス療法**

a●メチルプレドニゾロン−ソルメドロール®)

初期量　●500〜1,000 mg/day　●連日3日間点滴静注
　　　　●500mlの維持輸液とともに2時間かけて投与する

b●プレドニゾロン−プレドニン®

初期量　●0.5〜1.5 mg/kg/day（もしくは40〜60mg/day）●連日，1日2〜3回に分割
　　　　●経口投与もしくは点滴静注

**処方3　サイクロフォスファミドパルス療法**

a●サイクロフォスファミド−エンドキサン®

初期量　●500〜750mgを月1回　●500 mlの維持輸液とともに2時間かけて点滴静注

b●メスナ−ウロミテキサン®

初期量　●400mgを1日3回点滴静注　●サイクロフォスファミドの副作用(出血性膀胱炎)予防
　　　　（ただし保険では認められていない）

aとbを3〜4週毎に必要な回数だけ繰り返す．一般に，処方1より処方2の方が，早期に寛解に導入できる可能性が高い．処方1で効果がない場合でも，処方2で効果がみられることがある．処方2のbは処方1よりも速く減量する．

　投与方法を表4[6]に示すが，病状が非常に重篤な場合，生命が危機的な状態であると判断する時には，躊躇なく表4の処方2のパルス療法を選択するべきである．CNSループス，高度の血小板減少症，急速に腎機能が悪化するループス腎炎などがよい適応である．処方1の通常の投与法より，パルス療法の方が早く寛解が得られやすいが，投与量が非常に大量のため，精神症状，低カリウム血症，不整脈，高血糖などの副作用には十分な注意が必要である．もっとも，腎機能などの長期予後は，通常の投与法とパルス療法との間に有意な差はないといわれている[6]．また，パルス療法後のグルココルチコイド投与量は欧米では40〜60mg/dayとされているが，体格を考慮して0.5〜1.0mg/kg/dayを目安とし，通常の投与法より早めの減量を心がける必要がある．

　一方，ヘマトクリットが30％以上の溶血性貧血，出血傾向を伴わない血小板数50,000μl以上の血小板減少症，WHOII型のループス腎炎，軽度の失認などの場合には，高用量のグルココルチコイドは必ずしも必要でなく，0.5 mg/kg/dayから開始すればよい．発熱・関節痛など全身症状が顕著な際は，朝夕などの2〜3分割投与の方がよいが，逆に，発熱などがなく，全身状態が良好な場合(ループス腎炎のみのような場合)には，通常の投与量で，分割投与の必要はなく，朝1回投与，もしくは最初から隔日投与で開始してもよい．逆に，中等度以上の病態では，連日投与から開始した方が効果の点からいって無難である．

表5　グルココルチコイドの病態別初期投与量

| | | プレドニゾロン (mg/kg/day) |
|---|---|---|
| 自己免疫性溶血性貧血 | Hematocrit ＞30% | 0.5 |
| | ≦30% | 1 |
| | 貧血が日々進行するとき | パルス |
| 血小板減少症 | 血小板数 ＞50,000/μL | 0.5 |
| | ≦50,000/μL | 1 |
| | ≦30,000/μL,もしくは出血傾向を伴うとき | パルス |
| 全身性血管炎 | | 1.5もしくはパルス |
| 中枢神経ループス | 痙攣・意識障害・横断性脊髄炎 | パルス場合によっては2倍量のパルス |
| ループス腎炎 | WHO Ⅲ型もしくはⅣ型 | 1〜2 |
| その他の病変 | | 1 |

　各病態でのグルココルチコイドの初期投与量のめやすを表5[12]に示す．症状による多少の投与量の増減は医師の裁量の範囲であるが，極端な減量や増量は，治療判定や副作用の上からも避けるべきである．
　SLEにおける免疫抑制剤の代表はサイクロフォスファミドである．アザチオプリンはサイクロフォスファミドより効果も副作用も少ない．サイクロフォスファミドは経口で連日投与する方法より，月1回のパルス療法（表4）の方が，出血性膀胱炎などの副作用が少なく，効果も同等といわれている[6]．ループス腎炎Ⅳ型の他，最近ではSLEの重症型である血管炎やCNSループスなどにも有用であるといわれている[9]．

### 3　免疫抑制療法がほとんど有効でない病態（表3参照）

　このような病態に対してはグルココルチコイド治療の適応がなく，他のグルココルチコイドが有効な病態に対してグルココルチコイドを投与していても改善が期待できない．それぞれの病態に対して，有効と考えられる他の治療法を選択すべきである．

## 2◆治療効果判定

　種々の症状や検査所見に改善がみられるまでの期間を表6[7]に示す．グルココルチコイドが非常に効果的な病態とそうでないもの，速効的なものとそうでないものがあり注意を要する．この表を参考にしながら，初期投与量の投与期間を決定し，治療効果を判定するとよい．

### 表6 グルココルチコイド投与による臨床的効果

| | 症　状 | 効果発現までの期間 |
|---|---|---|
| 全身症状 | 発　熱 | 24〜48時間以内に解熱がみられるが，ループスクリーゼでは5日以上を要する． |
| | 関節炎 | 数週で改善．軽度の関節炎は，過量投与をしない限り持続する． |
| | 血管炎 | 数日以内に改善がみられるが，四肢の壊疽の改善には数週を要する． |
| | リンパ節腫脹 | 1週間以内に縮小．中等度の腫脹は持続することがある． |
| 胸部症状 | 胸膜炎 | 1週間以内に疼痛は消失するが，胸水は数ヵ月持続することがある． |
| | 間質性肺炎 | 高用量投与によって，数ヵ月以内に改善する． |
| | 心膜炎 | 疼痛は数日で改善．心嚢水も数日で減少するが，完全消失には数週を要する． |
| | 心筋炎 | 慢性のものは徐々にしか改善しない．心拡大・頻脈・ギャロップ・ECGの改善は数週から数ヵ月を要する． |
| 腹部症状 | 肝腫大 | 数週で縮小．腫大は無症候性に持続することがある． |
| | 脾　腫 | 数週で縮小． |
| | 嘔気／嘔吐 | 数日で消失． |
| | 腹　痛 | 数日で消失． |
| 神経障害 | 脳　炎 | 高用量投与によって数日から2週間以内に改善がみられる． |
| | 末梢神経炎 | 数日で改善．高度障害や尖足は数ヵ月を要する．完全回復は困難な場合もある． |
| | 網膜変化 | 患者が正常血圧で尿毒症でなければ，出血や浸出斑は数週で消失． |
| 血液障害 | 貧　血 | 尿毒症などの他の原因がなければ，自己免疫性溶血性貧血は1週間以内に，炎症性貧血は数週以内に回復がみられる． |
| | 血小板減少症 | 1ヵ月以内に血小板数の上昇がみられる．抗リン脂質抗体症候群によるものでは改善しない． |
| 腎障害 | 蛋白尿・腎機能 | 6〜10週以内に改善．投与開始後1〜2週間は，しばしばBUN・クレアチニンの上昇，蛋白尿の増加が一時的にみられる． |
| | 円柱尿 | 数週で消失傾向がみられる． |
| | 低アルブミン血症 | 数週以内に改善し，しばしば正常化する． |
| 検査値 | 赤沈亢進 | 数週以内に改善傾向がみられる．寛解時にも持続性に上昇がみられることがある． |
| | 補体価 | 1〜3週で上昇がみられるが，臨床的寛解時にも低値のままであることがある． |
| | 抗DNA抗体 | 1〜3週で低下がみられるが，臨床的寛解時にも高値のままであることがある． |
| | 高ガンマグロブリン血症 | 数週以内に改善し，しばしば維持量のステロイド治療中に正常化する． |
| | 肝機能異常 | 数週から数ヵ月で改善する． |

## 1　治療効果が認められた場合

　期待された効果が，表6のように，期待された時期までにみられれば治療効果ありと判定し，寛解もしくは医学的に許容されるレベルまで改善するまで初期量を投与する．その後は，下記のように漸減し，維持量を決める．副作用の点からいって，漫然と高用量を投与しつづけることは厳に慎まなければならない．しかし，ループス腎炎でWHO IV型の場合には，臨床的改善がみられても，少なくとも6週間以上は40〜60mg/dayのプレドニゾロンを継続投与すべきだといわれている●6．

## 2 治療効果が認められない場合，もしくは十分でない場合

　もともと効果があまり期待できない病態(ループス腎炎WHO V型など)では，無効と判断した際には漸減後中止する．効果が期待される病態で，通常の投与量で開始して，表6のように予想される期間中に症状や検査値の改善が十分にみられない場合，次はパルス療法，免疫抑制剤の併用を試みるとよい(図1)．さらに，効果が十分でないときには，アフェレーシスやシクロスポリンなどを試みる．ただし，発熱に対しては，原因がSLEによるものか，感染によるものかを再検討する必要がある．感染の可能性がある場合には，漫然と投与するのではなく，減量，もしくは中止を考え，原因を探る．

## 3 グルココルチコイドの減量

　病勢が安定して寛解と判断されれば，すみやかに減量に入る．減量は，長期間投与(2週間以上)した際の急性副腎不全や，症状の悪化に注意しながら，慎重に行う．特にループス腎炎の場合は，グルココルチコイド治療効果の発現も遅いが，減量に伴う再発徴候の発現も遅れる傾向にあるため，減量のテンポを通常の倍に伸ばすなど注意深く行う必要がある．

　悪化・再発徴候がみられれば，とりあえずその前段階の投与量まで増量し，その徴候が改善するかを観察する●6．改善が見られない場合には，さらなる増量を一時的にも行わなければならない．急速な悪化(flare)がみられる場合には，初期量までもどす必要も出てくる．

## 4 維　持　量

　維持量は少なければ少ないほど良く，経過がよければ中止も考える．維持量投与は，副作用の点からいって隔日投与が連日投与に勝るが，長期投与患者や症状(関節痛など)によっては，完全な隔日投与が困難な症例(非投薬日を作れない)も多く，5mgと10mgの隔日などといった不完全な隔日投与が限度の場合もある．一般的には，1日換算にして10mg以下で維持するのが望ましい●8．

　一方，寛解経過中に，感染・過労・手術などをきっかけに急速に病状が悪化すること(flare)がある．その場合は，その程度にもよるが，躊躇なく

初期投与量など有効量までグルココルチコイドを増量する必要がある．

グルココルチコイドの副作用が強く，しかし，減量すると症状が悪化する場合には，最低量のグルココルチコイドと免疫抑制剤（cytotoxic drugs）の併用を考慮する．

維持量とする目安であるが，SLEの活動性が低く，生命危機のある病態でないこと，グルココルチコイドの副作用が容認できるレベルであることである．具体的には，蛋白尿は持続していても腎機能が安定した状態にあること，血小板・赤血球数が正常範囲にあること，関節痛・皮膚症状が軽度であることなどである．血清補体価，抗double strand DNA（dsDNA）抗体，赤沈などは，しばしばSLEの病勢と一致しない[6]．持続性に血清補体価が低値であったり，抗dsDNA抗体が高値であったりしても，SLEが安定した状態にあることも多い．SLEDA Iのスコア（表2）でもわかるように，臨床症状を検査所見より重視する．しかし，これらの検査所見は，それぞれの患者での変動をみてゆくことによって，再発増悪の判断の一助となりうる．

## 5　ループス腎炎

腎障害は，SLEの臓器障害の中でも最も重要なものの一つで，50％以上の患者にみられる．腎生検の組織学的所見によるWHO分類（表7）があり，予後も推定できるため，できる限り腎生検を行い，治療を開始する．特に，高用量グルココルチコイドの有用性が証明されているのが，Pollakらによるretrospective studyの結果である[10]．びまん性増殖性糸球体

表7　腎組織所見によるWHO分類

| クラス | 病型 | 光顕 メサンギウム | 光顕 末梢毛細血管壁 | 免疫蛍光 メサンギウム | 免疫蛍光 末梢毛細血管壁 | 電顕 メサンギウム | 電顕 内皮下 | 電顕 上皮下 | 頻度(％) |
|---|---|---|---|---|---|---|---|---|---|
| I | 正常 | 0 | 0 | 0 | 0 | 0 | 0 | 0 | <1 |
| IIA | メサンギウム免疫複合体沈着 | 0 | 0 | + | 0 | + | 0 | 0 | 26 |
| IIB | メサンギウム細胞増殖 | + | 0 | + | 0 | + | 0 | 0 | |
| III | 巣状分節状増殖性糸球体腎炎 | + | + | ++ | + | ++ | + | ± | 18 |
| IV | びまん性増殖性糸球体腎炎 | ++ | ++ | ++ | ++ | ++ | ++ | ± | 38 |
| V | 膜性糸球体腎炎 | + | ++ | + | ++ | + | ± | ++ | 16 |

0　異常なし　　±　あることもある　　+　通常みられる　　++　強くみられる

(Pollak VE, et al 1993[3])

腎炎(WHO IV型)の患者に，4〜6ヵ月間，プレドニゾン40mg/day以下で治療した低用量群と，40〜60mg/dayで治療した高用量群を2年後で比較すると，前者では透析もしくは腎移植に至らなかった症例が0%であったのに対し，後者では55%であった．ただし，この高用量グルココルチコイドを6週以上投与した症例は少なく，したがって，高用量グルココルチコイドは少なくとも6週間以上投与すべきといわれている．投与開始後数週間は，一時的にBUN，クレアチニン，蛋白尿の増加がみられることがある点は注意を要する．WHO分類によるクラス別の治療指針[3]は下記のとおりである．

クラスⅠ：特に治療を要しない．

クラスⅡA：特に治療を要しない．

クラスⅡB：治療を要しないこともあるが，1日1g以上の蛋白尿，抗dsDNA抗体の高値，低C3血症がある場合には，1日20mgのプレドニゾロンを6週から最高3ヵ月間投与し，以後減量する．

クラスⅢ：高用量グルココルチコイド(1mg/kg/dayのプレドニゾロン)を6週から最高3ヵ月，治療効果がみられるまで投与する．その後，減量する．無効の場合には，免疫抑制剤の併用を行う．

クラスⅣ：腎機能の予後が最も悪い病型である．高用量グルココルチコイド単独より，500〜750 mg/m$^2$のサイクロフォスファミドを月1回点滴静注(サイクロフォスファミドパルス)(6ヵ月間，その後2〜3ヵ月ごとに漸減し，3年以内に終了する)もしくは併用の方が，効果が高いことが証明されている．しかし，これらの併用でも30〜50%の症例では効果がみられない．その際には，1)グルココルチコイドパルス療法を加える，2)アザチオプリンの連日経口投与を加える，3)アフェレーシスを併用する，4)グルココルチコイドの連日投与量を増やす，のいずれかを選択する[3]．また，月1回のステロイドパルス，月1回のサイクロフォスファミドパルス，両者併用の，3種類の治療法の効果を比較検討した結果では，両者併用(85%)，サイクロフォスファミドパルス(62%)，ステロイドパルス(29%)の順で腎機能改善効果が高かったが，副作用もこの順で多くみられた[11]．

クラスV：グルココルチコイドの効果はあまり見込めないが，腎機能の予後は良好である．しかし，ネフローゼ症候群を伴うことが多く，何らかの治療が必要なときには，高用量グルココルチコイド療法を6～12週投与後，尿蛋白の減量がみられれば漸減し，1日10mgのプレドニゾロンを1～2年間投与する．高用量グルココルチコイド療法の効果がなければ，プレドニゾロンは漸減後，中止する．通常，免疫抑制剤は使用しないが，プレドニゾロン(初期量0.8mg/kg/day)とサイクロフォスファミド(初期量2～2.5mg/kg/day)併用を12カ月間行い，35%に完全寛解，55%に部分寛解がみられたという報告もある●12．

　慢性腎不全(血清クレアチニン＞3 mg/dl)：他の臓器に活動性病変がない場合，腎病変に対し積極的な免疫抑制療法は行わない．塩分・蛋白制限と降圧療法に努める．最終的には，透析もしくは腎移植を行う．

## 6 妊娠・出産●6

　SLE患者の妊娠率は正常と変わらないといわれている．活動性が高く，腎機能が悪いとき(Ccr<50 ml/min)には，SLEの悪化や死産・流産の危険性が高いが，腎障害や心障害がなく，SLEの活動性がコントロールされていれば，ほとんどの患者において妊娠および出産には問題がない．しかし，妊娠は，SLEの活動性や腎機能に影響を与えるといわれており，妊娠中や出産直後のSLE患者はハイリスクと考え注意が必要である．このため，妊娠中・出産直後は，来院間隔を短縮し，活動性，肝機能(前子癇で上昇する)，高血圧，蛋白尿，血小板，補体などを頻回にチェックし，悪化がみられる場合にはグルココルチコイド増量など早急な対応が必要である．一般に，妊娠中も活動性を抑えるために，グルココルチコイドは減量せず継続して投与すべきである．なお，グルココルチコイドは，必ずプレドニゾロンを用いるべきである．プレドニゾロンは胎盤で不活化されるため，胎児には影響を与えない．デキサメサゾンやベータメサゾンは胎盤で不活化されないため用いるべきでない．

　しかし，特に抗リン脂質抗体陽性の患者では，自然流産や死産は10～30%と高頻度にみられる．抗リン脂質抗体陽性で，流産の既往がある患者の治療には，まだ結論が出ていない．無治療，少量のアスピリン，少量の

アスピリンに高用量のグルココルチコイド，1日2回のヘパリン皮下注などが行われているが，それぞれに利点があるようである．なお，ワーファリンには催奇形性があり，妊娠時には禁忌である．

新生児に対する注意点は，母体の抗Ro抗体（抗SS-A抗体）が胎盤を通過することによって起こる新生児ループスがある．一過性の皮膚紅斑（数週で通常消失する）と，稀ではあるが先天性の心ブロックを起こすことがある．抗Ro抗体陽性の患者の場合，胎児の心拍管理も必要である．また，母体の抗血小板抗体の移行による一過性の血小板減少が起こることもある．

## 7　経口避妊薬およびhormone replacement therapy（HRT）

SLEが，ほとんど妊娠可能年齢の女性に発症することから，女性ホルモンであるエストロゲンとの関連が強く示唆されている[13,14]．経口避妊薬（低用量ピル）の服用は，最近日本でも認可され，使用機会が増加する可能性がある．また，閉経後の骨粗鬆症や動脈硬化予防，更年期障害改善目的に女性ホルモンの補充（HRT）が行われ始めている．これらを一般女性に投与した場合，SLEの発症率が高まることは知られている[15,16]が，SLE患者に使用した場合，SLEの活動性に与える影響についてはまだ明らかな見解がえられていない[13,14]．ただ，エストロゲン製剤は静脈血栓症を誘発することがあり，抗リン脂質抗体症候群患者では禁忌とされている．また，大量のグルココルチコイド投与下では凝固能が高まるため，血栓症をおこしやすくなっている．このため，少なくともこれら両者の併用は慎重に行うべきであると考えられる．

## 8　Dehydroepiandrosterone（DHEA）とSLE

DHEAは，主に副腎皮質網状層から分泌される男性ステロイドホルモンである．他の副腎皮質ホルモンと異なり，男女とも加齢とともに血中濃度が減少することから，老化との関連が示唆されている．抗動脈硬化作用，インスリン抵抗性改善作用，免疫調節作用などが報告されている．しかし，ヒトでの重要性や作用機序は今だ不明な点が多く，受容体も同定されていない．なお，日本では保険適応がなく，発売すらされていないため，実際の治療は現在不可能である．

米国などで今まで行われたコントロールスタディの結果からはDHEAにグルココルチコイド必要量を減量する作用があること，全般に症状を和らげる作用があることが示されている[17]．骨保護効果や精神機能の改善なども報告されているが，重症SLEでは効果が認められないなど，スタンダードな治療法としては認められていない．最も多い副作用として，にきび様の皮疹が知られている．

表8　グルココルチコイドの副作用で，特にSLEによるものとの鑑別が必要なもの

|   | SLEによるもの | グルココルチコイドによるもの |
|---|---|---|
| 1● 高血圧 | ループス腎炎 | 主にミネラルコルチコイド作用 |
| 2● 精神症状 | CNSループス | ステロイド精神障害 |
| 3● 筋炎 | 筋炎 | ステロイドミオパチー |
| 4● 発熱 | 活動性のSLE 感染 | 感染 |
| 5● 関節痛 | 滑膜炎 | 無血管壊死 |

(Bombardien C, et al 1993[4]から一部改変)

## 9　グルココルチコイドの副作用とSLE

　グルココルチコイドの副作用についての詳細は別項にあるが，SLE患者でのグルココルチコイドの副作用で，SLEそのものによるものとの鑑別が比較的困難なものを表8にあげる[18]．

　高血圧は，主にグルココルチコイドのもつミネラルコルチコイド作用によるもので，用量依存性である．ループス腎炎によるものとの鑑別は検査値などからある程度可能であるが，積極的な免疫抑制療法によって腎機能の改善とともに降圧もみられる．降圧剤としては，いずれの場合も腎保護作用のあるangiotensin converting enzyme inhibitorかangiotensin II receptor antagonistがよいが，グルココルチコイドによる副作用の場合には，ミネラルコルチコイド受容体拮抗薬であるスピロノラクトンもよい．

　精神症状で多いのが，抑うつ，感情失禁，不眠，失認などであるが，SLEでもグルココルチコイドの副作用でも起こりうる．精神症状の鑑別法として最も有効なのが，グルココルチコイドの増量である．比較的速やかに改善が得られるのがSLEによるものであるが，時に両者が共存していることもあり，鑑別が困難なときもある．

　ステロイドミオパチーは，一般に治療開始初期におこり，SLEの筋炎との鑑別が困難で，時に両者が合併することがある．しかし，ステロイドミオパチーでは血清CKはあまり上昇せず，血清LDHや尿中クレアチン排泄量が高頻度に上昇する[19]．また，筋生検では，筋炎と異なり，

sarcolemmal nuclei数の増加，空胞化，type II筋線維の横紋の消失などがみられる[19]．さらに，グルココルチコイドを隔日投与にすると改善がみられる．

感染は，SLEの死因の第1位であることからも最も注意すべき点である．感染は，SLEDAI（表2）で評価した活動性と関連があるが，罹患期間やグルココルチコイド投与量とは関連がない[18]．感染の初期症状は，SLEが活動的になるときとよく似ているため，発熱がみられたら，積極的に感染を疑って検査することが何より重要である．免疫抑制療法中のSLE患者に発症しやすい感染症は，帯状疱疹，グラム陰性菌による尿路感染，ブドウ球菌・カンジダ・カリニによる感染であり，結核菌・真菌・サイトメガロウイルスなどのウイルスによる感染は少ない[6]．一方，インフルエンザワクチンや肺炎球菌ワクチンの接種による予防も重要である．

無血管壊死はSLE患者の10～50％にみられ，診断後平均3～7年で痛みを起こしてくる．グルココルチコイド累積投与量，最大量などと相関がみられる．また，ステロイドパルス療法を行った患者により高率にみられるという報告もある[20]．グルココルチコイド投与によってもたらされる高脂血症が増悪因子となることも指摘されている[3]．診断にはMRIが最も感度が高く，大腿骨頭が最好発部位である．最終的には，骨頭置換術が唯一の治療法である．

## 10 最後に

コントロールが非常に困難であったり，治療効果がなかなか得られなかったりする症例に出会うことがある．過剰の免疫抑制療法が感染を招いて致死的になるという最悪のシナリオを避けるためにも，グルココルチコイド投与量および期間を必要最低限にする，感染には最大の予防措置をはかる，専門施設に紹介するといった心掛けが大切である．

［森田　浩之］

### 参考文献

1● Hochberg MC : Updating the American College of Rheumatology revised criteria for classification of systemic lupus erythematosus. Arthritis Rheum 40(9) : 1725, 1997
2● Tan EM, Cohen AS, Fries JF, et al : The 1982 revised criteria for the classification of SLE. Arthritis Rheum 25 : 1271-1277, 1982

3 ● Pollak VE, Pirani CL: Lupus nephritis: pathology, pathogenesis, clinicopathologic correlations and prognosis. In : Dubois' lupus erythematosus. 4th edition. Wallance DJ, Hahn BH eds. Lea & Febiger, Philadelphia, 1993 : 525-549.

4 ● Bombardier C, Gladman DD, Urowitz MB, et al: Derivation of the SLEDAI : a disease activity index for lupus patients. Arthritis Rheum 35: 630-640, 1992

5 ● Gladman D, Ginzler E, Goldsmith C, et al : The development and initial validation of the Systemic Lupus International Collaborating Clinics/American College of Rheumatology damage index for systemic lupus erythematosus. Arthritis Rheum 39: 363-369, 1996

6 ● Hahn BH : Mangagement of systemic lupus erythematosus. In : Textbook of Rheumatology. 5th edition. Kelley WN, Harris ED, Ruddy S, Sledge CB, eds. Sunders Company, Philadelphia, 1997 : 1040-1056.

7 ● Quismorio FP : Systemic corticosteroid therapy in systemic lupus erythematosus. In : Dubois' lupus erythematosus. 4th edition. Wallance DJ, Hahn BH eds. Lea & Febiger, Philadelphia, 1993 : 574-578.

8 ● Petri M : Treatment of systemic lupus erythematosus : an update. Am Fam Physician 57 : 2753-2760, 1998

9 ● Ortmann RA, Klippel JH: Update on cyclophosphamide for systemic lupus erythematosus. Rheum Dis Clin North Am 26 : 363-375, 2000

10 ● Pollak VE, Dosekun AK: Evaluation of treatment in lupus nephritis : effects of prednisone. Am J Kidney Dis 2, suppl 1 : 70, 1972

11 ● Gourley MF, Austin HA 3rd, Scott D, et al : Methylprednisolone and cyclophosphamide, alone or in combination, in patients with lupus nephritis. A randomized, controlled trial Ann Intern Med 125: 549-557, 1996

12 ● Chan TM, Li FK, Hao WK et al : Treatment of membranous lupus nephritis with nephrotic syndrome by sequential immunosuppression. Lupus 8 : 545-551, 1999

13 ● Petri M, Robinson C : Oral contraceptives and systemic lupus erythematosus. Arthritis Rheum 40 : 797-803, 1997

14 ● Cooper GS, Dooley MA, Treadwell EW et al : Hormonal, environmental, and infectious risk factors for developing systemic lupus erythematosus. Arthri tis Rheum 41 : 1714-1724, 1998

15 ● Sanchez-Guerrero J, Liang MH, Karlson EW, et al : Postmenopausal estrogen therapy and the risk for developing systemic lupus erythematosus. Ann Intern Med 122: 430-433, 1995

16 ● Sanchez-Guerrero J, Karlson EW, Liang MH, et al .: Past use of oral contraceptives and the risk of developing systemic lupus erythematosus. Arthritis Rheum 40 : 804-808, 1997

17 ● Van Vollenhoven RF : Dehydroepiandrosterone in systemic lupus erythematosus. Rheum Dis Clin North Am 26 : 349-362, 2000

18 ● Ginzler EM, Aranow C : Prevention and treatment of adverse effects of corticosteroids in systemic lupus erythematosus. Baillieres Clin Rheumatol 12 : 495-510, 1998

19 ● Kanayama Y, Shiota K, Horiguchi T, et al : Correlation between steroid myopathy and serum lactic dehydrogenase in systemic lupus erythematosus. Arch Intern Med 141 : 1176-1179, 1981

20 ● Massardo L, Jacobelli S, Leissner M, et al : High-dose intravenous methylprednisolone therapy associated with osteonecrosis in patients with systemic lupus erythematosus. Lupus 1 : 401-405, 1992

# V. 主な内科疾患におけるステロイド療法

## ② その他の膠原病

主な膠原病およびその類縁疾患には表1に示すものがある．本章では2以下の疾患について述べる．

| 表1 主な膠原病と類縁疾患 |  |
|---|---|
| 1 | 全身性エリテマトーデス(SLE) |
| 2◆ | 慢性関節リウマチ |
| 3◆ | 全身性強皮症 |
| 4◆ | 多発性筋炎、皮膚筋炎 |
| 5◆ | 混合性結合組織病(MCTD) |
| 6◆ | 血管炎症候群 |
| 7◆ | Behçet病 |
| 8◆ | 成人発症still病 |
| 9◆ | Sjögren症候群 |

## 1◆ 慢性関節リウマチ(rheumatoid arthritis : RA)

RAにおけるステロイドの適応は以下の場合である．

### 1 血管炎を併発する場合(日本では悪性関節リウマチと表現することもある)

皮膚潰瘍，多発単神経炎，急速進行性の間質性肺炎，冠動脈炎を示す．以下で述べる結節性多発動脈炎に比べて腎障害，中枢神経病変は比較的少ない．この場合はプレドニゾロン40～120mg/日を初期治療量として用いる．

### 2 Bridge therapy

NSAID治療では十分にコントロールできない症例にDMARDs(Disease-Modyfing AntiRheumatic Drugs)を開始する場合，DMARDsの効果が認められるまでに1～6カ月程度の時間がかかるため，その時期までの橋渡し的な意味でプレドニゾロン7mg/日以下の少量で投与する．中止するには慎重な減量が必要である．

### 3 関節注入

数カ所の関節の疼痛をコントロールするのに有用であるが，使用は3カ月に一度にとどめる．

RAの症状の増悪時におけるステロイドパルス療法に関しては，メチルプレドニゾロン100mg/日点滴静注3日間のミニパルス療法と1,000mg/日点滴静注3日間のスタンダード治療とで効果に差異がなかったとの報告がある[1]．

## 2 ◆ 全身性強皮症(systemic sclerosis : SSc)

### 1 皮膚硬化，肺線維症に対する治療

一般的にはステロイド薬は第一選択ではない．ただ，間質性肺炎の亜急性増悪は，治療には反応しにくいがステロイド治療の適応となる．メチルプレドニゾロンコハク酸Na塩(ソルメドロール®) 1g/日×3日のパルス療法を行い，後療法としてメチルプレドニゾロン0.8mg/kg/日内服(またはプレドニゾロン 1mg/kg/日内服)を行う．間質性肺炎ではプレドニゾロンよりもメチルプレドニゾロンが適しているとの報告がある[2]．Diffuse alveolar damage(DAD)の状態では初期からシクロスポリンを用いるしかないと考えられるが，SScではきわめて稀で，わずかの報告しかない[3]．

広範囲の皮膚硬化，肺線維症に対してはまずD-ペニシラミンが用いられ，これに反応しない症例には免疫抑制剤(アザチオプリン，サイクロスポリン)を使用する．しかしD-ペニシラミンでは服用者の約30%に副作用が出現し，またそれらの患者ではD-ペニシラミン治療による強皮症の症状の改善もなかったとの報告もあり[4]，注意を要する．ただ，糖質ステロイド使用報告では，ステロイド(おもにプレドニゾロン50mg/day)と血漿交換(Alb製剤)の併用により，SSc15例中14例で皮膚軟化がみられ，皮膚潰瘍も治癒したとの報告がある[5]．

### 2 血管病変に対する治療

血管病変に対しても糖質ステロイドの適応はない．Raynaud現象，手指潰瘍にはプロスタグランジン(PG)E1やカルシウム拮抗薬が用いられる．腎クリーゼに対してはACE拮抗薬が第一選択で，早期の使用により腎不全へ

の進展を防ぐことが可能である．また，Recombinant IFN-αが有用との報告もある[6]．クリーゼの場合も30mg/day以上のプレドニゾロン投与を行った患者では正常血圧腎不全を引き起こし予後不良との報告があり[7]，ステロイドの適応はないと思われる．D-ペニシラミン使用時にネフローゼ症候群を呈した場合は，まず薬剤を中止してみる．肺高血圧では前述の薬物に加えてヘパリンやワーファリンなどの抗凝固療法や，プロスタサイクリンなどが用いられる．

### 3 心，胸膜炎など炎症性病変に対する治療

心膜炎，胸膜炎には中等量のステロイド(プレドニゾロン30mg/day)が奏効する．ただ，心膜炎は胸膜炎に比べステロイドに反応しにくいこともあるが，完全に心嚢水を消失させる必要はない．発病間もない浮腫期の強皮症における関節痛や筋痛には短期，少量のステロイドが有用なことがある．

### 4 消化管病変に対する治療

糖質ステロイドの適応はない．逆流性食道炎はしばしば難治性でプロトンポンプ阻害剤やH2拮抗薬，粘膜保護薬を使用する．消化管の蠕動低下にはメトクロプラミド，エリスロマイシンを試みる．

## 3 ◆ 多発性筋炎，皮膚筋炎(polymyositis, dermatomyositis : PM, DM)

### 1 筋症状に対する治療

糖質ステロイドが第一選択薬となる．治療開始の遅れ，不十分なステロイド量での初期治療は，筋萎縮を引き起こす可能性があり，また，過剰なステロイド投与や不十分なステロイド量での長期治療はステロイドミオパチーを合併し，病勢の把握を困難にする．皮膚筋炎では悪性腫瘍合併の頻度が高いことが知られているが，癌切除後に筋症状が改善することもあり[8]，急性間質性肺炎を合併している場合を除いて悪性腫瘍の検索前にステロイド治療を始めてはならない．

### (1) 安　　静

脱力など筋炎の活動性が高い場合は入院治療とする．自立歩行可能な症例では，洗面，トイレ以外はベッド上安静とし，入浴は禁止する．ベッド上安静の期間の目安は約2週間とする(廃用性萎縮の予防のため)．自立不能の場合は，ベッド上安静の上，関節可動域保持のため，一日数回関節の屈伸運動(自動的，他動的)を行う．

### (2) ステロイド

治療を開始する前に個々の筋肉の筋力をできるだけ正確に把握しておくことが必要である．治療前の筋力評価は，治療効果の評価に重要である．初期治療としてCK，脱力の程度に関わらずプレドニゾロン1～2mg/kg(極量100mg)/日で開始する．最重症例ではメチルプレドニゾロンパルス療法が選択されることもある[9]．初回治療時は原則として一日3回分割投与する．一般的には，治療開始1週間程で症状が改善してくる．初期治療量を4～8週間継続し，ステロイドの減量は筋力改善が認められてから開始し，2週間に10%程度減量する．CK値低下のみを指標に早期に減量すると，十分な筋力回復が得られない事がある．症状が改善しリハビリを開始すると一過性にCKが上昇することがあるが，ステロイド増量の必要はなくリハビリの内容を軽くする．減量にともない用法を一日2回，1回投与に変更し，10mg/day前後まで減量した後はできる限り隔日あるいは間歇投与とする．再燃の指標にはCK値が有用である．ステロイド治療により約90%の患者は少なくとも症状は改善し，50～75%の患者で完全緩解にもちこめる[10]．ステロイドで効果不十分の場合は(3)以下の薬物を併用する(高齢者の場合は封入体性筋炎の可能性も考慮する)．

治療中にステロイドミオパチーの併発か，原疾患の悪化か判断に迷う場合があるが，ステロイドミオパチー自体は予後を左右するものではなく，いずれ軽快することが多いため，原則としてステロイド治療はそのまま継続する．ミオパチーでは筋原性酵素(CK, GOT, Aldolase)は正常，LDH(isozyme 1, 2)の上昇が特徴的である[11]．

### (3) γグロブリン製剤(Fc部分を有するもの)の大量点滴静注

本療法は日本では保険適応外である．本療法は副作用が少なく，効果判定が数日で可能となるが，高価である．0.4g/kg/日 DIV×5日で明確な効果が得られる[12]．この治療はPMよりもDMに効果が高い[13]．

### (4) 免疫抑制剤

メトトレキサートが有効である(5mg分2〜7.5mg分3を週1回内服)●14. 内服困難例では筋注または点滴静注する. 治療開始前に肝機能, 呼吸機能を確認し, 治療開始後も定期検査を行う. 腎機能低下者では, 少量より慎重に投与する. アザチオプリンも使用されるが, 少量から開始し徐々に増量, 維持量として3mg/kg/日程度使用する●15. どちらの薬物も骨髄抑制の副作用があり, また, 効果発現には3〜6ヵ月かかる.

## 2 間質性肺炎の治療

強皮症に合併する間質性肺炎も同様であるが, その患者の間質性肺炎が治療を必要とする病態であるか否かを判断することが重要である. 急性(日, 週単位)ないし亜急性(月単位)肺炎がステロイド治療の対象となり, 年単位で推移する慢性病変は対象とならない.

その判断は胸部X-P, CT, 血液ガス分析の悪化速度, およびLDH, CRP, 赤沈値の推移, ガリウムシンチの集積を参考にして判断する. 致死率の高いDAD(diffuse alveolar damage)を合併している可能性がある場合, KL-6値の上昇が参考になる. KL-6値が3,000U/ml以上の場合には高率に急性悪化する事が多く, 早期からのシクロスポリン投与を考慮すべきである. KL-6値が1,000U/ml以下の症例ではほとんどが急性悪化せず, 予後も良好であるといわれる. 間質性肺炎の正確な診断には気管支鏡等の検査が必要であるが, 間質性肺炎の治療においては迅速であることがきわめて重要であり, 臨床判断のみで治療を開始する場合もある. ステロイド治療中の筋炎患者に間質性陰影が出現した場合は, 感染症との鑑別が重要なことは言うまでもない.

### (1) ステロイド

メチルプレドニゾロンコハク酸Na塩1g/日×3日のパルス療法を行い, 後療法としてメチルプレドニゾロン 0.8mg/kg/日内服(またはプレドニゾロン1mg/kg/日内服)を行う. 筋症状が軽く, 抗Jo-1抗体陰性の皮膚筋炎ではDADを含む難治性間質性肺炎がみられ, 特にKL-6値が高値を示す症例では以下に示すシクロスポリンを初期より併用する必要がある. 症状の進行が比較的穏やかで, LDH, CRP, KL-6値などのマーカーの上昇が軽度の場合は, 0.8〜1.2mg/kg/日のプレドニゾロンを初期投与量として内服療法から開始してもよい.

### (2) シクロスポリン(サンディミュン®)

投与量は2〜5mg/kg/日連日内服とし，シクロスポリン内服前の血清濃度が100〜200ng/mlを維持するよう調節する．副作用では腎障害が重要で，BUN，Cr上昇がみられれば減量ないし中止する．ステロイドとの併用がほとんどであり，感染症の併発，特に細胞性免疫が低下するため，深部真菌症，カリニ肺炎，ウイルス感染，結核等に注意する．他の副作用には多毛，振戦，低Mg血症がある．臨床症状の改善が投与開始1〜2週後よりみられる．

### (3) サイクロホスファミド(エンドキサン®)

ステロイド抵抗性の間質性肺炎に用いる．連日内服療法の方が，パルス療法より効果が若干強いと言われるが，パルス療法では副作用の出血性膀胱炎がほとんどなく，不可逆性無月経，骨髄抑制等の副作用もパルス療法の方が軽度であるため，最近はパルス療法($500mg/m^2$ 点滴静注)が主に試みられる．パルス療法当日および翌日は出血性膀胱炎予防のため尿量を2,000ml/day以上を保つように飲水指導ないし輸液を行う．エンドキサン自体による間質性肺炎の発症が報告されているので注意する[16]．発症は容量依存性といわれ積算量3,600mg以上でおきている．

## 4 ◆ 混合性結合組織病(mixed connective tissue disease : MCTD)

MCTDの予後は一般によいとされているが，ステロイド療法の適応となる場合は，MCTDに比較的特徴的な，髄膜炎をきたした時で，中等量以上のステロイド(プレドニゾロン40mg/日以上)で治療する．パルス療法は即効性が期待できる．また，多くの消化器病変に対する治療は強皮症のところで述べたものと同様であるが，食道の蠕動低下に対してプレドニゾロン(平均25mg/day)が有用との報告がある[17]．

MCTDの死因としては肺高血圧症が最も多く，重要である．一般的に，肺高血圧は臨床症状が出現する数年前より存在しているといわれ，MCTDと診断した時点より定期的なドップラー心エコーの施行が重要である．肺高血圧症が認められれば，強皮症のところで述べたような抗凝固療法，ACE阻害剤，Ca拮抗剤，プロスタサイクリンを用いる．ステロイド治療[18]や免疫抑制剤[19]が奏効したとの報告もある．MCTDの症状としては無菌性髄膜炎，筋炎，奨

膜炎，心筋炎はステロイドが奏効するが，ネフローゼ症候群，レイノー現象，末梢神経障害，関節変形などはステロイド治療は期待できない．

## 5 ◆ 血管炎症候群

血管炎症候群には表2に示すように多くの疾患を含んでいる．本章ではこの中でステロイド治療が適応となる主な疾患について述べる．

### 1 Takayasu大動脈炎

ステロイド治療が第一選択である．初期治療量はプレドニゾロンとして45〜60mg/dayから開始し，2〜3週間維持した後，CRP，赤沈，臨床症状の推移をみながら2週間で10%ずつ減量する．活動性の指標としては，赤沈は軽快したとみられる症例でも正常化しにくく，CRPのほうが評価しやすい[20]．少量のステロイドを長期に使用すると進行を阻止する効果が期待できる可能性がある．パルス療法も早期の症状緩和の目的で行われる．免疫抑制剤の効果については否定的であるが[20]，ステロイド抵抗性の大動脈炎に対してはメトトレキサートが有効との報告がある[21]．

本症で血栓予防のためにアスピリンやチクロピジン(パナルジン)などの抗凝固療法が併用されるが，その有用性は不明である．腎血管性高血圧に対しACE拮抗剤が用いられるが，高度の両側腎動脈狭窄例に使用すると腎不全を引き起こすことがあり注意を要する．手術を要する場合も報告により異なるが，10%前後から50%ある．

### 表2 血管炎症候群の分類
(Textbook of Rheumatologyより改変)

**Primary Vasculitis**
- 大血管優位
  - ●Takayasu大動脈炎
  - ●巨細胞動脈炎(側頭動脈炎)
- 中型血管優位
  - ●古典的PN (polyarteritis nodasa)
  - ●Churg-Strauss症候群（アレルギー性肉芽腫性血管炎）
  - ●Wegener肉芽腫性
- 小型血管優位
  - ●microscopic polyangitis (microscopic polyarteritis)(mPA)
  - ●Henoch-Schönlein紫斑病
  - ●Cutaneous Leukocytoclastic angitis
- 原因不明
  - ●Behçet病
  - ●Buerger's病
  - ●Cogan's病
  - ●Kawasaki病

**Secondary Vasculitis**
- ●感染症関連血管炎
- ●膠原病関連血管炎
- ●薬剤誘発性血管炎
- ●本態性クリオグロブリン血症
- ●悪性腫瘍関連血管炎
- ●Hypocomplementemic urticarial vasculitis
- ●臓器移植後血管炎
- ●Pseudovasculitic syndromes (antiphospholipid syndrome, atrial myxoma, endocarditis, Sheddon's syndrome)

## 2 巨細胞動脈炎(側頭動脈炎)

発症年齢はほぼ50歳以上に限られており,若年者の場合診断を再検討する必要がある.迅速な治療が必要であり,特に霧視,複視などの眼症状を認める場合は早急に治療を開始するべきであり,生検の結果を待ってはならない.プレドニゾロン30～60mg/day(分2～3内服)で開始し,2～4週維持,以降2週間に10%の割合で減量する.CRPを指標とし,CRPの陰性化を維持しながら減量する.適切な治療でも再燃することがあるが(多くは2年以内),基本的には数年以内に寛解し,ステロイドは中止できる●[22].

## 3 古典的PN(polyarteritis nodosa),結節性多発動脈炎

アメリカリウマチ学会は現在PNの診断基準のみを示しているが,日本の系統的脈管障害研究班は古典的PNと顕微鏡的PA(polyangitis)に分けて診断基準を示している.古典的PNの治療はステロイドが第一選択になるが,病変の広がり,進展のスピード,患者の年齢,炎症の程度などに依存する.皮膚,神経筋組織などに限局し,軽度の蛋白尿,血尿にとどまる,腎不全を呈さない腎障害のみの場合,プレドニゾロン40～60mg/日(分2～3)を初期投与量とする.進行性の腎障害や消化器病変,中枢神経病変,心病変を有する場合,より大量の60～100mg/日(分2～3)を初期投与量とする.この治療量で早期に病勢をコントロールできない場合はシクロフォスファミドなどの薬剤を追加する.初期治療にて赤沈値が正常化したならプレドニゾロンの減量を開始する.1～2週間に5～10mgずつ減量し,15mg/日まで減量後は,数週間に1mgずつ慎重に減量する.

免疫抑制剤の有用性に関しては確立されておらず,
1.血管炎により急速に臓器障害が進行していると考えられる場合,
2.十分と考えられるステロイド量を投与しても病勢を抑えられないとき,
3.ステロイドの減量が困難な場合,投与を考慮する.

一般的に用いられる免疫抑制剤はシクロフォスファミドで,パルス療法を行う●[23].日本では系統的脈管障害研究班の治療指針で表3のようにプレドニゾロンとシクロフォスファミドの併用療法を推奨している.

### 表3 PN（結節性多発動脈炎），Wegener肉芽腫の治療
**PNの治療指針**

1. プレドニゾロン60mg/day×8週．以降の8週間で10～15mg/日まで漸減し，48～96週間そのまま維持する．
2. サイクロフォスファミド（またはアザチオプリン）内服1～2mg/kg/日を48～96週間

1+2を基本とし，必要に応じてメチルプレドニゾロンを追加．
RPGN（急速進行性糸球体腎炎）には血漿交換も考慮する．
閉塞性血管病変に対しては，抗凝固，抗血小板療法を行う．

**Wegener肉芽腫の治療指針**（E：眼病変，L：肺病変，K：腎病変）

**寛解導入療法**

1. 全身型Wegener肉芽腫（E,L,Kのすべてを示すもの）で活動早期例．サイクロフォスファミド50～100mg/dayとプレドニゾロン40～60mg/dayの経口投与を8週間
2. 限局型Wegener肉芽腫（E,L,の少なくとも一方あり，Kを欠く）で活動早期例．プレドニン15～30mg/day，サイクロフォスファミド50～75mg/day，ST合剤（バクタ）2～3錠/dayの経口投与を8週間

注；寛解には，肉芽腫性病変，血管炎，腎炎の炎症が消失，または軽快し，PR-3-ANCA値を含め，検査所見が正常化すること．治療開始が早いほど完全寛解を期待できる．副作用のためエンドキサンが用いられないときは，イムラン同量，またはメトトレキサート2.5～7.5mg/weekとする．

**維持療法**　次のいずれかを12～24カ月

1. プレドニゾロンを8週間で，漸減，中止し，サイクロフォスファミド50～75mg/dayに減量して投与．
2. サイクロフォスファミドを直ちに中止し，プレドニンを漸減し，5～15mg/dayとする．

注；疾患活動期に血管炎症状の強かった例は1，肉芽腫性病変の強かった例は2，を選択する．再発した場合は，サイクロフォスファミドないしアザチオプリン，プレドニゾロンを寛解導入期の投与量にもどす．

### 4　Wegener肉芽腫

　系統的脈管障害研究班より治療指針が示されている(表3)．全身型ではプレドニゾロン40～60mg/日とシクロフォスファミド50～100mg/日を8週間投与する．限局型ではプレドニゾロン15～30mg/日とシクロフォスファミド50～75mg/日にST合剤2～3)T/日を加え8週間投与する．

### 5　顕微鏡的多発動脈炎(microscopic polyangitis:mPA)

　腎障害や肺病変を認める場合，一般的な初期治療はプレドニゾロン60mg/dayとシクロフォスファミドの併用療法である．シクロフォスファミドの月1回パルスが，経口連日に比較して有効性は同等で副作用が少ない[24]．γ-グロブリン大量静注療法がシクロフォスファミド抵抗性mPAに有効なことがある．この治療法では治療開始後いったんP-ANCAが上昇し，その後低下してくる．

## 6 ◆ Behçet病

　一般的にベーチェット病の諸病態は，発作性，自然軽快の要素が強く，ステロイド使用の適応となるのは原則として中枢神経及び消化管病変を認めるときである．ステロイドの断続的使用や急速減量した場合にブドウ膜炎の眼発作を誘発するといわれているため，ブドウ膜炎がなければその他の病変でも症状が強い場合は，短期のステロイド使用(プレドニゾロン20mg 1週間前後投与やヒドロコーチゾンコハク酸Na塩500mg one shot)を考慮しても良い．ただし発症間もない男性例はブドウ膜炎を発症する可能性が高く使用を避ける．

　ベーチェット病研究班が提唱した治療指針を表4に示す．(平成6年度業績報告)

## 7 ◆ 成人Still病

　治療は発熱，関節痛の程度と合併症の有無により判断する．主な合併症としては以下のものがある．長期に炎症が持続するStill病ではアミロイドーシスを合併することがあり，腎障害，消化器症状，心不全が問題となる．発症後10年間で約30%の患者に合併するとの報告がある●[25]．従来小児のStill病に多いとされてきたDIC(disseminated intravascular coagulation)が成人でも少なからず見受けられる．DICと並んで重篤な合併症に血球貪食症候群(hemophagocytic syndrome)があり，炎症の激しい症例にみられる●[26]．胸膜炎，心外膜炎は比較的よく見られ，ステロイドが奏功する．

　Still病の多くの場合，ステロイドの投与が必要となる．NSAIDSで解熱しがたい場合や，合併症を認める場合，プレドニゾロン20〜60mg/day (分2〜3)で開始する．治療効果の判断は熱型で行う．平熱になるまで十分量を投与し，その後減量する方が再燃が少ない．減量は通常の膠原病の減量パターン(2週間で10%)よりも早く減量可能なことが多い．CRPが完全に陰性化するまで減量を待つ必要はない．NSAIDSの併用はステロイドの必要量を減らす可能性がある．

　メトトレキサート，サイクロフォスファミド，サイクロスポリン等の使用報告もあるが●[27〜29]，本来良性疾患であり，その使用は慎重にすべきである．維持療法としてはNSAIDS，ステロイド，DMARDの単独または複数を

## 2. その他の膠原病

**表4 ベーチェット病の治療指針**（ベーチェット病研究班業績報告より）

**治療の優先順位**

1. 生命の予後に影響する臓器病変
   - ●腸穿孔の恐れのある腸管ベーチェット　●血管ベーチェット　●神経ベーチェット
2. 著明な機能障害をもたらす病変
   - ●眼病変（特に網膜脈絡膜病変）　●中枢神経病変など
3. 機能障害を全く残さないか、あるいは軽度にとどまる病変
   - ●口腔粘膜潰瘍　●皮膚病変　●関節炎症状
   - ●消化器症状（腸穿孔など重症は除く）　●副睾丸炎など

**各論：諸症状の治療**

| | |
|---|---|
| 全般 | コルヒチン0.5〜1.5mg/day分1〜3．下痢に注意．妊娠希望時は男女とも使用不可．3カ月休薬後に妊娠可． |
| 眼病変 | 虹彩毛様体炎のみではステロイド点眼，網膜ブドウ膜炎を認める場合はコルヒチン(第一選択)，サイクロスポリン(第二選択) |
| 結節性紅斑 | NSAIDS |
| 皮下の血栓性静脈炎 | ワーファリン内服，軽症例ではNSAIDS |
| 関節痛 | NSAIDS 1〜2カ所のみならステロイド関節注 |
| 口内アフタ | ケナログ軟膏®またはアフタッチ®，セファランチン®6mg/day，温清飲6〜7.5g/day．重度の場合は短期のステロイド内服を考慮 |
| 陰部潰瘍 | リンデロンVG軟膏，清潔を保つ．局所処置で改善しない場合は短期ステロイド内服 |
| 皮膚潰瘍 | 難治化しやすいため入院の上，褥瘡と同様の処置を行う．PGE1 DIVも有効 |
| 副睾丸炎 | NSAIDS |
| 消化管病変 | 1. 外科的治療が必要とする場合<br>静脈栄養に切り替え，外科的手術を行う．手術創の過剰反応（再穿孔，再閉塞）を抑えるために，ステロイドのミニパルス療法が必要となることがある． |
| | 2. 内科的治療<br>ステロイドの漫然と長期にわたる使用は腸穿孔を促すため注意を要する．<br>急性期＊水溶性プレドニゾロン30mgDIV，4日間．絶食，輸液．<br>慢性期＊サラゾスールファピリン2〜4mg/day，胃には抗潰瘍剤，抗コリン剤 |
| 中枢神経病変 | 発症期，増悪期にはプレドニゾロン換算60〜100mg/day単独または免疫抑制剤と併用する．重症時にはステロイドパルスの療法を選択する．慎重に減量し，10〜15mg/dayを症状が安定し，髄液所見が正常化するまで継続する． |
| 血管病変 | 大血管の罹患を血管ベーチェットとよび，小血管炎はベーチェット病の基本病態である．動脈病変は血管外科手術の対象となる．静脈系病変は上，下大静脈の血栓性閉塞が多い．薬物療法は，静脈血栓形成防止が主であるが，活動期にはステロイドの投与も行われる． |
| | 1. 血液凝固阻止薬<br>ワーファリンを初日10〜15mg程度，以降漸減トロンボテスト20〜30%程度にコントロールする．ヘパリン，ウロキナーゼも用いられる |
| | 2. 抗血小板薬<br>ジピリダモール，アスピリン，プロスタグランジン製剤が用いられる． |

用いる．少量のステロイドでCRPが陰性化していれば，治療を中止する．再発の可能性はあるが，再発予防のためのステロイドの投与は原則として行わない．

## 8 ◆ Sjögren 症候群

　一般的に乾燥症状に対しては対症療法が主で，ステロイドを使用することはない．まれに唾液腺の疼痛腫脹を認めることがあり，感染症の合併が否定できれば中等量のステロイドを短期に使用すると効果がある．腺外症状の有無によってはステロイドの適応がある場合がある．Sjögren症候群に特異性の高いものとして間質性腎炎，尿細管アシドーシスがある．対症的に重曹，Ca剤，活性型ビタミンD剤を使用するが，少量プレドニンを用いることもある●30．

[猿井　宏／安田　圭吾]

### 参考文献

1● Iglehart IW 3d, et al : Intravenous pulsed steroids in rheumatoid arthritis : a comparative dose study. J Rheumatol 17(2) : 159-162, 1990
2● Braude AC, Rebuck AS : Prednisone and methylprednisolone disposition in the lung. Lancet 29 : 2(8357) : 995-997, 1983
3● Muir TE, Tazelaar HD, Colby TV, Myers JL : Organizing diffuse alveolar damage associated with progressive systemic sclerosis. Mayo Clin Proc 72(7) : 639-642, 1997
4● Steen VD, Blair S, Medsger TA Jr : The toxicity of D-penicillamine in systemic sclerosis. Ann Intern Med 104(5) : 699-670, 1986
5● Dau PC, Kahaleh MB, Sagebiel RW : Plasmapheresis and immunosuppressive drug therapy in scleroderma. Arthritis Rheum 24(9) : 1128-1136, 1981
6● Freundlich B, Jimenez SA, Steen VD : Treatment of systemic sclerosis with recombinant interferon-gamma. A phase I/II clinical trial. Arthritis Rheum 35(10) : 1134-1142, 1992
7● Helfrich DJ, Banner B, Steen VD, Medsger TA Jr : Normotensive renal failure in systemic sclerosis. Arthritis Rheum 32(9) : 1128-1134, 1989
8● Barnes BE, Mawr B : Dermatomyositis and malignancy. A review of the literature. Ann Intern Med 84(1) : 68-76, 1976
9● Matsubara S, Sawa Y, Takamori M, Yokoyama H, Kida H : Pulsed intravenous methylprednisolone combined with oral steroids as the initial treatment of inflammatory myopathies. J Neurol Neurosurg Psychiatry 57(8) : 1008, 1994
10● Koh ET, Seow A, Ong B, Ratnagopal P, Tjia H, Chng HH : Adult onset polymyositis/dermatomyositis : clinical and laboratory features and treatment response in 75 patients. Ann Rheum Dis 52(12) : 857-861, 1993
11● Kanayama Y, Shiota K, Horiguchi T, Kato N, Ohe A, Inoue T : Correlation between steroid myopathy and serum lactic dehydrogenase in systemic lupus erythematosus. Arch Intern Med 141(9) : 1176-1179, 1981

12● Dalakas MC, Illa I, Dambrosia JM : A controlled trial of high-dose intravenous immune globulin infusions as treatment for dermatomyositis. N Engl J Med 30:329(27):1993-2000,1993
13● Dwyer JM : Manipulating the immune system with immune globulin. N Engl J Med 9 : 326(2) : 107-116,1992
14● Joffe MM, Love LA, Leff RL, Fraser DD: Drug therapy of the idiopathic inflammatory myopathies: predictors of response to prednisone ,azathioprine, and methotrexate and a comparison of their efficacy. Am J Med 94(4) : 379-387,1993
15● Dalakas MC: Current treatment of the inflammatory myopathies. Curr Opin Rheumatol 6(6) : 595-601,1994
16● Spector JI, Zimbler H : Cyclophosphamide pneumonitis. N Engl J Med 22 : 307(4) : 251,1982
17● Marshall JB, Kretschmar JM, Gerhardt DC : Gastrointestinal manifestations of mixed connective tissue disease. Gastroenterology 98(5 Pt 1):1232-1238,1990
18● Ueda Y, Yamauchi Y, Makizumi K : Successful treatment of acute right cardiac failure due to pulmonary thromboembolism in mixed connective tissue disease. Jpn J Med 30(6) : 568-572,1991
19● Dahl M, Chalmers A, Wade J : Ten year survival of a patient with advanced pulmonary hypertension and mixed connective tissue disease treated with immunosuppressive therapy. J Rheumatol 19(11) : 1807-1809,1992
20● Kerr GS, Hallahan CW, Giordano JL : Takayasu arteritis. Ann Intern Med 1: 120(11) : 919-929,1994
21● Hoffman GS, Leavitt RY, Kerr GS : Treatment of glucocorticoid-resistant or relapsing Takayasu arteritis with methotrexate. Arthritis Rheum 37(4) : 578-582,1994
22● Huston KA, Hunder GG, Lie JT: Temporal arteritis : a 25-year epidemiologic, clinical, and pathologic study. Ann Intern Med 88(2) : 162-167,1978
23● Fort JG, Abruzzo JL : Reversal of progressive necrotizing vasculitis with intravenous pulse cyclophosphamide and methylprednisolone. Arthritis Rheum 31(9) : 1194-1198,1988
24● Haubitz M, Schellong S, Gobel U : Intravenous pulse administration of cyclophosphamide versus daily oral treatment in patients with antineutrophil cytoplasmic antibody-associated vasculitis and renal involvement : a prospective, randomized study. Arthritis Rheum 41(10) : 1835-1844,1998
25● Cabane J, Michon A, Ziza JM : Comparison of long term evolution of adult onset and juvenile onset Still's disease, both followed up for more than 10 years. Ann Rheum Dis 49(5) : 283-285,1990
26● Coffernils M, Soupart A, Pradier O : Hyperferritinemia in adult onset Still's disease and the hemophagocytic syndrome. J Rheumatol 19(9) : 1425-1427,1992
27● Shaikov AV, Maximov AA, Speransky AI : Repetitive use of pulse therapy with methylprednisolone and cyclophosphamide in addition to oral metho trexate in children with systemic juvenile rheumatoid arthritis preliminary results of a longterm study. J Rheumatol 19(4) : 612-616,1992
28● Shojania K, Chalmers A, Rangno K : Cyclosporin A in the treatment of adult Still's disease. J Rheumatol 22(7) : 1391-1392,1995
29● Marchesoni A, Ceravolo GP, Battafarano N, Cyclosporin A in the treatment of adult onset Still's disease. J Rheumatol 24(8):1582-1587,1997
30● el-Mallakh RS, Bryan RK, Masi AT : Long-term low-dose glucocorticoid therapy associated with remission of overt renal tubular acidosis in Sjögren's syndrome. Am J Med 79(4) : 509-514,1985

# V. 主な内科疾患におけるステロイド療法

## ③ 血液疾患

### はじめに

　血液疾患領域において，ステロイドは頻繁に使用される．ステロイドが血液疾患に使用される場合は，ステロイドの持つ免疫抑制作用，抗腫瘍作用などが期待されることが多い．疾患別に分類すると，

①第一選択薬にステロイドが中心として用いられる疾患，

②ステロイド以外にも治療法があるが，ステロイドが単剤あるいは併用薬として用いられる疾患，

③多剤併用化学療法の一つとしてステロイドが用いられる疾患，

④作用機序・有効性は不明であるが時にステロイドが用いられる疾患

などがある．

①に属する疾患としては，特発性血小板減少性紫斑病(ITP)，自己免疫性溶血性貧血(AIHA)など，

②に属する疾患としては，再生不良性貧血，赤芽球癆，血球貪食症候群など，

③に属する疾患としては，主としてリンパ系悪性腫瘍(リンパ性白血病，悪性リンパ腫，多発性骨髄腫など)，一部の骨髄性白血病，

④に属する疾患としては，血栓性血小板減少性紫斑病(TTP)，発作性夜間血色素尿症(PNH)などがある．

　その他，疾患というよりも合併症として位置づけられる病態であるが，急性前骨髄球性白血病(APL)の治療(分化誘導療法)に用いられるレチノイド投与後にしばしば遭遇するレチノイド症候群，血液悪性腫瘍にシタラビン(Ara-C)が投与された際に時に経験するAra-C症候群などもステロイドの適応になり得る．また，B型あるいはC型肝炎の患者またはキャリアー(保菌者)において，上記のステロイド投与が必要となる疾患を罹患した際には，ステロイド投与は慎重に行うべきであり，配慮が必要である．本項では，これらの疾患や病態に対するステロイドの作用機序，投与法などについて概説する．

# 1 ステロイドが治療の中心となる血液疾患

## 1◆特発性血小板減少性紫斑病(idiopathic thrombocytopenic purpura:ITP)

　ITPは急性型と慢性型に大別されるが，前者は基本的には無治療で自然に軽快することが多く，治療対象は主として後者となる．血小板に対する抗体産生の抑制，血小板貪食部位の除去，貪食細胞の機能抑制などを目的としてステロイドが使用される．一般的には慢性ITPの場合，血小板2～3万/μl以下で，出血症状を認める場合に治療を開始する．すなわち，血小板1万/μlレベルであったとしても，その値が安定していて出血症状もなければ必ずしも治療の適応とはならない．副作用のため日常生活に支障が生じないようにすることも大切であり，仮に治療で寛解が得られなくとも無理してステロイドを多量かつ長期に投与することは慎まねばならない．副作用の出現しない最低の薬剤量を決定することが治療目標となる．この目標に到達しない場合には，他の治療に変更することになる．

　具体的なステロイドの使用法は，厚生省特定疾患特発性造血障害調査研究班の治療プロトコールに準拠することが推奨されよう(図1)．出血症状を伴う症例が対象となるが，通常プレドニゾロン1mg/kgで開始し，4週間用いる．

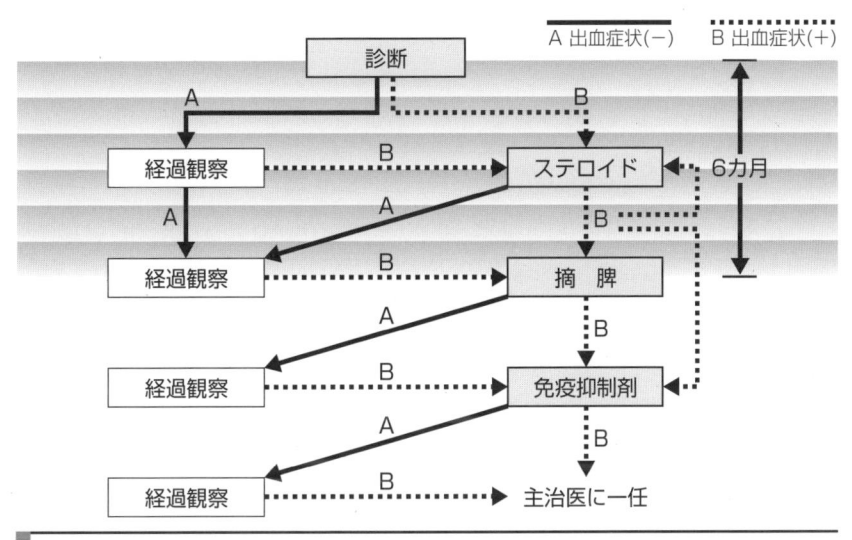

図1　ITPの治療プロトコール

その後，1〜2週間毎に5〜10mgずつ漸減し，8〜12週間かけて維持量の5〜10mgとする．本療法により約80%の症例では程度に差はあるものの血小板数の増加が認められ，約50%の症例では血小板が10万/μl以上になる．初診時の出血症状が強く早期に血小板増加効果を得たい場合には，メチルプレドニゾロン大量(20mg/kg)療法を3日間施行し，その後漸減するという方法を試みることがある．実際に血小板増加は早期に認められるが，長期的には通常量と大量療法で差はないとされる．また，ステロイド投与により血小板数の増加が得られなくとも出血症状の改善をみることが時に経験される．これは，ステロイドによる血管補強効果によると考えられる．ステロイドが無効であったり，副作用などにより投与困難な場合には，摘脾が選ばれる．摘脾までの期間は緊急を要さない場合は少なくとも診断から6カ月を経過した後とされている．摘脾後に摘脾の効果を高める目的でプレドニゾロン10mg/day程度を用いることがある．なお，ステロイドや摘脾などの通常の治療法に反応しない症例は難治性ITPとして位置づけられ，ビンクアルカロイド緩速点滴静注療法，ダナゾール療法，シクロスポリンA療法，アスコルビン酸大量療法，インターフェロンα療法などが報告されているが，その効果は十分に確立されているとは言い難い．

妊娠中にITPと診断されることも少なくない．一般に血小板5万/μl以上あればそのまま妊娠の継続が可能であるが，出血症状が強ければ中絶を勧める．児を希望する場合には，十分な説明のもと妊娠を継続する．妊娠，分娩時の管理にはステロイドが基本となるが，分娩時に血小板数が低いことが予想される場合は，計画的に免疫グロブリン大量療法を行う．また，ダナゾール療法は禁忌である．いずれにせよ内科医と産婦人科医との十分な連携による管理が重要であろう．

## 2◆自己免疫性溶血性貧血 (autoimmune hemolytic anemia: AIHA)

AIHAは，赤血球膜抗原に対する自己抗体が産生され，抗原抗体反応によって溶血が生じ，貧血を来す疾患である．温式抗体によるものと冷式抗体によるものとに二大別されるが，ステロイド治療は主に温式抗体による場合が適応となる．冷式抗体による場合は，基礎疾患の治療と保温に加えて時にステロイドも使用されるがその効果は一定していない．温式抗体によるAIHAの治療には，ステロイド，摘脾，その他の免疫抑制療法が選ばれ得るが，

```
         発症 → 診断
                ├─ 無治療経過観察
                └─ ステロイド単独投与
                        │
                   プレドニゾロン 1～2mg/kg/day(4週間) ←──┐
                        │                                    │
              ┌─────────┼─────────┐                         │
           効果なし              効果あり                     │
              │                    │                         │
    メチルプレドニゾロン 大量療法   減量                      │
              │                    │                         │
           効果なし              維持量 ──再燃──────────────┘
              │                    │
       免疫抑制療法 摘脾           中止
```

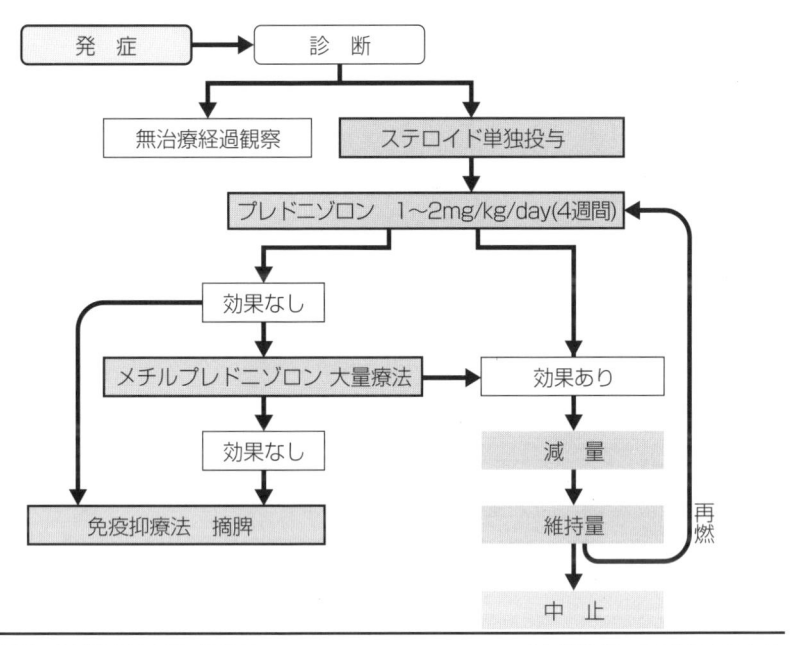

■ 図2　温式AIHAの治療計画　　　　　　　　　　　（小峰光博，1990[1]を改変）

ステロイド単独治療が第一選択である．AIHAに対するステロイドの作用機序は，T細胞の抑制とB細胞による自己抗体産生の抑制，抗体と赤血球膜結合親和性の低下，貪食細胞の機能，特にIgGのFcレセプターやC3レセプターと赤血球との相互作用の抑制が考えられる．

ステロイドの具体的投与法に関しては，寛解導入療法としてプレドニゾロン換算 1～2 mg/kg/day程度を連日経口投与する．まず，4週間投与し，反応の程度に応じて適宜期間を延長する．効果判定の目安は，ヘモグロビンの上昇と網赤血球数の低下である．治療抵抗例ではメチルプレドニゾロン大量療法(1g, 点滴静注，3日間)を試みる．効果が得られたら維持療法へ移行するが，まず1ヵ月間は，2週間で20～30％程度，以後は2週間で5mg程度のペースで減量する．10～15mg/dayの初期維持量に入った後は，さらにゆっくり減量し，3～5mg/dayで維持する．この状態で数ヵ月以上貧血の増悪もなく，またクームズ試験も陰性が持続すればステロイドを中止する．減量過程で再燃傾向を認めた場合は，直ちに0.5～1mg/kg/day程度に増量し再寛解導入を試みる．ステロイド抵抗性症例や増悪を繰り返す症例，副作用のためステロイド投与の継続ができない症例では，摘脾あるいは免疫抑制療法に変更する．免疫抑制療法では，シクロホスファミド，アザチオプリン，シクロスポリンAなどが選ばれる．以上のまとめを図2に示す[1]．

## 2 ○ステロイド以外にも治療法はあるが
## ステロイドが単剤あるいは併用薬として用いられる疾患

### 1 ◆再生不良性貧血 (aplastic anemia : AA)

　AAは，骨髄の低形成と汎血球減少症を主徴とする症候群である．特発性のものの多くは，自己のTリンパ球による造血幹細胞の障害に基づくとされている．治療方針は，重症度によって異なる．若年の重症例でHLA一致ドナーが得られる場合には同種造血幹細胞移植術が第1選択となる．中等症の症例と移植が施行できない症例では，免疫抑制療法が選ばれる．免疫抑制療法としては，メチルプレドニゾロン大量療法，シクロスポリンA療法，抗胸腺グロブリン(ATG)／抗リンパ球グロブリン(ALG)が選択される．以前は，ATG／ALGが使用しにくかったため第1選択としてメチルプレドニゾロン大量療法がまず行われていたが，最近では，ATGとシクロスポリンA療法などの併用療法による良好な成績が報告されてきており，本邦でもATGとシクロスポリンAを中心とした治療に移行しつつある．好中球減少が顕著な症例では，これら免疫抑制療法に顆粒球コロニー刺激因子(G-CSF)が併用される．なお，ATG／ALGを使用する場合には，アナフィラキシーショックや血清病を予防するために2～3週間程度メチルプレドニゾロン5mg/kg程度が使用される．また，AAの安定期の維持療法として蛋白同化ホルモンや男性ホルモンに加えてプレドニゾロン0.2～0.5mg/kgを投与すると良好な経過が得られることがある．

### 2 ◆赤芽球癆 (pure red cell aplasia : PRCA)

　PRCAは赤血球系だけの産生低下に基づく貧血である．再生不良性貧血とは異なり，白血球や血小板は正常である．赤芽球系の幹細胞や前駆細胞の選択抑制によるものと考えられるが，多くは何らかの免疫学的機序が関与するとされている．治療は，免疫抑制剤が用いられ，ステロイドは最も頻用され得る．通常プレドニゾロン1mg/kg程度で開始し，効果がみられるまで約2週間程度投与し，その後漸減し，維持量を続ける．

厚生省の調査結果によると，約60％の有効率が得られる．胸腺腫を伴うPRCAでは，胸腺摘出を施行する．胸腺摘出の効果は高いとは言えないが，その後のステロイドの効果が高まることがある．無効の場合，メチルプレドニゾロン大量療法，シクロスポリンA療法，ATG/ALGも試みられる．特にシクロスポリンA療法は有効率が高く注目されている．また，顆粒リンパ球増多症(GLPD)のT細胞型の症例にPRCAを合併することがあり，その場合はPRCAの原因と考えられる顆粒リンパ球を量的あるいは機能的に抑制すると良い．シクロホスファミド50～100mg連日経口投与を行い，リンパ球数をコントロールする．ヒトパルボウイルスB19感染による急性型PRCAでは，輸血などの対症療法で経過を観察する．

## 3◆血球貪食症候群（hemophagocytic syndrome：HPS）

HPSは，全身性の組織球の増殖を特徴とする疾患であり，何らかの基礎疾患に伴って発症する場合(二次性あるいは反応性)と，家族性に発症する場合がある．成人領域では，感染症(特にウイルス感染)に伴って発症するものと悪性腫瘍に伴って発症するものがある．悪性腫瘍では，悪性リンパ腫の頻度が高い．ウイルス感染に伴うHPSは，virus-associated hemophagocytic syndrome(VHAS)，悪性リンパ腫に伴うHPSは，lymphoma-associated hemophagocytic syndrome(LHAS)と呼ばれる．これら反応性のHPSの臨床症状は一般に激烈で，発熱，肝脾腫，凝固異常(DIC)の頻度が高く，検査所見では，汎血球減少，高LDH血症，高サイトカイン血症，高フェリチン血症などが特徴的である．

治療は，LHASであれば基礎疾患のリンパ腫の治療が必要であるが，HPSの場合，LHASであれVHASであれ，ステロイドを中心とした免疫抑制療法が必要となることが多い．活動期HPSでは，メチルプレドニゾロン大量療(1g×3日)が用いられるが，減量過程でHPSが再燃することも多く注意を要する．ステロイドだけではコントロールが困難な時は，シクロスポリンAなどの他の免疫抑制療法を試みたり，悪性疾患でなくともエトポシド(VP-16)などの投与を考慮しなければならない．重要なことは，HPSを疑った場合は，治療のタイミングを逸することがないように早期診断・早期治療を心がけねばならないということである．

## 3 多剤併用化学療法の一つとしてステロイドが用いられる疾患

　ステロイドはリンパ系腫瘍に対して殺細胞的に作用し，多くのリンパ系悪性腫瘍の治療法の中にステロイドは組み込まれている．その作用機序は，細胞の核内ステロイドレセプターを介し，エンドヌクレアーゼを活性化し，アポトーシスを誘導することによるとされる．一方，骨髄球系細胞に対してはアポトーシスを抑制するとされる．以前は，急性骨髄性白血病の標準的な治療の中にステロイドが組み込まれていたが，必ずしも抗腫瘍効果という意味では効果的ではないとする報告もあり，最近ではステロイドを含まないレジメンが多い．しかし，後述するようにシタラビンを用いる際には，その副作用やシタラビン症候群を予防するためにステロイドも使用される．いずれにせよ造血器悪性腫瘍では，疾患そのものによる免疫不全状態に加えてステロイドによる免疫抑制が加わることになるので，日和見感染には十分に注意する必要がある．以下に各種疾患に対するステロイドの使用法を簡単に述べるが，具体的な投与法や詳細はそれぞれの疾患に対する専門書を参照して頂きたい．

### 1 ◆ ホジキン病 (Hodgkin's disease : HD)

　HDの治療で化学療法を用いる場合は，以前はステロイドを含んだMOPP療法が標準的であったが，その後ステロイドを含まないABVD療法が開発された．MOPP療法，ABVD療法，MOPP/ABVD交代療法の比較試験がなされた結果，ABVD療法，MOPP/ABVD交代療法がMOPP療法より寛解率，無病生存期間において優れ，またアルキル化剤を含むMOPP療法はアルキル化剤を含まない治療法に比して二次性発癌などの副作用が多いとされた[2]．従って，HDの治療としてABVD療法が最も妥当と考えられ，そういった意味では，HDへのステロイドの適応は少なくなってきたと思われる．しかし，ABVD療法を施行しにくい高齢者HDでは，現在でもMOPP療法が採用されることが少なくなく，またMOPP/ABVD交代療法も用いられる．

## 2◆非ホジキンリンパ腫(non-Hodgkin's lymphoma:NHL)

NHLの治療は，その組織学的悪性度や進行度に応じて異なるが，中等度悪性NHLの化学療法として代表的なレジメンは第一世代のCHOP療法である．第二世代，第三世代の多剤併用療法も多く試みられたが，生存期間など成績に差はなく，副作用，経済性などよりCHOP療法が最も妥当とされた●3．CHOP療法の原法では，1コースあたりプレドニゾロン100 mg/body が5日間用いられるが，年齢や患者の状態によって減量される．通常5日間のみの投与が行われ漸減などの配慮は不要とされるが，肝障害の合併などによっては適宜緩徐に漸減するなどの注意が必要である．

## 3◆多発性骨髄腫(multiple myeloma:MM)

孤立性MMや髄外性形質細胞腫では，放射線照射や外科的切除が選ばれることもあるが，典型的なMMでは化学療法が選ばれる．MM細胞は，ステロイドレセプターを有し，ステロイドの効果は用量依存性であるとされる．多種のレジメンがあるが，MP療法(メルファラン，プレドニゾロン)が最も標準的である．MP療法には，大量間欠療法と少量維持療法がある．最も頻用されるMP大量間欠療法では，メルファラン8〜10mg/day，プレドニゾロン40〜60mg/day，それぞれ経口で4日間投与され，通常1カ月に一度程度施行される．但し，メルファランのようなアルキル化剤を漫然と数年にわたり投与し続けることは，二次性発癌も問題となり注意を要する●4．MP療法抵抗性のMMには，デキサメサゾン大量を含んだVAD療法などが選択されることもある．また，MMでは，骨病変に伴う脊髄圧迫症状や高カルシウム血症を呈することがあり，これらに対してもステロイドが使用される．脊髄圧迫症状には，しばしばメチルプレドニゾロン大量療法が用いられる．高カルシウム血症には，十分な輸液，ビスホスフォネート剤，カルシトニンなどとともにプレドニゾロン30〜50mgが用いられる．

## 4◆急性リンパ性白血病(acute lymphoblastic leukemia:ALL)

ALLの治療の中心はVP(ビンクリスチン，プレドニゾロン)療法である．多くのプロトコールでは，プレドニゾロン40〜100 mg/m$^2$連日投与および

ビンクリスチン1.4mg/m²/週に加えてアドリアマイシン,シクロフォスファミド,L-アスパラギナーゼなどが組み合わされる.なお,VP療法は,慢性骨髄性白血病のリンパ芽球性急性転化の際にも有効である.

## 5◆慢性リンパ性白血病（chronic lymphocytic leukemia：CLL）

CLLの多くはB細胞性のB-CLLで,高齢者に多い.その進行は緩徐であるが,根治は困難であり,多くは感染症や出血で死亡する.病初期は経過観察のみで対応するが,貧血,血小板減少,肝脾腫やリンパ節腫脹が進行した際には治療を開始する.本邦では,シクロフォスファミド50～100mg/day連日経口投与に加えてプレドニゾロン40～60mg/dayが用いられる.症状の改善をみながら適宜漸減し,5～10mg程度を維持量とする.CLLには,しばしば自己免疫疾患や溶血性貧血を合併することがあり,その場合もステロイドが使用される.

# 4 作用機序・有効性は不明であるが時にステロイドが用いられる疾患

## 1◆発作性夜間ヘモグロビン尿症（paroxysmal nocturnal hemoglobinuria：PNH）

慢性期の治療に関して重要なことは,貧血が比較的軽度であれば直ちに輸血に頼るのは避けるということである.中等度以上の貧血に対しては,薬物療法が考慮されるが,アンドロゲンまたはプレドニゾロンが用いられる.プレドニゾロンは30 mg/dayより開始し,5 mg程度を維持量とする.貧血の原因に鉄欠乏が関与することも少なくなく,その場合は鉄剤の経口投与も追加する.AA-PNH症候群で骨髄低形成の場合には,出血傾向も加わり,血小板輸血が必要となることもある.急性期溶血発作時には,デキストラン液やプレドニゾロンの点滴,抗補体剤の点滴が用いられる.血栓症には,ヘパリン,ワーファリン,ウロキナーゼ,デキストランなどが,肉眼的ヘモグロビン尿症に対しては,腎機能障害の発生を予防するためにハプトグロビンの点滴が用いられる.重症の貧血に対しては輸血を行わざる得ないが,その場合は洗浄赤血球(白血球除去)を用いる.洗浄赤血球の輸血はPNH赤血球の産生と存在比率を低下させるので効果的である.

## 2◆血栓性血小板減少性紫斑病
（thrombotic thrombocytopenic purpura : TTP）

　　TTPでは，血漿交換が治療の中心となるが，薬物療法では，抗血小板療法，γグロブリン大量療法，ビンクリスチン，ステロイドが用いられる．ステロイドの有効性に関しては不明な点が多いが，プレドニゾロン1mg/kgまたはメチルプレドニゾロン大量療法が用いられる．実際のTTPの治療には，上記のいくつかが併用される．

# 5　その他，ステロイドがしばしば必要となる病態

## 1◆レチノイド症候群

　　レチノイド症候群は，急性前骨髄球性白血病（acute promyelocytic leukemia: APL）の分化誘導療法としてレチノイド（主としてall-trans retinoic acid : ATRA）が投与された時に生じる特殊な病態である[5]．本来は，インターロイキン2投与時のcapillary leak syndrome，又は成人呼吸急迫症候群（adult respiratory distress syndrome: ARDS）様の病態を呈するとされていたが，発熱や腎不全が主な症候となる場合も少なくないようである．レチノイド投与後にAPL細胞が分化し，白血球が増加する時期に生じやすいと考えられてきたが，白血球が比較的低値でも生じ得る．現在のAPLの治療にはATRAが標準的に用いられるが，治療前の白血球数が多い場合あるいは治療中に白血球数が急増する場合はレチノイド症候群を発症する以前に化学療法（ダウノマイシンなど）が併用される[6]．そしてレチノイド症候群の兆候が見られた際には，ステロイドが選択される．ステロイドは，レチノイド症候群の病態の主役をなすと考えられるサイトカインを抑制するとともに，ARDSの治療の意味でも用いられる．最近のAPLの治療プロトコールでは，デキサメサゾンが用いられることが多いようであるが，メチルプレドニゾロン大量療法（1g×3日）でも有効である．レチノイド症候群は完成してしまうと致死率が高いため，予防，早期発見，早期治療が重要である．ATRAの導入によりAPLの寛解導入は他の急性白血病に比べれば容易になったが，ATRA使用時には常にレチノイド症候群を留意しなければならない．

## 2◆シタラビン症候群 (cytarabine [Ara-C] syndrome)

　Ara-Cは，急性白血病を中心に血液悪性腫瘍の治療には主役となる抗癌剤であるが，Ara-C投与に伴い，発熱，発疹，結膜炎，心外膜炎などを生じる[7]．シタラビン症候群は，当初はAra-C大量療法の際に認められると考えられてきたが，低容量でも生じる．Ara-Cによる何らかのアレルギーと思われる．本邦においてしばしばAra-Cの代わりに用いられるエノシタビン (enocitabine, behenoyl Ara-C[BHAC])投与でも生じることがある．シタラビン症候群の認識度は比較的低いためその治療法も確立されているとは言い難いが，通常量のステロイド（プレドニゾロン）が有効であり，またAra-C症候群の既往のある患者では，Ara-C投与に先立ちステロイド前投与をするのも有効である．また，我々は，低容量のAra-C投与後に重篤な心外膜炎を発症した急性骨髄性白血病症例に対して，感染症を否定した上でメチルプレドニゾロン大量療法（1g×3日）を行ったところ，著効を得たことがある[8]．重症度に応じて適切な対応をすることが重要であろう．

## 3◆化学療法による悪心・嘔吐

　化学療法時に有効とされる制吐剤には，ベンザミド類，ベンゾジアゼピン類，セロトニン受容体拮抗剤，ステロイドがある．一般的には，セロトニン受容体拮抗剤の有効性が最も高い．ステロイドの制吐作用の機序は不明であるが，プロスタグランディンの産生阻害がひとつの要因とも考えられている．化学療法時には免疫能低下という問題があるため，ステロイドを用いる場合には大量を短期間のみ使用する．

## 6○肝炎患者あるいはキャリアーにおけるステロイドの投与について

　B型あるいはC型肝炎キャリアーにおける血液疾患症例に対してステロイドを含む治療を行うと肝障害の出現あるいは肝炎の悪化をきたすことがある．特にB型肝炎キャリアーでは劇症肝炎に陥ることがあるので一層の注意が必要である．治療上ステロイド投与が必要な場合には，肝機能やウイルス量

の推移をみながらステロイド投与後の減量を慎重に行うとともに，最近ではインターフェロンやラミブジンの投与も行われる．インターフェロンでは発熱などの副作用があり，血液悪性腫瘍治療後の感染症に伴う発熱との鑑別も難しいこともあり，また注射という患者への負担を考慮するとラミブジン経口投与の方が使用しやすいかもしれない．いずれにせよその効果に関しては不明な点が多く，今後の症例の蓄積が待たれる．

　以上，血液疾患におけるステロイドの使用法を概説したが，実際の血液疾患の診療においてはステロイドはその治療法の一つに過ぎない．しかし，治療上，極めて重要な意義を有する場合も多いのも確かである．一般に血液疾患では免疫不全状態を伴うことも多いため，ステロイドの特性，副作用を十分に理解し，使用しなければならない．

[鶴見　寿／森脇　久隆]

### 参考文献

1. 小峰光博：免疫性溶血性貧血の診断と治療．日内会誌 79：632，1990
2. Canellos GP, et al : Chemotherapy of advanced Hodgkin's disease with MOPP, ABVD, or MOPP alternating with ABVD. N Engl J Med 327: 1478, 1992
3. Fisher RI, et al : Comparison of a standard regimen (CHOP) with three intensive chemotherapy regimens for advanced non-Hodgkin's lymphoma. N Engl J Med 328: 1002, 1993
4. Greene MH, et al : Acute nonlymphocytic leukemia after therapy with alkylating agents for ovarian cancer. N Engl J Med 307: 1416, 1982
5. Frankel SR, et al : The retinoic acid syndrome in acute promyelocytic leukemia. Ann Intern Med 117: 292, 1992
6. Kanamura A, et al : All-trans retinoic acid for the treatment of newly diagnosed acute promyelocytic leukemia. Blood 85: 1202, 1995
7. Castleberry RP, et al : The cytosine arabinoside syndrome. Med Pediatri Oncol 9: 257, 1981
8. 山田俊樹，ほか：シタラビン誘発心外膜炎．臨床血液 39：1115，1998

# V. 主な内科疾患におけるステロイド療法

## ④ 腎疾患

　1950年Luetscherらにより，小児ネフローゼ患者に対する糖質ステロイド療法の導入以来，今日まで糖質ステロイドは，腎疾患特に腎炎，ネフローゼ症候群に対する薬物治療の基礎薬剤と位置づけられている．

　腎疾患に対するステロイド療法は，その免疫抑制作用と抗炎症作用を根拠に使用されている．原発性糸球体疾患は，何らかの免疫学的異常による炎症性病変であるため，その多くはステロイド剤の適応となる．一方，続発性糸球体疾患は膠原病などの炎症性病変だけでなく，糖尿病やアミロイドーシスなどの変性性病変，妊娠中毒症や溶血性尿毒症症候群などの凝固異常を含むため，ステロイド療法に関してはその適応を十分に考慮する必要がある．

　以下にステロイド療法の適応症の選択と治療スケジュール(使用薬剤，投与量，投与方法，投与期間，効果判定など)，使用注意点などにつき概説する．

### 適応症

　ステロイド治療の適応となる腎疾患は，原発性ネフローゼ症候群の各病型(微小変化群，膜性腎症，膜性増殖性糸球体腎炎，巣状糸球体硬化症)，急速進行性糸球体腎炎，IgA腎症，膠原病性腎障害(ループス腎炎，Goodpasture症候群，Wegener肉芽腫症，結節性動脈周囲炎，ANCA関連腎炎)，一部の間質性腎炎，多発性骨髄腫による腎障害，クリオグロブリン血症に伴う腎障害などである．

### 使用薬剤

　これらの疾患で用いられる糖質ステロイド剤は，主にプレドニゾロンとメチルプレドニゾロンである．

## 1◆ 連日投与法 微小変化型ネフローゼ症候群
(minimal change nephrotic syndome : MCNS)成人

　小児の一次性ネフローゼ症候群の約70％程度を占めるが，成人では約40％で，膜性腎症がこれに次ぐ．一方難治性ネフローゼ症候群(6ヵ月以上の種々の治療によっても血清蛋白の正常化と臨床症状の消失を認めないもの)においては，小児は巣状糸球体硬化症，成人では膜性腎症によるものが多く，微小変化群は小児で20％，成人で10％程度である●[1]．MCNSにおいては，組織学的にほとんど変化のない糸球体から大量の蛋白尿が出現する．その機序は，T細胞由来の塩基性のサイトカインが糸球体基底膜のcharge barrierを障害し，蛋白透過性亢進をきたす．蛋白尿は高度であるが，尿蛋白の選択性は高い(尿蛋白の主体はアルブミンであり，IgGなど分子量の大きい蛋白の排泄は少ない)．一般にステロイド剤によく反応するが，ステロイド反応性が悪い場合には，他の糸球体疾患，特に巣状糸球体硬化症を考慮する必要がある．

　治療の基本はステロイド剤である．初期量として，プレドニゾロン30～40mg/日，分3または分2で4週間連続使用，必要により6～8週間まで延長する．ステロイド剤の漸減は，尿蛋白の陰性を確認しながら通常2週間の間隔で5～10mg減量していく．また症状をみて，朝に多く夕に少ない1日2回投与から1日1回投与に移行する．原則20mg/日以下となれば外来治療も可能である．ステロイド剤の維持量は5～10mg/日とし，維持量を1年半から2年間続ける．再発や再燃時には，状況により初期量まで増量して対処する．ステロイド剤により成人MCNS症例の約75％に完全寛解が得られている●[1]．

　早期の寛解導入を要する場合やステロイド剤内服療法で十分効果の得られない場合には，ステロイドパルス療法を行う．通常メチルプレドニゾロン1,000mg/日，3日間連続点滴静注を1クールとし，病態により1～2週間毎に繰り返す．また副作用が懸念される症例については，メチルプレドニゾロン500mg/日に減量する．ステロイドパルス療法に伴って血液凝固が亢進するため，ヘパリン療法を併用するのが望ましい．ヘパリン10,000～20,000単位/日の24時間投与を併用する．血栓傾向が強い場合には，ヘパリン療法に引き続きワーファリン療法を行う．ワーファリンは2～5mgを経口投与し，トロンボテストが20～30％となるよう投与量を調節する．また抗血小板薬を，尿蛋白抑制効果を期待して使用する．

ステロイド剤に抵抗性を示す症例やステロイド依存性，頻回再発例，ステロイド剤の副作用により継続投与が困難な症例に対しては，免疫抑制剤をステロイド剤に併用する．免疫抑制剤として，サイクロホスファミド(cyclophosphamide, エンドキサン®)とサイクロスポリン(Cyclospolin A, サンディミュン®)が汎用される．サイクロホスファミドは通常50〜100mg/日を4〜8週連日投与するが，パルス療法(サイクロホスファミド500〜1,000mgを4週毎に投与)も報告されている．サイクロスポリンは3〜5mg/kg/日を6ヵ月間投与する●1．

## 2 ◆ 膜性腎症(membranous nephropathy : MN)

MNは，臨床的には蛋白尿を主徴とし，その70〜85%がネフローゼ症候群を呈し，残りは無症候性蛋白尿を示すにとどまる．タンパク透過選択性は低く，軽微な血尿を30%程度に認めるが，赤血球円柱はほとんど認めない．膜性腎症の約30%は何らかの基礎疾患を有する二次性膜性腎症(表1)であるが，抗原物質不明の特発性膜性腎症が臨床的には圧倒的に多い．本邦ではHLA-DR2，MT1，欧米ではHLA-DR3，D8との関連が指摘されている．

MNの病態は免疫複合体型腎炎である．本症は免疫複合体沈着物(IC)が上皮下に沈着することにより発症する(I期)．これに接する足突起は著しく癒合し，高度の蛋白尿が出現する．ついで，このICを埋め込むように糸球体基底膜(GBM)が増生するため，GBMはび漫性に著しく肥厚

### 表1 膜性腎症の病因別分類

| 1. 原発性 | 2. 続発性 | |
| --- | --- | --- |
| | a●感染症 | B型肝炎，梅毒，らい，日本住血性吸虫症，マラリア，フィラリア，溶連菌感染など |
| | b●腫瘍 | 癌(肺，大腸，胃，卵巣，子宮，腎，膀胱，前立腺，喉頭)，リンパ腫，白血病，褐色細胞腫，黒色腫，神経鞘腫など |
| | c●薬物 | 金，水銀，ブシラミン，カプトプリル，プロベシネド，リチウム，NSAIDなど |
| | d●全身性疾患 | SLE, MCTD, RA, シェーグレン症候群，PSS, 皮膚筋炎，サルコイドーシス，橋本病，側頭動脈炎，クローン病，水痘性類天疱瘡，原発性胆汁性肝硬変など |
| | e●その他 | 移植腎におけるde novo腎炎に伴うもの |

する(II期)．しかしICが完全にGBM内に取り込まれると増生は停止し，上皮側に正常なGBMが新生されるようになる(III期)．癒合していた足突起は解離し，尿蛋白は減少する．この時期には，一旦肥厚したGBMは厚さを減じる．一方，ICの上皮側に新生されつつあったGBMは通常の厚さに達し，古いGBMに置き換わる(IV期)．この時点で係蹄壁病変の修復は完了するが，この間に約6ヵ月以上を要する．疾患活動性が持続する場合には，修復中の係蹄壁の上皮側にさらにI期の病変が重なって生じるため，GBMは一層肥厚し，ネフローゼ症状が持続する．すなわち新旧の病変が混在している症例は，活動性が持続していることを意味しており，積極的な治療が必要である．一方，本症の約20％に自然寛解を示す例がみられる．

本症の治療にはステロイド剤や免疫抑制剤が使用されるが，その評価については本邦でも国際的にもまだ統一的な見解がない．本症へのステロイド投与の適応は慎重を要するが，高度の蛋白尿を示す例は予後不良であり，浮腫，低蛋白血症，高コレステロール血症が顕著な場合には，適応となる．

①尿蛋白3.5g/日以上でネフローゼ症状を伴っている場合：ステロイド剤を使用し，寛解傾向がみられない場合には，免疫抑制剤の併用を考える．
②1.0〜3.5g/日の場合：①に準じた治療または月1〜2回の慎重な経過観察
③1.0g/日の場合：1〜2ヵ月に1回の経過観察，

が目安である．高血圧，高脂血症，凝固能亢進状態の治療もあわせて行い，二次性膜性腎症の場合には，基礎疾患の治療が重要である．

初期投与量として，プレドニゾロン40mg/日を朝1回，8週間投与する．以後は2週間隔で10mgずつ減量し，20mg/日となった時点で全身浮腫状態に全く改善がみられなければ，サイクロホスファミド(エンドキサン®1T＝50mg) 100mg，朝夕分2を2〜4週間併用して使用する．最終的にはプレドニゾロンを10〜15mg/日まで減量する．治療目標は1日尿蛋白量1.0g以下である．尿蛋白に引きずられてのステロイドの長期大量投与は避けなければならない．MNの約1/3の症例にステロイド剤は有効である．

## 3 ◆ 巣状糸球体硬化症(focal glomerular sclerosis：FGS)

巣状(focal)とは80％未満の糸球体に病変が存在する場合を意味し，また糸球体の一部分にしか病変が存在しないものを分節性(segmental)と表現している．巣状糸球体硬化症は巣状分節性硬化病変が特徴的であり，巣状分節状糸球体硬化症(focal segmental glomerulosclerosis：FSGS)とも呼ばれる．原因不明な一次性と，明らかな原因を有するもの，あるいは他臓器疾患を合併している二次性に分類される．

FGSの約80％はネフローゼ症候群で発症する．高度蛋白尿，著明な高脂血症を認め，一般的に顕微鏡的血尿を認める．血清IgEが上昇していることが多く，アレルギー疾患(鼻炎，結膜炎，皮膚炎，食物など)を有することが多い．

FGSは従来ステロイド抵抗性として知られており，これまでステロイド治療による寛解導入率は約20％であった．しかし早期治療，免疫抑制剤やステロイドパルス療法の併用により，最近では40％以上の症例で寛解が得られるようになった●[2]．またLDL-apheresisの有効性も報告されており●[3]，保険適応にもなっている．

FGSのステロイド療法は，プレドニゾロン40～60mgを4～8週間投与し，漸減する．しかしプレドニゾロン8週間の投与で蛋白尿の消失しない例は約70％に及ぶ．プレドニゾロン8週間の投与が無効な場合には，メチルプレドニゾロン1g/日，3日間連続投与を1クールとしたパルス療法を施行する．改善傾向が認められない場合には，1～2週間の間隔で3クールまで施行することが多い．しかしパルス療法をきっかけに急激な腎機能の低下をきたすこともあり，十分な注意が必要である．反応例でのプレドニゾロンの減量は4週間ごとに行い，5～10mgずつ減量する．20～30mg/日で再発する例もあるので，30mg/日以下となったら減量をゆっくり行う．1年間は15～20mg/日以上の投与を行うことが多い．投与量が多くかつ長期にわたることが多いため，副作用の出現に対して，細心の注意が必要である．

免疫抑制剤はステロイドが一定の効果を示したあと，その減量を行う際に，再燃防止のために使用することが多い．サイクロホスファミド(エンドキサン®)は50～100mg/日を4～8週間，サイクロスポリン(サンディミュン®)は3～5mg/kg/日を6ヵ月間投与する．ステロイド療法単独

### 表2 IgA腎症の治療指針

| | | | |
|---|---|---|---|
| 1 予後良好群 | A●生活規制 | 特になし．きわめて過激な運動をさけること以外には格別の規制はない．受診は年1～2回，尿定性試験と血圧測定を行う． | |
| | B●食事療法 | 特になし．きわめて過剰な食塩摂取をさけることを指導するほかには，通常の食事で差し支えない． | |
| | C●薬物療法 | 行わない． | |
| 2 予後比較的良好群 | A●生活規制 | 特になし．上記の予後良好群と同様である．ただし受診は少なくとも年3～4回行う | |
| | B●食事療法 | 特になし．上記の予後良好群と同様である． | |
| | C●薬物療法 | 原則として行わない | |
| 3 予後比較的不良群 | A●生活規制 | 過労を避けることを指導する．通常の勤務や座学による学業は差し支えない．妊娠・出産には注意が必要である．外来受診は原則として1カ月に1回行い，尿定性試験と血圧測定に加えて血液生化学的検査と尿タンパク定量検査は必ず実施する． | |
| | B●食事療法 | 減塩1日7～8g，タンパク1日0.8～0.9g/体重Kg，熱量1日35kcal/体重Kg．水分摂取は浮腫を伴わない限り，特に制限は無い．小児は年齢に応じて調整を行う． | |
| | C●薬物療法 | 1●抗血小板薬<br>　抗血小板薬の長期投与を行うが，その際，保険適応症の有無については個々の薬剤ごとの注意が必要である．<br>2●降圧剤<br>　腎不全を伴わない症例については，アンジオテンシン変換酵素阻害薬を使用し，降圧不十分あるいは腎不全を伴う症例に対してはカルシウム拮抗薬あるいはαメチルドーパを用い，さらに降圧不十分であれば，αブロッカーを併用する．<br>3●副腎皮質ステロイド薬<br>　腎生検所見上，糸球体メサンギウム基質の増加や間質の線維化が軽度で，急性炎症所見が主体である症例を対象とする．尿タンパク量が中等度以上で，クレアチニンクリアランスが70ml/分以上であれば，副腎皮質ステロイド薬を使用する．<br>4●抗凝固薬<br>　腎生検で半月体形成，糸球体硬化，Bowman囊との癒着などが目立つ場合は，ワルファリンを用いるが，入院患者ではヘパリンを使用することもある．<br>5●免疫抑制剤<br>　通常は使用しない． | |
| 4 予後不良群 | A●生活規制 | 慢性腎不全に準じた生活規制を行う．妊娠・出産は避ける．受診は1カ月1回以上行い，検査は慢性腎不全に準じる． | |
| | B●食事療法 | 食塩1日7g以下，タンパク1日0.6g/体重kg，熱量35Kcal/体重kg，水分摂取は乏尿を伴わない限り，特に制限は無い．小児は年齢に応じて調整を行う | |
| | C●薬物療法 | 予後比較的不良群の場合に準ずる．病態によっては，慢性腎不全の治療を行う | |

(IgA腎症診療指針，1995[6]より抜粋)

は，寛解率が約36％である．ステロイド抵抗例にサイクロホスファミドを投与しても，寛解導入率は10～20％に過ぎない．またサイクロスポリンの効果については，ステロイド反応性FGSの69％が寛解導入されたが，ステロイド抵抗例では17％に過ぎない[4]．FGSに過凝固，血小板寿命短縮が認められる．抗凝固療法，抗血小板療法を併用し，特にパルス療法時には，heparin 8,000～13,000単位/日を持続投与するのが望ましい．

## 4 ◆ IgA 腎症 (IgA nephropathy)

　IgA腎症の疾患概念は1968年フランスのBergerとHinglaisにより提唱された．本症は当初予後良好な糸球体疾患として提唱されたが，最近長期観察例が蓄積されるにつれ，進行性の予後不良群が多いことが明らかにされている．本邦で，1985年から1993年に腎生検の行われた1063例中47.2％がIgA腎症とされており，成人の原発性糸球体疾患のなかで最も高頻度に認められる[5]．

　わが国ではIgA腎症患者の多くは健康診断での尿所見異常(chance proteinuria and/or hematuria)で発見されることが多い．尿検査の特徴は顕微鏡的血尿である．血尿の程度は，上気道感染後に悪化したり，遷延することが多く，肉眼的血尿のほとんどが上気道感染や寒冷，過労によりみられる．80％の症例で持続性の蛋白尿を認める．ネフローゼ症候群が5％に認められるが，患者の半数は1g/日以下の蛋白尿である．また尿蛋白が大量に認められる症例では，血尿の程度も一般に高度である．厚生省特定疾患進行性腎障害調査研究班によると，IgA腎症の予後不良因子は，

　①高血圧(140/90mmHg以上)の合併
　②高度の蛋白尿(1g/日以上)
　③腎生検時の腎機能障害
　④腎生検組織所見の予後不良群，である．

　1995年に上記厚生省班会議と日本腎臓学会の合同委員会から「IgA腎症診療指針」(表2)が刊行されており，治療指針も含まれている[6]．IgA腎症では巣状分節性の糸球体係蹄の炎症性病変の積み重ねが，巣状分節性の硬化へと進展していくことが明らかになり，IgA腎症の進行を防止するためには，その炎症性病変を長期にわたり抑制していく必要があり，そのような観点からステロイド療法が検討されるようになった．IgA腎症に対するステロイド療法は1983年Mustonenらが初めて報告している[7]．日本では，厚生省特定疾患進行性腎障害調査研究班が，尿蛋白1.0g/日以上でCcr 50ml/min以上の例で，ステロイド群85例，抗血小板薬群85例を対象として，ステロイド療法の多施設controlled studyを行っている．これによると，蛋白尿1～2g/日でCcr70ml/min以上の症例群では治療後3年目の時点でステロイド群の腎機能が有意に保持されていた．しかし平均観察期間5年前後で比較すると，腎生存率には有意差は認められなかった[8]．また北里大学で，

1972年から1987年までの16年間に1.0g/日以上の蛋白尿が持続するIgA腎症152例を対象として2年間のステロイド療法(プレドニゾロン40mg/日を4週間, その後30, 25, 20mg/日をそれぞれ8週間, 15〜20mgを維持量)を行った結果では, 蛋白尿が1.0g/日以上持続する症例は進行性であること, 腎機能がCcr70ml/min以上の症例が上記ステロイド療法の対象と考えられること, 2年間のステロイド療法終了後の時点で蛋白尿が1.0g/日未満に減少している症例の長期予後が良好であること, などが明らかにされた[9]. 厚生省班会議の治療指針でもステロイド剤の適応は, 腎生検上, 糸球体メサンギウム基質の増加や間質の線維化が軽度で, 急性炎症所見が主体である症例, 尿蛋白が中等度以上でCcr70min/min以上の症例とされている.

　ステロイド療法は, 初期量はプレドニゾロン40mg/日を4週間持続, その後は5mg/日ずつを4週間ごとに減量し, 半年前後で維持量15mg/日まで減量し, 2年間の治療終了まで維持する. 途中で蛋白尿が0.5g/日以下に減少した場合には10mg/日を維持量とする. パルス療法についてはcontrolled studyがなく一定の見解が得られていないが, 吉村ら[10]の報告は炎症性変化が強い時期のパルス療法の有用性を示唆しているものと考えられる. またこれまでの報告を検討すると, 抗血小板薬, 抗凝固薬, ACE阻害薬, アンギオテンシンII受容体拮抗薬, 免疫抑制剤との2剤ないし多剤併用が有用と考えられる. 免疫抑制剤の適応, 種類, 用法と用量, 効果については一定の見解が得られていないのが現状である.

## 5 ◆膜性増殖性糸球体腎炎
### (membranoproliferative glomerulonephritis : MPGN)

　MPGNは1965年にWestらにより低補体性腎炎として報告された, 進行性の糸球体疾患である. 病理組織学的には, 光顕では著明なメサンギウム細胞増殖と基質の増加により, 糸球体は分葉化を示し, さらに糸球体係蹄壁の不規則な肥厚と基底膜の二重化を認めることが特徴である. 一方, 電顕所見からはelectron dense depositの形態と位置により3つの亜型 (I, II, III型) に分類されている. 主として係蹄壁の内皮下に沈着物がみられるものをI型, 同時に上皮下にもみられるものをIII型, 沈着物が基底膜内にリボン状に認められるものをII型としている. 本邦ではほとんどI, III型であ

り，Ⅱ型は5%と非常に稀である．WHO分類ではⅢ型はⅠ型の亜型であるとして，両者をまとめてmesangiocapillary glomerulonephritisとし，Ⅱ型をdense deposit diseaseと分類されている．MPGNの成因には不明な点が多いが，補体系の異常が発症，進展に関与していると考えられている．

本症は20歳以下の若年者に多く，25～30%が急性腎炎症状や肉眼的血尿で，30%が無症候性血尿・蛋白尿で，50%がネフローゼ症候群で発症する．発症10年で約半数の症例が腎不全に進行する．特にⅡ型はⅠ型に比べて予後が悪い．

一般に高血圧，腎機能低下，ネフローゼ症候群，細胞性半月体などが診断時にあるものは予後不良である．本症の発症が減少傾向にあること(成人性ネフローゼ症候群の10%以下)，C型肝炎ウイルス感染者で混合性クリオグロブリン血症を伴う場合に，しばしば本症の合併を認めることが最近話題になっている．

治療は，ステロイド剤を中心とした多剤併用療法が基本である．免疫抑制剤，抗血小板薬，抗凝固剤などが併用療法に用いられ，半月体形成あるいはクリオグロブリン血症を伴う症例には，血漿交換療法も併用される．HCVを認めるMPGNでインターフェロン療法により腎症状の改善を認めた報告もある●[11]．

ステロイド剤は本症治療の第一選択薬であり，初回治療の有効率は約30%である．プレドニゾロン40mgの初期量を4～8週間投与し，寛解状態が得られた後，減量する．減量は2週間間隔で5～10mgずつとし，10～15mgを維持量とする．初期治療により寛解が得られない場合には，パルス療法や免疫抑制剤の併用を考える．経過が進行性である場合，半月体形成を伴う症例，経口ステロイド剤無効例には，ステロイドパルス療法を試みる．3日間の連続投与を1クールとし，1～2クール行う．小児例の検討であるが，長谷川らはステロイドパルス療法と経口プレドニゾロン隔日投与による後療法を行い，Ⅰ型MPGNの63%に臨床的改善がみられ，41%は完全寛解に入る，と報告している．免疫抑制剤は難治例が適応となる．サイクロスポリン(サンディミュン®)は3mg/kg，分1を6ヵ月間を目安に使用する．サイクロホスファミド(エンドキサン®)は催腫瘍性，骨髄抑制，性腺機能障害などの副作用があり，100mg，分2で4～8週までの使用とする．ミゾリビン(mizoribine，ブレディニン®)は150mg，分3を使用するが，投与開始時に急激な腎機能低下をみることがあり，半量より注意して開始する．

## 6 ◆ 急速進行性腎炎症候群
### (rapidly progressive glomerulonephritis：RPGN)

　RPGNとは，治療をしなければ週または月の単位で腎不全に至る予後の悪い腎炎で，臨床経過から診断される症候群であり，原発性と二次性に分けられる(表3)．一方，半月体形成性腎炎(crescentic glomerulonephritis)は組織学的な分類であり，50％以上の糸球体に半月体を認める場合を半月体形成性腎炎とよぶことが多い．臨床的名称であるRPGNと組織学的名称である半月体形成性腎炎は必ずしも一致するものではない．
　RPGNは，腎糸球体の蛍光抗体法の所見により3群に分類される．
　Ⅰ型(抗糸球体基底膜抗体型)：糸球体基底膜(GBM)に対する自己抗体が病因と考えられ，GBMに沈着する線状のIgGが観察される．また患者血中にも抗GBM抗体を認めることが多い．抗GBM抗体型糸球体腎炎に肺出血を認める場合はGoodpasture症候群となる．
　Ⅱ型(免疫複合体型)：GBMやメサンギウムに顆粒状に免疫グロブリンや補体の沈着を認める．
　Ⅲ型(pauci-immune型)：腎組織の蛍光抗体法では糸球体に免疫グロブリンや補体の沈着を認めない．この群の患者に，高頻度に抗好中球細胞質抗体(anti-neutrophil cytoplasmic antibody：ANCA)が陽性であることが明らかになった．C-ANCAは間接蛍光抗体法で，好中球細胞質全体が染まり，

表3 急速進行性腎炎症候群を呈する疾患

| 1 | 原発性糸球体腎炎 | |
|---|---|---|
| | ●特発性半月体形成性糸球体腎炎<br>　(狭義のRPGN)<br>　1.抗糸球体基底膜抗体型<br>　2.免疫複合体型糸球体腎炎<br>　3.pauti-immune型<br>　(80％以上ANCA陽性) | ●半月体形成を伴う膜性増殖性糸球体腎炎<br>●半月体形成を伴う膜性腎症<br>●半月体形成を伴うIgA腎症<br>●遺伝性腎炎 |
| 2 | 二次性糸球体疾患 | |
| | ●Goodpasture症候群<br>●ループス腎炎<br>●Wegener肉芽腫症<br>●紫斑病性腎炎<br>●顕微鏡的多発動脈炎 | ●強皮症<br>●クリオグロブリン血症<br>●感染症(溶連菌感染後，感染性心内膜炎，シャント腎炎，膿瘍，MRSA)<br>●溶血性尿毒症性症候群<br>●悪性高血圧　など |
| 3 | 薬剤などによるもの | |
| | ●四塩化炭素<br>●D-ペニシラミン | ●プロピルチオウラシル<br>●リファンピシン<br>●アロプリノールなど |

主なものはproteinase 3(PR3)に対する抗体である(PR3-ANCA).C-ANCA陽性で上気道,肺に肉芽腫性病変が存在する場合にはWegener肉芽腫症となる.P-ANCAは好中球の核周辺の細胞質のみが染まり,主にmyeloperoxidaseに対する抗体(MPO-ANCA)で,顕微鏡的多発動脈炎や特発性半月体形成性糸球体腎炎,アレルギー性肉芽腫性血管炎などで認められる.当初,ANCAはcytoplasmic pattern ANCA(C-ANCA)とperinuclear pattern ANCA(P-ANCA)に分類されたが,その後標的抗原の違いにより種々のサブタイプに分けられ,疾患との関連が検討されている.RPGNはどの年齢にも発症しうるが,中・高齢者(50〜60歳台)に多く,小児には少ない.原発性糸球体疾患の約1%で,頻度は少ない.腎不全が進行してくると尿毒症による症状が出現してくるが,原疾患による症状が同時に認められることが多い.尿検査では蛋白尿,顕微鏡的血尿はほぼ必発で,なかには肉眼的血尿を示すこともある.

　RPGNは頻度の少ない疾患であることもあり,治療についてcontrolled studyはあまりない.ステロイド剤,免疫抑制剤,抗血小板剤,抗凝固剤などを併用するカクテル療法を行うことが多い.抗GBM抗体腎炎によるRPGNでは,まず血漿交換を施行し,併せてステロイド剤,免疫抑制剤を併用する.しかしその他の機序によるRPGNではステロイド剤及び免疫抑制剤による治療に血漿交換を追加しても予後に差はないという報告もみられ●[12,13],ステロイドパルス療法を勧める報告もある.RPGNは進行性であり,ステロイド剤も免疫抑制効果を期待して大量療法が行われる.プレドニゾロン60〜100mg/日より開始し,2〜4週間から漸減し,2〜3ヵ月かけて維持量15〜30mg/日まで減量する.パルス療法はメチルプレドニゾロン1,000mgを100ml以上の5%ブドウ糖または生食に溶解し,60分以上かけて点滴静注し,3日間連続を1クールとする.その後は後療法としてプレドニゾロンを経口で40〜60mg/日で開始し,漸減,維持量にもっていく.パルス療法は,効果をみて3クール程度まで施行する.免疫抑制剤はステロイド剤と併用して使用される.サイクロホスファミド(エンドキサン®)50〜100mg/日,分1〜2を使用することが多い.アザチオプリン(azathioprine,イムラン®)50〜100mg/日,分1〜2の方が副作用は少ないが,効果は弱い.通常3〜4ヵ月を1クールとして使用するが,寛解後も繰り返し使用すると再発を減少させると報告されている.

## 7 ◆多発性骨髄腫に伴う腎病変

　多発性骨髄腫は，形質細胞の腫瘍性増殖と単クローン性免疫グロブリンの増加(M蛋白)をきたす疾患で，造血器腫瘍の約10％を占めている．造血器障害，骨破壊に加え，M蛋白による腎障害，神経障害，アミロイドーシスや過粘稠症候群，高Ca血症，免疫不全による感染症などの合併症を引き起こす．本症の約50％に腎障害を合併し，死因として感染症とともに約25％を占める．40歳以上の高齢者に多く，平均生存期間は約3年である．
　本症における腎障害の機序は，以下のように分類される．

### 1. M蛋白が糸球体や尿細管基底膜に沈着することによる腎障害

#### a) Light chain deposition disease
　糸球体メサンギウム領域に結節性硬化病変を認めることが特徴で，臨床的には蛋白尿や血尿などの腎炎症状を呈する．κ型light chain(LC)の沈着が多いとされている．このタイプの約20％がネフローゼ症候群を呈する．

#### b) Amyloidosis
　骨髄腫患者の約10％に認められ，λ型LCの沈着が原因とされている．高度のネフローゼ症候群を呈することが多い．

### 2. Myeloma kidney

　遠位尿細管から集合管にかけての尿細管腔にM蛋白が停滞して円柱を形成し，それが機械的に閉塞をきたしたり尿細管に対し毒性を持つことにより惹起される腎障害である．円柱にはアルブミン，Tamm-Horsfallムコ蛋白，補体成分がみられ，ときに多核巨細胞も認められる．myeloma kidneyの約10％が急性腎不全を示し，ほぼ全例が経過中に腎不全に陥る．
　その他，Fanconi症候群，尿細管性アシドーシス，腎性尿崩症や形質細胞の腎への直接浸潤による腎障害や高Ca血症，高尿酸血症，過粘稠度症候群，治療薬剤による腎障害なども知られている．
　骨髄腫による腎障害の治療の基本は，原疾患に対する治療である．また十分な補液により尿量を確保することが大切である．一般にはアルキル化薬であるメルファラン(MP)とステロイド剤(主にプレドニゾロン)が併用され，それぞれ大量間欠療法ならびに少量維持療法がある．前者ではプレドニゾロン40〜60mg/日，経口を4日間，後者では10mg/日，経口，隔日投与が行われる(詳細については，血液の項を参照)．

## 8 ◆ クリオグロブリン血症における腎障害

　クリオグロブリンは低温(4℃)で沈降,ゲル化し加温により再び溶解する免疫グロブリンである.クリオグロブリン血症の原因として,基礎疾患が明らかでない本態性クリオグロブリン血症と各種リンパ増殖性疾患,自己免疫性疾患,感染症などを基礎とする続発性クリオグロブリン血症とがある.1974年Brouetらは,構成成分により3型に分類した.Ⅰ型は単一モノクローナルIgから構成,Ⅱ型はモノクローナルIgとポリクローナルIgGから構成される混合型,Ⅲ型は2種類以上のポリクローナルIgより構成されているものである.臨床的には,腎,皮膚をはじめとして,そのほかの全身の諸臓器がしばしば障害される.その基礎的病理学的所見はクリオグロブリンの沈着による血管炎と考えられている.このうちⅡ型が最も腎障害を伴いやすい.Ⅱ型本態性混合性クリオグロブリン血症は40〜50歳代の中高年例における発症が多い.クリオグロブリン血症性糸球体腎炎(CGGN)は,一般的には数年の経過の後に発症することが多い.腎症状は,蛋白尿,血尿でネフローゼ症候群(20%),急性腎炎症候群(20〜30%)であり,稀にRPGNを呈する.本症の確定診断には血液中のクリオグロブリンあるいは組織沈着の証明が必要である.病理学的にはMPGN類似像に加えて,管腔内血栓形成が特徴的である.

　治療は,症状の安定している症例や進行が緩やかな症例では,対症療法で経過をみることもある.急性期の場合,ステロイド剤や免疫抑制剤,それらの併用療法が行われることが多い.ステロイド剤は疾患の重症度に応じて投与量が決定されるが,急性極期にはパルス療法が行われることが多い.パルス療法の後療法としてはプレドニゾロン40mg/日以上投与し,症状に応じて漸減する.パルス療法を必要としない例でもプレドニゾロン40mg/日以上の長期投与が望ましい.その他免疫抑制剤や血漿交換療法,IgG分画のみを除去する二重濾過膜血漿交換などの治療も試みられる.また先述したようにHCVが関連していると考えられるクリオグロブリン血症にα-インターフェロンが投与されることがある.

## 9 ◆急性間質性腎炎

　本症は様々な原因により発症する腎障害で，腎間質に著明な細胞浸潤（リンパ球，形質細胞，好酸球，好中球）を伴い，かつ尿細管の形態的，機能的異常を呈する病態をいう．原因を，表4に示したが，薬剤によるものが多い．軽度ないし中等度の急性腎不全を呈するものが多いが，約半数は非乏尿性である．臨床所見では，発熱，発疹，関節痛などのアレルギー症状，好酸球増加，高IgE血症などを認め，進行すれば尿素窒素，血清クレアチニン値が上昇する．尿所見では蛋白尿，血尿はあっても軽度のことが多く，円柱尿，白血球尿（特に発症初期の好酸球尿が特徴で，尿沈渣で好酸球を確認するためにはWright-Giemsa染色を行うことが必要）

### 表4 尿細管間質性腎炎の分類

1. **感染症**
   - 急性感染症性尿細管間質性腎炎（急性腎盂腎炎）
   - 急性感染症性に合併した急性尿細管間質性腎炎
     （A群溶連菌，ジフテリア，トキソプラズマ，レジオネラ，ブルセラ，ウィルスなど）
   - 慢性感染性尿細管間質性腎炎（慢性腎盂腎炎）
   - 特殊な腎感染症（結核，梅毒，らい，流行性出血熱，など）
2. **薬剤性**
   - 急性薬剤性尿細管間質性腎炎
   - 薬剤過敏性尿細管間質性腎炎
   - 慢性薬剤性尿細管間質性腎炎（鎮痛剤腎症，リチウム腎症など）
3. **免疫異常に関連した尿細管間質性腎炎**
   - 尿細管抗原に対する抗体によるもの（抗TBM抗体腎症など）
   - 自己または外来抗原と抗体の複合体によるもの
     （SLE，クリオグロブリン血症，シェーグレン症候群など）
   - 細胞性免疫に関連したもの
   - 即時性過敏症によるもの
4. **閉塞性尿路疾患**
5. **膀胱尿管逆流現象に伴うもの**
6. **腎乳頭壊死に伴う尿細管間質性腎炎**
7. **重金属による尿細管間質性腎炎**（鉛，水銀，シスプラチン，カドミウムなど）
8. **急性尿細管壊死**
9. **代謝異常による尿細管間質性腎炎**
   （高Ca血症，高尿酸血症，高シュウ酸尿症，シスチン症，低K血症など）
10. **遺伝性尿細管間質性腎炎**
    （髄質囊胞性疾患，家族性間質性腎炎，Alport症候群）
11. **腫瘍に伴う尿細管間質性腎炎**
    （骨髄腫腎，L鎖腎症，混合性クリオグロブリン血症，マクログロブリン血症，白血病症，リンパ腫浸潤など）
12. **糸球体性，血液性疾患に伴う尿細管間質性腎炎**
13. **その他の疾患**（放射線腎炎，サルコイドーシスなど）

が認められることがある．また尿中NAG，$\beta_2$ミクログロブリンの上昇，アミノ酸尿，尿濃縮能低下，FENaの上昇などがみられる．さらに薬剤性間質性腎炎が疑われるときには，原因薬剤のリンパ球刺激試験(DLST)を参考とする．画像診断では，腎は正常から軽度腫大していることが多く，$^{67}$Gaシンチグラフィーで腎に集積像が認められる．このGaシンチグラフィーの集積像は間質性腎炎に特異的ではないが，集積が間質の浮腫，炎症細胞に依存して認められるといわれており，診断や活動性の指標として有用である．

治療は原因によって異なる．免疫学的機序で本症が発症した場合に，ステロイド剤の適応となる．薬剤性の場合には，まず薬剤を中止し，数日以内に腎機能の改善が認められない場合に，ステロイド剤の適応となる．本症に対するステロイド剤やその他の薬物療法の適切な対照試験がなく，ステロイド剤の使用については賛否両論がある．ステロイド剤は，腎の間質の細胞浸潤と浮腫を抑える働きにより，腎機能の早期回復に役立つと考えられている．投与時期は報告によりまちまちであるが，発症早期に短期間投与しているケースが多い．プレドニゾロン1mg/kg体重/日を2〜4週間投与しているものが多いが，少量投与も有効との報告もある．プレドニゾロンは1〜2週間以内に効果が出現しなければ，4〜6週をめどに中止する．最初の2週間以内に効果がない場合には，サイクロホスファミド(エンドキサン®) 2mg/kg体重/日の使用を考慮する．併用にて効果がみられた場合には，ステロイド剤を漸減し，サイクロホスファミドをさらに1〜2ヵ月使用する．また間質の細胞浸潤が著明な場合には，早期にステロイドパルス療法あるいはミニパルス療法(メチルプレドニゾロン500mg/日)を施行する．パルス療法についても著効が得られたとする報告も多いが，定説はない．

## 10◆薬剤性腎障害

前項と一部重なるが，主な薬剤性腎障害について概説する．

薬剤性腎障害は，使用薬剤の投与量に依存する毒性副作用と，アレルギー・免疫機序や酵素異常，薬剤受容体の異常など投与量に依存しない副作用に大別される．ステロイド剤が適応となるのは，主にアレルギー・免疫機序を介する副作用の場合であるため，それらを中心に概説する．薬剤

性腎障害は障害部位によって ①尿細管障害型
②間質性腎炎型
③糸球体障害型
④血管障害型,  に大別できる．
　このうち主にステロイド剤を使用するのは，間質性腎炎型と糸球体障害型である．

### 間質性腎炎型

　1953年にフェナセチン腎症が報告されて以来，間質病変と薬剤との関係が注目されるようになった．1974年にSterbrayらが動物で尿細管基底膜(Tubular Basement Membrane :TBM)で免疫して，フェナセチン腎症と類似の組織像を得ることに成功し，その尿細管間質に集積しているリンパ球が薬剤に感作されたものではなく腎間質の成分に感作されたものであることが示された●14．その後メチシリンに対する腎障害で，患者血中にTBMに対する抗体が検出されたことから免疫学的機序がクローズアップされてきた●15．

　薬剤性間質性腎炎の発症機序は，アレルギーのⅠ～Ⅳ型までのすべて[Ⅰ型：即時型過敏反応，Ⅱ型：抗TBM抗体の関与する細胞障害性過敏反応，Ⅲ型：免疫複合体型，Ⅳ型：細胞性過敏反応]が想定されている．原因となる薬剤は多数あるが，代表的なものは抗生物質(メチシリンなどのペニシリン系とセファロスポリン系などのβラクタム系，リファンピシンなど)，の非ステロイド性消炎鎮痛剤，利尿薬，抗けいれん薬，尿酸代謝阻害薬やH2ブロッカー，金製剤などである．治療はまず疑わしい薬剤を中止する．ステロイド剤を含む免疫抑制療法は，間質の線維化が起こってからでは遅く，間質の線維化は急性間質性腎炎発症後7～14日ですでに認められるので，発症後1週間たった時点で腎機能障害が回復せず，また腎生検で間質の強い線維化が起こっていない症例に用いる．ステロイド剤の使い方は前項と同じである．

### 糸球体障害型

　慢性関節リウマチ(RA)の治療薬として用いられるペニシラミンによる腎症が有名である．ネフローゼ症候群を呈し，組織像はMCNSあるいはMNである．MCNSの場合は薬物の中止により軽快することが多い．

金製剤による腎症もMNやMCNSなどのネフローゼ症候群を呈することが知られている．その機序として，尿細管上皮細胞の広範な崩壊による尿細管機能の障害とともに，尿細管上皮より流出した成分が抗原性を獲得し，自己抗体を産生，免疫複合体が形成されやすくなり，MNへと発展する，と推測されている．またRAの治療薬であるbucillamineもMNを発症することがある．腎の組織像はMNであるが，その60％にメサンギウム領域の増殖性の変化を伴っている．原因薬剤を中止しても，軽快しない場合，プレドニゾロン30～40mgより開始し，効果をみながら1～2週に5mgずつ減量していく．

[磯村　幸範／安田　圭吾]

### 参考文献

1. 厚生省特定疾患進行性腎疾患調査研究班, 土肥和鉱：日本内科学会雑誌　85. 1639,1996.
2. Shiiki H, et al : Clinical and morphological predictors of renal outcome in adult patients with focal and segmental glomerulosclerosis. Clin Nephrol 33 : 211, 1990
3. Tojo K, et al : Possible therapeutic application of low density lipoprotein apheresis(LDL-A) in conjunction with double filtration plasmapheresis (DFPP) in drug-resistant nephrotic syndrome due to focal glomerular sclerosis(FGS). Jpn J Nephrol 30 :1153, 1988
4. Korbet SM, et al : Primary focal segmental glomerulosclerosis : clinical course and response to therapy. Am J Kidney Dis 23 : 773, 1994
5. Koyama A, et al : Natural history and risk factors for immunoglobulin A nephropathy in Japan. Am J Kidney Dis 29 : 526, 1997
6. 厚生省特定疾患進行性腎障害調査研究班・社団法人日本腎臓学会編：IgA腎症診療指針, 協和企画通信, 1995
7. Mustonen J, et al :The nephrotic syndrome in IgA glomerulonephritis-response to corticosteroid therapy. Clin Nephrol 26 : 172, 1983
8. Koyama A, et al : Steroid therapy in IgA nephropathy in Japan. Nephrology3 : S747, 1997
9. IgA腎症治療マニュアル：富野康日己編, 南江堂, 東京, p81, 1999
10. 吉村光弘, ほか：進行性IgA腎症に対するステロイドパルス療法の有用性. 日腎会33 : 761, 1991
11. Johnson RJ, et al:Hepatitis C virus-associated glomerulonephritis-effect of $\alpha$ interferon therapy-. Kidney Int 46 :1700, 1994
12. Cole E, et al:A prospective randomized trial of plasma exchange as additive therapy in idiopathic crescent glomerulonephritis. Am J Kid Dis 20 :261, 1992
13. Levy JB, et al:Rapidly progressive glomerulonephritis:What should be first-line therapy? Nephron 67:402, 1994
14. Steblay RW, et al:Renal tubular disease and autoantibodies against tubular basement membrane induced in guinea pigs. J Immunol 107:589, 1971
15. Border W, et al:Anti-tubular basement membrane antibodies in methicillin associated interstitial nephritis. N Eng J Med 291:381, 1974

# V. 主な内科疾患におけるステロイド療法

## ⑤ 呼吸器疾患

### ◯はじめに

　多くの呼吸器疾患に対し，糖質ステロイド剤が治療薬として用いられているが，その理論的根拠が必ずしも明らかではないにもかかわらず，投与されている例も少なくない．ただ，そのような例では，他に有効な治療法がなく，やむを得ず投与していることも多い．例えば，びまん性汎細気管支炎は，以前はステロイド剤の適応疾患であったが，エリスロマイシン療法の有効性が確立後ステロイド剤は禁忌となっている．

　呼吸器疾患のなかで，根拠に基づいた治療ガイドラインが示されている疾患の一つに，気管支喘息がある．気管支喘息における吸入ステロイド剤の適切な使用は，多くの患者の発作頻度，および緊急入院の頻度を減らした．

　本項では，必ずしも糖質ステロイド剤投与の根拠が明らかではないが，臨床現場では投与が行われている疾患も含め記述した．ただ，病期や重症度により適応が異なる場合もあり，注意が必要である．

　なお，本項におけるパルス療法は，メチルプレドニゾロン1,000mg/day 3日間連日投与のことである．

## 1 ◯感 染 症

　一般に，感染症に対するステロイド剤の使用は禁忌である．しかし，感染症に伴う炎症反応が生体に不利益をきたしている場合，炎症反応を抑制する目的でステロイド剤を投与することがある．米国感染症学会では，臨床試験における有用性が証明されているか否かにより，感染症におけるステロイド剤の適応疾患をあげており，カリニ肺炎などでステロイド剤使用の十分な根拠があるとしている●[1].

## 1◆カリニ肺炎

　中等度以上の低酸素血症($PaO_2$ 70torr以下)を呈するカリニ肺炎の治療初期にステロイド剤を加えると予後が改善する[2]．その機序はまだ明らかではないが，次の説が考えられている．①治療による菌体の破壊によってサイトカインが誘発され，病状を悪化させるのを防ぐ．②そもそもカリニ肺炎自体が，サイトカインを介した高度な炎症反応で肺炎を惹起しており，その抑制は病状を改善させる．ステロイド剤の使用量は，プレドニゾロンで40〜80mg/dayを抗カリニ療法と同時に開始し，5日間継続，漸減し，3週間程度で中止する方法が勧められている．

## 2◆マイコプラズマ肺炎

　マイコプラズマ肺炎は，一般に良好な経過をたどるが，近年呼吸困難を呈する重症例が報告されており，重症マイコプラズマ肺炎におけるステロイド剤の有用性が示されている[3]．マイコプラズマ肺炎の重症化には細胞性免疫の過剰が関与しているという．また，閉塞性細気管支・器質化肺炎(BOOP, bronchiolitis obliterans organizing pneumonia)が合併し，ステロイド剤が有効な症例もある．プレドニゾロン30〜60mg/dayで奏効する．

# 2 ◯慢性閉塞性肺疾患（肺気腫・慢性気管支炎）

### 疾患概念
　慢性の呼吸困難を主症状として，閉塞性換気障害を主徴とする「症候群」で，肺気腫症と慢性気管支炎が含まれる．終末細気管支より末梢の肺組織の破壊を伴う拡張性変化と慢性気道炎症が病態に関与している．

### 糖質ステロイド剤投与の考え方
　本症におけるステロイド剤投与の病態生理学的な意義や臨床効果については未だ不明の点が多い．しかし，経験的に有効と思われる症例があり，10〜30％の症例で1秒量が改善するという報告もあり，臨床ではしばしば使用されている．気管支喘息ほどではないが，自覚症状の改善する症例は少なくない．β2刺激薬に反応する喘息要素を持つ患者では有効である．

日本呼吸器学会が，慢性閉塞性肺疾患診断と治療のためのガイドラインを示しており●4(下記)，この中でステロイド剤の使用方法を示している．適応は，気管支拡張療法や呼吸リハビリテーションを行っても十分に効果の得られない重症例で，ステロイド剤の明らかな禁忌がない症例である．副作用の点から，長期間の大量投与は避ける．急性増悪期には，ステロイド剤と気管支拡張剤の併用により低酸素血症や気道閉塞を改善する．但し感染症合併時には慎重に対応する必要がある．

### ステロイド剤投与の実際

上記ガイドラインで示された方法は，以下の通りである．プレドニゾロン換算で0.5mg/kg/dayを2週間投与，その前後で1秒量などの呼吸機能，6分間歩行試験などの客観的な評価を行う．気管支拡張剤投与後の1秒量で15％以上改善および1秒量が200ml以上増加した症例を有効例と判定，呼吸機能をモニターしながらステロイド剤を最低維持量まで減量する．無効例では2週間でステロイド剤投与を中止する．有効例では，吸入ステロイド剤の使用も考慮するが，長期投与時の評価は，未だ確立されていない．

急性増悪期にはプレドニゾロン0.5mg/kg/dayを1週間程度投与する．

## 3 間質性肺疾患

間質という言葉は，実質に対して用いられ，肺胞隔壁のことである．間質性肺疾患には多種多様な疾患が含まれ，病理学的診断名と臨床診断名が混乱している．原因の明らかな間質性肺炎には，過敏性肺炎，放射線肺炎，薬剤性肺炎，うっ血性心不全，マイコプラズマ・ウイルスなどの感染症，サルコイドーシス，膠原病に伴うものなどがある．ここでは，基本的に原因の明らかでないものを取り上げる．

### 1 ◆特発性間質性肺炎

#### 疾患概念

病理学的には肺胞隔壁の炎症に始まり，肺胞隔壁の肥厚，結合織の増加と共に蜂巣肺をきたす．わが国における特発性間質性肺炎(idiopathic interstitial pneumonia:IIP)と米国における特発性肺線維症(idiopathic pulmonary fibrosis:IPF)はほぼ同一疾患と考えられる．慢性型のIIPは病理学的には大半がUIP(usual interstitial pneumonia)で，一部にDIP(desquamative interstitial pneumonia)をa含むものと思われる．

### ステロイド剤の投与法

慢性型IIP治療の基本は，線維化の防止であるが，ステロイド剤には抗線維化作用も線維化防止作用もなく，その目的でステロイド剤は使用しない．肺胞隔壁における炎症(肺胞隔炎)に対しては，ステロイド剤の抗炎症作用により有効である．近藤らによる特発性間質性肺炎の治療指針(案)を図1に示す●5．

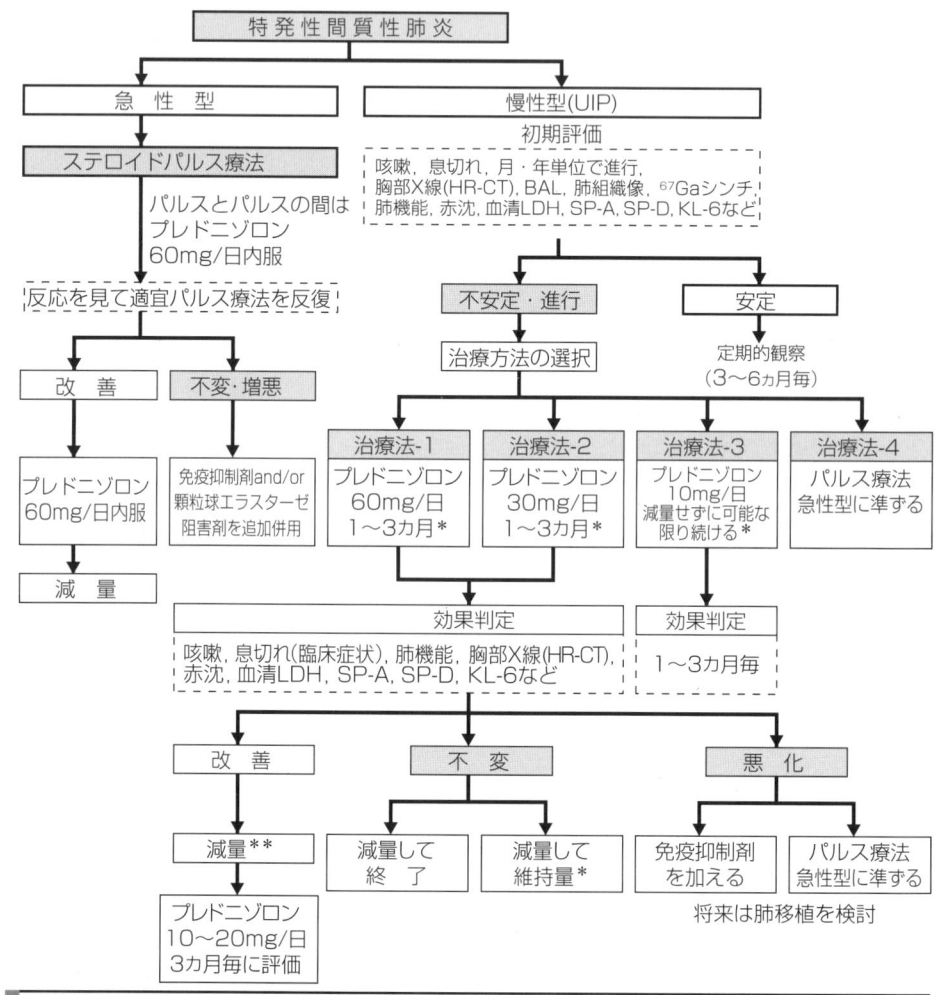

**図1　特発性間質性肺炎の治療指針**

＊免疫抑制剤を併用することもある．cyclophosphamide or azathioprine, 50～100mg/日
＊＊4週単位で5mgずつ減量を原則とする．
◎維持量の場合は3カ月毎に，治療中は治療法の変更時に必ず同一検査を反復し，評価を行う．
◎慢性型が急性増悪をしたときには，いかなる時点でもパルス療法を行う．

急性増悪期にはパルス療法を適宜繰り返すが，明らかに有効であったとする報告例は少ない．基本的にUIPにはステロイド剤は投与しないという姿勢が必要である．特にステロイド剤の副作用による感染症の併発は，致命的であり，使用する場合は必ず有効性を確認しながら投与する．

## 2 ◆ 急性間質性肺炎

### 疾患概念

急速進行性の経過をたどる原因不明の間質性肺炎である．病理学的にはびまん性肺胞障害(diffuse alveolar damage:DAD)の所見を呈する．基本的に組織傷害の可逆性が認められる疾患で，特発性間質性肺炎とは区別すべきである．本疾患が慢性化して特発性間質性肺炎になることはないとされている．死亡率は60～90%であるが，呼吸不全を乗り切れば完全回復も望める．確定診断のためには肺生検が必要であるが，重篤な病状から困難なことが多い．

### 治療法

ステロイド剤大量投与の効果は否定的であるが，臨床現場では未だステロイド剤が使用され続けている．その理由として，急性期に本疾患との鑑別が困難な急性呼吸不全をきたす疾患に，ステロイド剤の有効な疾患があることがあげられる．投与する場合，ステロイドパルス療法を病状の安定するまで1週間間隔で3～4クール行う．効果不十分症例に対してはサイクロフォスファミドとステロイド剤の併用療法を行うこともある．

## 3 ◆ Non-specific interstitial pneumonia(NSIP)

### 疾患概念

Katzensteinらが提唱した比較的新しい概念で，UIPと異なり病変の時相が均一であることを特徴とする間質性肺炎である●6．数カ月から1年の経過で発症し，UIPよりは若干経過が早い．ステロイド剤に対する反応と予後が一般に良好で，膠原病肺や特発性間質性肺炎の早期病変の可能性も指摘されている．

### 治療法

プレドニゾロン1～1.5mg/kg/dayより開始して，症状をみながら減量する．急性増悪に対してはステロイドパルス療法を行う．

## 4 ◆ Bronchiolitis obliterans organizing pneumonia (BOOP)

### 疾患概念

　病理所見上肉芽組織による閉塞所見を呈し，器質化した結合組織で満たされた肺胞，間質における単核球の浸潤，などを特徴とする．このような病変は，各種感染症，薬剤性肺炎，膠原病などに伴うこともあり，原因不明のものを特発性BOOPという．初発症状には咳・発熱・呼吸困難がある．胸部X線所見では，一般に両側性の斑状影を呈し，約半数例で陰影の遊走を認める．陰影は，下肺野・中肺野・上肺野の順に好発する．予後は比較的良好で，死亡することは極めて稀である．

### 治療法

　自然寛解することも少なくないため，臨床症状が強くなければ原則としては無治療で様子を見る．しかし，症状の激しいときにはプレドニゾロン30〜40mg/dayが著効する．減量・中止時に再燃することがあるので，徐々に減量し，6ヵ月程度投与する．

## 5 ◆ 成人(急性)呼吸促迫症候群
(adult or acute respiratory distress syndrome : ARDS)

### 疾患概念

　病理組織学的所見は急性間質性肺炎と同じDADである．本態は，肺胞上皮と肺微小血管内皮の傷害によって生じる透過性亢進型肺水腫である．主な原因はショック，敗血症などの細菌感染症，外傷などである．予後不良で，死亡率50%以上である．

### 治療法

　ステロイド剤の有効性に関し，長期大量投与が有効という報告もある●7が，一般には否定的である．しかし，ARDSとの鑑別が困難でステロイド剤が有効な疾患があり，鑑別のための時間的余裕がなく，ステロイド投与を行わざるを得ない場合が多い．その場合，原則的にステロイドパルス療法を行う．ARDS生存例の一部に肺線維症移行例があるため，発症後1〜2週間後にプレドニゾロン(2〜4mg/kg/day)投与を行うことがある．

### 表1　喘息の長期管理

| 症状の程度 | | |
|---|---|---|
| **Step 1**<br>軽症間欠型 | 症状の特徴 | ●喘鳴，咳嗽，呼吸困難の発作が週に1～2回まで<br>●症状は間欠的で短い<br>●夜間発作が月1～2回，但しその他は無症状 |
| | PEF, FEV1.0% | ●自己最良値/予測値　80％＜<br>●変動は20％＞ |
| | 治療 | ●吸入/経口β刺激薬，テオフィリン薬頓用<br>●吸入β刺激薬またはDSCG吸入：運動前，アレルゲン暴露前に頓用<br>●抗アレルギー薬を考慮<br>●吸入ステロイド薬：BDP200μg/日の連用を考慮 |
| **Step 2**<br>軽症持続型 | 症状の特徴 | ●週2回以上の発作<br>●日常生活や睡眠が妨げられることがある(月2回以上)<br>●夜間発作が月2回以上 |
| | PEF, FEV1.0% | ●自己最良値/予測値　70～80％<br>●変動は20～30％ |
| | 治療 | ●吸入ステロイド薬：BDP200～400μg/日連用<br>●抗アレルギー薬連用<br>●吸入/経口β刺激薬および/または徐放性テオフィリン製剤連用<br>●吸入β2刺激薬追加頓用(1日3～4回まで) |
| **Step 3**<br>中等症持続型 | 症状の特徴 | ●慢性的に症状がある<br>●β刺激薬頓用/吸入がほとんど毎日必要 |
| | PEF, FEV1.0% | ●自己最良値/予測値　60～70％<br>●変動は30％＜ |
| | 治療 | ●吸入ステロイド薬：BDP400～800(1,200まで考慮)μg/日<br>●抗アレルギー薬連用を考慮<br>●徐放性テオフィリン薬連用<br>●吸入/経口β刺激薬および/または徐放性テオフィリン製剤連用<br>●吸入抗コリン薬を考慮<br>●吸入β2刺激薬追加頓用（1日3～4回まで) |
| **Step 4**<br>重症持続型 | 症状の特徴 | ●(治療下でも)しばしば増悪する<br>●症状が持続<br>●日常生活に制限<br>●しばしば夜間発作 |
| | PEF, FEV1.0% | ●自己最良値/予測値　60％＞<br>●変動は30％＜ |
| | 治療 | ●吸入ステロイド薬：BDP800～1,200(1,600まで考慮)μg/日<br>●経口ステロイド薬：短期・中～大量投与，維持量はなるべく少量とし，隔日または1日1回<br>●吸入/経口β2刺激薬および/または徐放性テオフィリン製剤連用<br>●吸入β2刺激薬追加頓用(1日3～4回まで) |

PEF：ピークフロー　　DSCG：disodium cromoglycate

Step up　：現行の治療でコントロールできないときは次のステップに進む．
　　　　　　PEF60％未満では経口ステロイド剤大量投与後に行う．
Step down：治療の成果が得られたら，しばらくしてから治療内容を減らす．
　　　　　　以後もコントロール必要な治療は続ける．

臨床症状咳嗽，喘鳴，のみの場合は週3回以上でも軽症とする．
吸入ステロイド剤高用量使用時にはスペイサーを使用する(BDPの時)．

# 4 気管支喘息

　気管支喘息の概念が,「可逆性の気道狭窄」から「慢性上皮剝離性好酸球性気管支炎」へと大きく変化し,治療も気管支拡張剤から抗炎症剤としての糖質ステロイド剤局所投与が主流となった.その結果,喘息のコントロールが大きく改善した.具体的なステロイド剤の投与方法は,NIHのガイドライン[8],また日本アレルギー学会と厚生省によるガイドライン[9]に記載されている.表1に長期管理を,表2に急性増悪時の管理についてまとめた.

　ステロイド剤の全身投与は,喘息の早期コントロールを得る目的で使用される(今回のガイドラインでも明記).なお,コハク酸エステル製剤は,アスピリン喘息患者の多くでむしろ喘息発作を誘発することがあるので,少なくとも初回は側管から点滴投与するのが無難である.

　吸入ステロイド剤の使用に関しては,十分な量(プロピオン酸ベクロメサゾン800μg/day)より開始して,症状の改善により用量を減らす「ステップダウン」方式が有用と認識されつつある.

　吸入ステロイド剤の副作用として口腔内カンジダ症が多く,吸入後うがいを励行する.通常投与量での全身性副作用は否定的であるが,高用量(1,000μg/day以上)では骨粗鬆症・皮膚の菲薄化・副腎抑制等の全身性副作用のリスクが高まる[8].小児における成長障害,高齢者における眼圧亢進,妊婦における胎児の低体重も指摘されている.

　吸入ステロイド剤では,従来主にプロピオン酸ベクロメサゾン(BDP)が使用されてきたが,近年,より局所作用に優れた薬剤としてプロピオン酸フルチカゾン(FP)とブデソナイド(BUD)が注目されている.両剤ともフロンガス廃止を受けて開発されたドライパウダー製剤であり,下気道到達が良好である.FPの効力はBDPの約2倍とされている.

### 表2 喘息の症状の管理

| 喘息症状の程度 | | | |
|---|---|---|---|
| **1 軽度** | 呼吸困難 | ●苦しいが横になれる | |
| | 動作 | ●やや困難 | |
| | 治療 | ●β2刺激薬吸入，頓用*1 テオフィリン薬頓用 | |
| | 自宅治療可,救急外来,入院,ICU | ●自宅治療可 | |
| | 検査値* | ●PEF70～80% | |
| **2 中等度** | 呼吸困難 | ●苦しくて横になれない | |
| | 動作 | ●かなり困難 かろうじて歩ける | |
| | 治療 | ●β2刺激薬ネブライザー吸入反復 *2 | |
| | | ●β2刺激薬皮下注(ボスミン)*3 | |
| | | ●アミノフィリン点滴*4　●ステロイド静注*5 | |
| | | ●酸素投与*6　　　　　　●抗コリン薬吸入考慮 | |
| | 自宅治療可,救急外来,入院,ICU | ●救急外来　1時間で症状改善すれば帰宅 | |
| | | 　　　　　　2時間で反応なし→入院治療 | |
| | | 　　　　　　4時間で反応不十分→入院治療 | |
| | 検査値* | ●PEF50～70%　　●PaO₂60torr以上 | |
| | | ●PaCO₂45torr以下　●SpO₂90%以上 | |
| **3 高度** | 呼吸困難 | ●苦しくて動けない | |
| | 動作 | ●歩行困難，会話困難 | |
| | 治療 | ●β2刺激薬皮下注(ボスミン)*3 | |
| | | ●アミノフィリン持続点滴*7　●ステロイド静注反復*8 | |
| | | ●酸素投与*9　●β2刺激薬ネブライザー吸入反復*2 | |
| | 自宅治療可,救急外来,入院,ICU | ●救急外来　1時間以内に反応がなければ入院治療 | |
| | | 　　　　　　悪化すれば重篤症状の治療へ | |
| | 検査値* | ●PEF50%以下　　●PaO₂60torr以下 | |
| | | ●PaCO₂45torr以下　●SpO₂90%以下 | |
| **4 重篤症状** | 呼吸困難 | ●チアノーゼ，錯乱，意識障害，失禁，呼吸停止 | |
| | 動作 | ●会話不能，体動不能 | |
| | 治療 | ●上記治療継続 | |
| | | ●症状・呼吸機能悪化で挿管 | |
| | | ●酸素吸入にも関わらずPaO₂50torr以下 | |
| | | 　あるいは意識障害を伴う急激なPaCO₂の上昇で人工呼吸 | |
| | | ●気管支洗浄　●全身麻酔を考慮 | |
| | 自宅治療可,救急外来,入院,ICU | ●直ちに入院，ICU | |
| | 検査値* | ●PEF測定不能　　●PaO₂60torr以下 | |
| | | ●PaCO₂45torr以上　●SpO₂90%以下 | |

\* ：気管支拡張剤投与後の測定値を参考とする.

\*1：β2刺激薬MDI1～2パフ，20分おき2回反復可，無効あるいは増悪傾向時β2刺激薬1錠,コリンテオフィリンまたはアミノフィリン200mg頓用

\*2：β2刺激薬ネブライザー吸入―20～30分おきに反復する. 脈拍を130/分以下に保つようにモニターする.

\*3：ボスミン(0.1% エピネフリン)―0.1～0.3ml皮下注射20ないし30分間隔で反復可. 脈拍は130/分以下に止める. 虚血性心疾患，緑内障(開放隅角(単性)緑内障は可)，甲状腺機能亢進症では禁忌. 高血圧の存在下では血圧，心電図モニターが必要.

\*4：アミノフィリン6mg/kgと等張補液薬200～250mlを点滴静注.
1/2量を15分間程度，残量を45分程度で投与し，中毒症状(頭痛，吐き気，動悸，期外収縮など)の出現で中止. 通常テオフィリン服用患者では可能な限り血中濃度を測定.

\*5：ステロイド依存性患者ではヒドロコルチゾン100～200mg，メチルプレドニゾロン20～40mg静注を考慮.

\*6：酸素吸入―鼻カニューレなどで1～21/分

\*7：アミノフィリン持続点滴：第1回の点滴(\*4)に続く持続点滴はアミノフィリン250mgを5～7時間で(およそ0.6～0.8mg/kg/時) で点滴し，血中テオフィリン濃度が10～20μg/ml (但し最大限の薬効を得るには15～20μg/ml)になるよう血中濃度をモニターし中毒症状の出現で中止.

\*8：ステロイド薬静注―ヒドロコルチゾン200～500mg またはメチルプレドニゾロン40～125mg静注し，以後ヒドロコルチゾン100～200mg，またはメチルプレドニゾロン40～80mgを必要に応じて4～6時間毎に静注.

\*9：酸素吸入― PaO₂80torr前後を目標とする.

# 5 肺好酸球増多症候群

## 1 ◆ アレルギー性気管支肺アスペルギルス症
（allergic bronchopulmonary aspergillosis: ABPA）

### 疾患概念
　アスペルギルスに対するアレルギー性反応の一種で，気管支喘息や過敏性肺炎とは異なった病態を呈する．生きた真菌が必ずしも発症に関わっているわけではない．気管支喘息症状を伴い，発熱をはじめとした全身症状と胸部X線上中枢性気管支拡張像や肺浸潤影を特徴とする．免疫反応のⅠ・Ⅲ・Ⅳ型が関与していると考えられている●10．原因微生物は，Aspergillus fumigatusが最も多い．

### 治療法
　喘息症状に対しては吸入ステロイドをはじめとした一般的な喘息治療が有効である●11．全身的にプレドニゾロン0.5mg/kg/day程度から開始，X線所見改善後（約2週間）に漸減する．抗真菌剤の吸入や局所投与が有効な場合がある．急性増悪期には緑膿菌をはじめとした二次感染に，抗菌薬が必要となる．再燃を繰り返し，致死的な肺線維症をきたすことがあるため，IgEを定期的に測定し，急性増悪を早期診断・治療する．

## 2 ◆ アレルギー性肉芽腫性血管炎(Churg-Strauss症候群)

### 疾患概念
　気管支喘息・好酸球増加・血管炎症候群を3主要所見とする原因不明の疾患である．何らかの抗原に対するアレルギー反応による過敏症と推定されている．すべての症例において気管支喘息が先行する．血管炎症候群が発症した時点で本疾患と診断できるが，なかにはWegener肉芽腫症や結節性多発動脈炎との鑑別が困難なものもある．

### 治療法
　大多数はステロイド剤によく反応し寛解するが，急速進行例で治療が遅れると，予後不良となる．ステロイド剤の定式化された投与方法はないが，一般にプレドニゾロン30～60mg/dayから開始，3～4週間後から漸減，5～10mg/dayを維持量とする．中枢神経症状や心不全，消化器

症状など重篤な症状を呈する場合は，パルス療法を行ってもよい．ステロイド剤の減量が困難な場合や再発を繰り返す場合，サイクロフォスファマイドかアザチオプリンを併用する．このときの投与方法はWegener肉芽腫症の標準療法に準ずる(別項)．残存する喘息は，吸入ステロイド剤でコントロールされることが多い．

## 3 ◆ 慢性好酸球性肺炎

### 疾患概念

原因不明の長期にわたる呼吸器症状と胸部X線像上末梢型浸潤影を呈し，肺組織への著明な好酸球の浸潤を認める．診断基準が整備されておらず混乱しているが，組織診の他に気管支肺胞洗浄液(bronchoalveolar lavage fluid, BALF)中の好酸球数増多(10%以上)，末梢血中好酸球増多(6%以上)は重要な所見である．

### 治療法

ステロイド剤が著効する．胸部陰影は2～4週間以内に消失し，投与期間は通常6ヵ月以内でよい．ただ，再発を繰り返し長期投与を余儀なくされることもある．重篤な呼吸不全を有する場合パルス療法を行い，その後プレドニゾロン40～60mg/dayを経口投与，以後漸減する．重篤な呼吸不全がない場合はプレドニゾロン30～40mg/dayより開始する．

なお，再発を繰り返しプレドニゾロン10mg/day以下に減量できない症例に対して，高用量の吸入ステロイド剤(BDP1500μg/day)が有効である[12]．

## 4 ◆ 急性好酸球性肺炎

### 疾患概念

発熱と急速な呼吸困難で発症し，びまん性肺陰影と肺組織への著明な好酸球の浸潤を認める非感染性の炎症性疾患である．予後良好で，ステロイド剤で劇的に改善，後遺症なく治癒し，再発は通常みられない．

### 治療法

ステロイド剤が著効する疾患であるが，無治療で自然寛解することもある．本症と鑑別すべき疾患は多いので，速やかに気管支肺胞洗浄(BAL)などの診断のための検査を行う．診断後，呼吸不全が強い場合，パルス療法を行う．通常，後療法は必要ない．

## 6 過敏性肺炎

### 疾患概念

別名，外因性アレルギー性肺胞炎と称され，各種アレルゲンによるⅢ型およびⅣ型アレルギー反応によるびまん性肉芽腫性間質性肺炎の総称である．わが国では夏型過敏性肺炎が全症例の75％を占めている．

### 治療法

アレルギー反応なので，患者の抗原からの隔離・抗原除去が大切である．夏型過敏性肺炎の原因抗原はトリコスポロンであり，日当たりや風通しを良くし，湿気を除く．

薬物療法としてはステロイド剤が有用である．症状に応じ軽症であれば無治療，中等症にはプレドニゾロン20mg/day，重症には40〜60mg/dayを投与する．高度の呼吸不全にはパルス療法を行う．いずれも，臨床経過に合わせて漸減する．

## 7 サルコイドーシス

### 疾患概念

原因不明の全身性肉芽腫疾患で，両側性肺門部リンパ節腫脹(BHL)をきたす．

### 治療法

1982年の厚生省特定疾患調査研究班によるサルコイドーシス治療に関する見解によると，肺野病変を有し，かつ息切れや持続性咳嗽などの自覚症状を伴う場合，プレドニゾロン30mg/dayを3カ月間投与する●[13]．心臓・眼・中枢神経病変を有している場合はステロイド剤の絶対的適応となるが，肺門および縦隔リンパ節腫脹のみの場合経過観察とする．ステロイド剤が，サルコイドーシスの長期予後に寄与するか否かは，まだ結論は出ていない．

## 8 Goodpasture症候群

**疾患概念**

肺胞出血と急速進行性糸球体腎炎を合併するもので，肺胞基底膜と糸球体基底膜に共通の抗基底膜抗体の存在が明らかになっている．肺出血による呼吸不全と急速に進行する腎不全のため，かつてはきわめて予後不良な疾患であったが，近年治療法の進歩により生命予後はかなり改善されている．

**治療法**

治療の基本は，原因となる抗基底膜抗体の除去と抗体産生の抑制である．前者には二重膜濾過による血漿交換療法がある．後者の目的でプレドニゾロン1mg/kg/dayまたは60mg/dayの内服や，ステロイドパルス療法を行う．ステロイド剤単独で抗体産生抑制が不十分なことも多く，サイクロフォスファミド1〜3mg/kg/dayやアザチオプリン1〜1.5mg/kg/dayを併用する．

## 9 薬剤性肺炎

**疾患概念**

各種薬剤によって引き起こされる．原因薬剤の頻度は抗菌薬33.9%，抗癌・免疫抑制剤12.6%，その他50%以上である[14]．最近は，ニューキノロン剤，抗リウマチ薬，小柴胡湯，インターフェロンによるものが多い．起因薬剤との因果関係を証明することが診断上重要であるが，実際には困難なことが多い．アレルギー反応によって発症したと考えられるときは，薬剤によるリンパ球刺激試験(DLST)が有用なこともある．チャレンジテストは禁忌である．

**治療法**

本症が疑われる場合，直ちに起因薬剤の投与を中止する．中止により症状が改善することが多いが，さらにステロイド剤を投与すればより効果的である．組織型では，好酸球性肺炎・BOOP・DADで治療成績が良好である．慢性型の間質性肺炎の治療成績は不良である．重症例ではパルス療法に引き続きプレドニゾロン0.5〜1mg/kg/dayの経口投与を行う．中等症例では，上記のプレドニゾロン経口投与を行い，改善傾向を確認して漸減する．

## 10 放射線肺炎

### 疾患概念

　肺癌・悪性リンパ腫・乳癌・胸腺腫などの胸部悪性腫瘍等に対する放射線療法後に発生する間質性肺炎であり，早期の間質性肺炎と晩期の放射線肺線維症に分類される．照射により発生したフリーラジカルが，細胞の分子構造やDNAを傷害し，細胞死や機能異常を引き起こすとされている．

　発生率は総照射量，照射面積，照射回数，化学療法併用の有無，既存の肺疾患の有無に影響されるが，総照射量30Gy以下ではほとんどない．総照射量50Gyを超えると発生率は高まる．一般に予後は良好であるが，照射野外に肺炎が広がる症例では，治療抵抗性で重篤な呼吸不全をきたし死亡するものがある．

### 治療法

　基本はステロイド剤で，プレドニゾロン30〜40mg/dayから開始し，漸減する．総投与期間は4〜6週間であるが，6ヵ月程度要するものもある．重症例ではパルス療法を行うこともある．

## 11 膠原病肺

　慢性関節リウマチ，シェーグレン症候群，全身性強皮症，多発性筋炎，皮膚筋炎，全身性エリテマトーデス，混合性結合組織病など，多くの膠原病が肺病変を有する．治療にステロイド剤を用いることが多いが，ステロイド無効例もみられ，治療に難渋することも少なくない．詳細は別項を参照されたい．

## おわりに

各種呼吸器疾患におけるステロイド剤の使用方法についてまとめたが，現時点で確立されていないものも少なくない．今後病態の理解が進むと共に，ステロイド剤の適応も変化する可能性がある．

[柴田　敏朗／安田　圭吾]

### 参考文献

1. McGowan JE, et al : Guidelines for the use of systemic glucocorticosteroids in the management of selected infections. J Infect Dis 165 :1-13, 1992
2. Bozzette SA, et al : A controlled trial of early adjunctive treatment with corticosteroids for Pneumocystis carinii pneumonia in the acquired immunodeficiency syndrome. N Engl J Med 323 : 1451-1457, 1990
3. 新宮希代子,ほか：人工呼吸器管理を必要とした劇症型マイコプラズマ肺炎・細気管支炎の一例．日内会誌 86 : 1039-1041, 1997
4. 日本呼吸器学会COPDガイドライン作成委員会：COPD(慢性閉塞性肺疾患)診断と治療のためのガイドライン　メディカルレビュー社，1999
5. 近藤有好,ほか：特発性間質性肺炎の病態と治療：最近の進歩7．特発性間質性肺炎の新しい治療指針：アンケート調査より,間質性肺炎の病態と治療(安藤正幸監修), 101-119,診療新社，101-119, 1996
6. Katzenstein AA, et al : Nonspecific interstitial pneumonia / fibrosis : histologic feature and clinical significance. Am J Surg Pathol 18:136-147, 1994
7. Meduri GU, et al : Effect of prolonged methylpredonisolone therapy in unresolving acute respiratory distress syndrome. JAMA 280 : 159-165,1998
8. 泉　孝英,ほか監訳：喘息の診断・管理，NIHガイドライン第2版　医学書院,1999
9. 厚生省免疫・アレルギー研究班(牧野荘平,ほか監修)：喘息予防・管理ガイドライン,協和企画通信,1998
10. 本間　穰,ほか：アレルギー性気管支肺アスペルギルス症の2例．日胸 96:510-513,1990
11. Imbeault B, et al : Usefulness of inhaled high-dose corticosteroids in allergic bronchopulmonary aspergillosis. Chest 103:1614-1617,1993
12. Lavandier M : Effectiveness of inhaled high-dose corticosteroid therapy in chronic eosinophilic pneumonia. Chest 105:1913,1994
13. 厚生省特定疾患「肉芽腫性肺疾患」調査研究班：サルコイドーシスの治療に関する見解．昭和56年度厚生省特定疾患「肉芽腫性肺疾患」,調査研究班業績,pp160-162, 1982
14. 冨岡洋海：薬剤性間質性肺炎．綜合臨牀 42:2701-2706,1993

# V. 主な内科疾患におけるステロイド療法

## ⑥ 脳・神経疾患

### はじめに

　ステロイド剤が適応となる神経疾患は，表1に示すように多岐にわたる．最近，神経疾患の治療法として血液浄化療法，$\gamma$-グロブリン大量静注療法が普及し，新しい免疫抑制剤の開発が進んでいるがステロイド剤の重要性は依然大きい．また現在でも，免疫学的機序が想定されるものの確定診断がつかない進行性の神経疾患に対し，治療的診断あるいは最終的手段としてステロイド剤が用いられていることもある．一方，かつて本剤が使用されたギラン・バレー症候群は，近年，回復をむしろ阻害することが明らかにされ禁忌と考えられるようになった●[1]．急性期の脳血管障害についても有効性はほとんど否定されている●[2]．

　ステロイド剤はその抗炎症作用，抗免疫作用，抗浮腫作用を期待して用いられるが，各疾患によって期待する作用は様々であり，それによって使用薬剤の種類，投与法が選択される．実際には分子論的な作用原理に基づく理論的なものというよりは，多数の専門家の経験の集積によるところが多い．神経疾患でも急性期に長期大量ステロイド療法に先行して，メチルプレドニゾロンの超短期超大量投与(パルス療法)が行われることが多い．プレドニゾロンを用いた大量ステロイド療法でも多発性硬化症のように急性期の抗浮腫・抗炎症作用を期待して，1～2ヵ月程度で比較的速やかな減量を行うこともあれば，多発性筋炎のように数ヵ月にわたり，かつ間質性肺炎の合併に注意しながらきわめて慎重な減量が必要な場合もある．神経外傷や特発性末梢性顔面神経麻痺などのように，抗浮腫作用を期待した短期大量投与にはデキサメサゾンやプレドニゾロンを用いる．リウマチ性多発筋痛炎では眼動脈炎による失明を予防するためプレドニゾロンの少量持続投与がなされる．プレドニゾロンは経口投与でも吸収がよく，

**表1 ステロイド剤が適応となる主な神経疾患**

| | | | |
|---|---|---|---|
| A. | 免疫異常を主体とする神経疾患 | | 1●多発性硬化症<br>2●急性散在性脳脊髄炎<br>3●重症筋無力症<br>4●慢性炎症性脱髄性多発神経炎 (CIDP)<br>5●Lambert-Eaton筋無力症候群<br>6●HTLV-1関連脊髄症 (HAM)<br>7●多発性筋炎<br>8●皮膚筋炎<br>9●Crow-Fukase症候群 |
| B. | 炎症を伴う神経疾患 | a● 感染症 | 1●髄膜炎・脳炎（結核性髄膜炎など） |
| | | b● 血管炎 | 1●中枢神経ループス<br>2●結節性動脈周囲炎<br>3●Sjögren症候群<br>4●Churg-Strauss症候群<br>5●リウマチ性多発筋痛炎<br>6●側頭動脈炎<br>7●小舞踏病 |
| | | c● 非特異的炎症 | 1●Tolosa-Hunt症候群<br>2●神経サルコイドーシス<br>3●神経ベーチェット病 |
| C. | 神経組織浮腫を主体とする神経疾患 | | 1●特発性末梢性顔面神経麻痺 (Bell麻痺)<br>2●頭部外傷<br>3●脳腫瘍<br>4●脊髄損傷 |

生物学的半減期も中等度であり副腎不全を回避する工夫も可能なことから，脳・神経・筋疾患ではプレドニゾロンの経口投与が好んで用いられている．プレドニゾロンは経口投与が，薬理作用の用量依存性が最も安定して得られるルートといわれているが，経口ができないなどの理由で静注に変えざるを得ない場合には，経口量の1.5～2.0倍の水溶性プレドゾロニンを2分割して点滴静注することを，臨床経験に基づいて勧めるものもある●3．以下に著者らが実際の臨床で経験してきた，主な神経疾患に対する具体的な処方例を示す(筋疾患は膠原病の項参照)．なお，原疾患の性質，合併症の有無等によるが，経口プレドニゾロンで1日量40mgまでは原則として入院管理が必要と考えている．本項では投与量については，特にことわらない限り体重50kg前後の成人を対象にしている．またステロイド剤の一般的な副作用への対応は総論で述べられているので，各疾患の項では特記事項に限った．また処方例はステロイド剤を中心にして記載し，併用薬やステロイド抵抗性の難治例についての免疫抑制剤などの記述は最小限にとどめた．

# 主な疾患におけるステロイド剤の使用

## 1 ◆ 多発性硬化症

　視力障害，失調，運動・感覚障害など中枢神経系の多彩な症状が，寛解と再発を繰り返す炎症性脱髄性疾患である．中枢神経の髄鞘蛋白を抗原とする細胞性免疫反応でおこる自己免疫疾患と考えられている．障害の時間的，空間的多発性が診断のポイントであるが，MRIによる病巣の描出，髄液検査，電気生理学的検査が有用である．本症の急性増悪期はステロイド療法が基本になっており，抗浮腫作用や抗炎症作用によって早期改善をはかり，障害を最小限に押さえることが目的である．再発の抑制効果はない．

> **ステロイド剤処方例**
> 
> 　メチルプレドニゾロン1,000mg/日 3日間 点滴（3〜4時間かけて）静注投与後，プレドニゾロン60mg/日（分1，朝食後，経口投与）を10〜14日間投与する．反応が良い場合には10mg/週で漸減する．症例によっては減量中に再発することがあり，その場合には一旦増量して漸減速度を緩める．漸減中に再発を繰り返し，やむを得ず少量投与の継続が必要なこともあるが，隔日投与にするなど副作用への配慮が必要である．初回のパルス療法に引き続く後療法で反応が良くない時は，パルス療法を更に計3回まで繰り返す．

## 2 ◆ 急性散在性脳脊髄炎
### (acute disseminated encephalomyelitis: ADEM)

　ウイルス感染，ワクチン接種などを契機として，急性の経過で多彩な中枢神経症候を呈する単相性の炎症性脱髄性疾患で，自己免疫学的機序によると考えられている．

> **ステロイド剤処方例**
> 
> 　前項の多発性硬化症と同様である．

## 3◆重症筋無力症

　神経筋接合部の筋肉側運動終板膜にあるアセチルコリン受容体(AchR)を標的とする抗体により，神経-筋の伝達が障害される自己免疫疾患である．易疲労性が顕著で，夕方に悪化する日内変動がある．眼瞼下垂や複視などで発症することが多く，これらに限局しているものを眼筋型，四肢にも及ぶものを全身型と呼ぶが，構音・嚥下障害，呼吸筋麻痺を伴うこともある．診断には反復刺激によるM波減少による易疲労性の証明，テンシロンテスト，抗AchR抗体の検出が重要である．しばしば胸腺腫を合併するので胸部CT/MRI検査を行う．成人全身型，胸腺腫がある眼筋型では速やかに拡大胸腺摘出術を行う．ステロイド剤は手術後，日常生活で抗コリンエステラーゼ剤を必要とする症例に大量投与する．その目的はリンパ球の抑制による抗体産生低下にある．最近は，術前にステロイド剤を開始して症状を改善しつつ手術を行う例も多くなったが，感染や創傷治癒遅延に注意が必要である．胸腺腫の合併がない場合は，拡大胸腺摘出術とステロイド大量療法によって80～90%は日常生活に復帰可能であるが，合併例では改善が不良のことが多く，少量のステロイド剤を長期にわたり必要とする例や免疫抑制剤を併用する例がある．10歳以下の小児例はステロイド剤が第一選択とされ，予後も一般に良好である．

>  **ステロイド剤処方例**
>
> 　初期増悪を極力避けるため，プレドニゾロン40mg/隔日(分1，朝食後)から開始し，2回(4日)毎に10mgずつ増量する．100mg/隔日で最大維持量として最低4週間続ける．小児例では最大維持量2mg/kg/隔日とする．症状の改善が確認されたら，2週毎に隔日5mgずつ減量する．難治例ではメチルプレドニゾロン1,000mg/日 3日間点滴静注によるパルス療法を試みる．ステロイド剤の隔日投与におけるonの日とoffの日で差が著明になるようであれば，offの日に5mgを投与する．

## 4 ◆ 慢性炎症性脱髄性多発神経炎 (CIDP)
### (chronic inflamatory demyelinating polyneuropathy: CIDP)

末梢神経の脱髄による慢性あるいは再発性の運動・感覚障害であり，細胞性免疫学的機序が主体と考えられている．末梢神経の伝導遅延やブロックの存在，神経生検における節性脱髄が診断に重要である．ステロイド剤が第一選択とされてきたが，効果が見られるのは30%程度の症例であり，免疫抑制剤も使用される．最近は血液浄化療法，γ-グロブリン大量静注療法も好んで行われている．

> ステロイド剤処方例
>
> プレドニゾロン60mg/日(分1，朝食後，経口投与)を少なくとも4週間続け，反応が良くない時はパルス療法を試みる．2週毎に隔日に5〜10mgずつ減量するが再燃することがあり，やむを得ず少量投与の継続が必要なこともある．

## 5 ◆ Lambert-Eaton 筋無力症候群

易疲労とくに下肢の脱力を特徴とする傍腫瘍性神経症候群の一つで，肺小細胞癌を高率に合併する．電位依存性カルシウムチャネル抗体による神経筋接合部での伝達障害である．診断には電気生理学的に反復刺激による漸増現象を証明することが重要である．合併している癌の治療は当然行うべきであるが，ステロイド剤，血漿浄化療法，γ-グロブリン大量静注療法，免疫抑制剤などが神経症状を軽減することが多い．

> ステロイド剤処方例
>
> プレドニゾロン60mg/日(分1，朝食後，経口投与)を2〜4週間続け，2週毎に隔日に10mgずつ減量する．パルス療法を先行させることもある．

## 6 ◆ HTLV-1 関連脊髄症 (HTLV-1-associated myelopathy: HAM)

レトロウイルスの一つであるヒトTリンパ球向性ウイルス1型 (HTLV-1) の感染者におこる緩徐進行性の慢性経過をとる脊髄症である．本症は非

腫瘍性の病態であり免疫学的機序を介するものと考えられている．緩徐進行性の痙性対麻痺，感覚障害，膀胱直腸障害などを呈する．血清および髄液中の抗HTLV-1抗体陽性，MRI画像，髄液，体性感覚誘発電位の所見が診断に重要である．長期的に有効な方法は確立されていないが，ステロイド剤で一過性の改善が得られることが多い．

>ステロイド剤処方例

プレドニゾロン60mg/日(分1，朝食後，経口投与)を4週間続け，2週毎に隔日に10mgずつ減量する．

## 7◆結核性髄膜炎

血管炎による脳実質障害や滲出性炎症による脳神経障害，水頭症，脊髄ブロックの防止，脳浮腫の軽減などを目的にステロイド剤を用いる．結核自体を悪化させる恐れもあるので充分量の抗結核剤を併用する．また強力な抗結核療法により大量の結核菌蛋白が放出されて，発熱など急性のアレルギー反応がおこりステロイド剤の投与が必要になることもある．ステロイド剤の分解酵素を誘導するリファンピシン使用中は増量する．

>ステロイド剤処方例

プレドニゾロン60〜80mg/日(小児では1〜2mg/kg/日)の経口投与を2〜3週間維持し，その後4週間程度で漸減中止する[4]．

## 8◆中枢神経ループス

全身性エリテマトーデス(SLE)に伴う中枢神経病変はCNSループスと呼ばれる．病態は小動脈から毛細血管レベルまでの血管炎と，それに伴ううっ滞，梗塞，出血，血管透過性亢進による漏出，浮腫であり，局所およびび漫性の血流低下も生じる．非炎症性微小血管性梗塞もみられ，背景には抗リン脂質抗体症候群による凝固能亢進の関与も考えられている．精神症状，意識障害，片麻痺，感覚障害，けいれん発作など多彩な中枢神経症状を呈する．多発性単神経炎あるいは多発神経炎を同時に呈することもある．合併する高血圧や尿毒症による脳症も加味することがある．

CNSループスはSLE発症後3年以上経過した例に多いので診断は比較的容易であるが，ステロイド剤使用中はステロイド誘発精神症，初発症状となる場合にはウイルス性脳炎，各種代謝性脳症，急性散在性脳脊髄炎，多発硬化症などとの鑑別が必要である．中枢神経病変の活動性の指標としては髄液中のIgG，血中の抗リボソームP抗体，IL-6，INF-$\alpha$，脳波，SPECTが有用である．MRIではT2強調画像で基底核部や大脳深部白質に局所性またはび漫性に高信号域が見られるが，必ずしも症状と画像の消長が一致するものではない．従来，治療抵抗性であるとされてきたが，早期に充分なステロイド，免疫抑制療法によって寛解に至ることも多くなってきている．

> **ステロイド剤処方例**
> メチルプレドニゾロン1,000mg/日 3日間 点滴静注投与し，プレドニゾロン60mg/日（分1，朝食後，経口投与）を2〜4週間続け，反応が良くない時はパルス療法を更に2回まで繰り返し，なお抵抗性の場合にはシクロフォスファミドのパルス療法など免疫抑制剤を追加する．プレドニゾロンは再燃と間質性肺炎の合併に注意しながら慎重に漸減する．対症的に抗てんかん薬，向精神薬，抗血栓療法を行う．

## 9◆血管炎に伴うニューロパチー

結節性多発動脈炎(PN)とくに顕微鏡型PN，Churg-Strauss症候群などの血管炎症候群では，しばしば多発性単神経炎の形でニューロパチーをおこす．神経栄養血管の血管炎による血栓や，血液末梢神経関門の障害など循環障害による阻血性神経障害が基本病態である．血管炎の成因は不明であるが，病理学的には血管の内膜浮腫，血管腔狭小化，フィブリノイド変性，好中球，単核球の浸潤，末梢神経では有髄線維の脱落，神経軸索変性などの変化をみる．多発性単神経炎は血管炎の活動性が高い発症早期に，1〜2週のうちに次々といくつかの末梢神経が侵され感覚障害，筋力低下をおこす．これらがつなぎ合わさると一見，多発神経炎のように見える．末梢神経伝導検査で振幅が低下し，針筋電図で障害神経支配筋の神経原性変化がみられる．腓腹神経生検では有髄線維の脱落や軸索変性をみるが，神経栄養血管炎による循環障害を反映し

脱落の程度が神経束ごとに異なることが特徴的である．p-ANCAの上昇は診断に有用あるが，生検で壊死性血管炎の像がつかまれば診断が確定する．しかし血管炎は分節性におこるため典型的な血管炎の像が1つの標本内に見つからないことも多い．全身性の強い炎症反応から重症感染症も否定できず，ステロイド剤の使用が躊躇されることもあるが，本症の神経障害とくに運動障害は，急性期にステロイド剤を投与しないと非可逆的なことが多い．抵抗例には免疫抑制剤を併用する．

ステロイド剤処方例

　　メチルプレドニゾロン1,000mg/日 3日間 点滴静注投与し，プレドニゾロン60mg/日 (分1，朝食後 経口投与)を4週間以上続けた後にゆっくり漸減する．とくに間質性肺炎の合併例では慎重に減量する．凝固能亢進例には抗血栓療法を行う．

## 10◆ Sjögren症候群に伴う神経症状

　高率かつ多彩な神経症候を呈することから特に挙げた．本症は乾燥性角結膜炎と口腔内乾燥を主徴とする全身性の炎症性自己免疫疾患である．10〜20%に中枢神経系の，50〜60%に末梢神経系の障害がみられ，精神症状，痴呆，痙攣発作，頭痛，意識障害，無菌性髄膜炎，運動・感覚麻痺，失調，脊髄症，視神経炎，多発単神経炎，後根神経節炎による感覚性失調型神経炎，三叉神経炎，自律神経障害など症状は極めて多彩である．小動脈の血管炎による周辺の神経細胞脱落，末梢では神経栄養血管の炎症に伴う虚血性変化による軸索障害をおこす．後根神経節にTリンパ球の浸潤と神経細胞脱落，筋に炎症性ミオパチーを生じることがある．

ステロイド剤処方例

　　プレドニゾロン30〜60mg/日 (分1，朝食後，経口投与)を4週間投与する．反応が良い場合には5〜10mg/週で漸減する．パルス療法を先行させることもある．

## 11 ◆ Tolosa-Hunt 症候群

海綿静脈洞およびその周辺の非特異的肉芽腫によって，片側の眼窩部痛を伴う眼筋麻痺を来す．多くの場合ステロイド剤が著効するが再発もある．

> **ステロイド剤処方例**
> プレドニゾロン60mg/日（分1，朝食後 経口投与）を2～4週間続け，2週毎に隔日に10mgずつ減量する．

## 12 ◆ 神経サルコイドーシス

乾酪壊死を伴わない類上皮細胞肉芽腫（サルコイド結節）形成を特徴とする全身性疾患であり，肉芽腫は神経系や筋にも生じる．中枢神経系病変は脳底部に好発し，髄膜脳炎や多発性脳神経麻痺を呈することが多く，特に両側性顔面神経麻痺が多い．意識障害，痙攣発作，麻痺，失調など多彩な中枢神経症状，さらに末梢神経炎や筋症状を呈することもある．MRIによる肉芽病変の描出，髄液中のACEの上昇が神経系の障害を示唆する．中枢神経サルコイドーシスは一般に生命，機能予後が不良である．末梢神経サルコイドーシスの約2/3症例では発病後3年以内に自然寛解するが再発しやすい．自覚症状が強いときステロイド剤を用いる．

> **ステロイド剤処方例**
> プレドニゾロン60mg/日（分1，朝食後，経口投与）を約4週間投与する．反応が良い場合には2週毎に隔日10mgずつ漸減する．パルス療法を先行させることもある．

## 13 ◆ 神経ベーチェット病

ベーチェット病は口腔粘膜の再発性アフタ，外陰部潰瘍，皮膚症状，眼症状を主症状とし，遷延性経過をとる原因不明の全身性疾患であるが，免疫学的機序の関与が考えられている．神経障害が前景に立つものを神経ベーチェット病とよぶ．小静脈周囲性にリンパ球や好中球浸潤とそれに伴う血栓形成や小軟化巣が中枢神経系に広汎にみられるが，中でも

脳幹腹側が高率に侵される．髄膜刺激症状，運動麻痺，仮性球麻痺や人格変化，幻覚，痴呆などの精神症状が多い．再発と寛解あるいは進行性の経過をとる．神経系の検索には髄液所見，MRIによる大脳基底核，脳幹部の病巣描出が有用である．

> ステロイド剤処方例
>
> メチルプレドニゾロン1,000mg/日 3日間 点滴静注(1クール)投与後，プレドニゾロン60mg/日(分1，朝食後経口投与)を約4週間投与する．反応が良い場合には2週毎隔日10mgずつ漸減する．ステロイドに再発抑制作用はなく，減量過程で増悪することもあるが，長期投与は眼病変に好ましくない．シクロスポリンなどの免疫抑制剤を併用することもある．

## 14 ◆ 特発性末梢性顔面神経麻痺 (Bell 麻痺)

原因不明で2～3日で完成する半側顔面筋の筋力低下である．診断には感染，糖尿病，膠原病などの2次性の麻痺や中枢性の麻痺を除外する．病態は顔面神経管内の急性神経腫脹であり，抗浮腫作用を目的にステロイド剤が用いられる．理学療法，ビタミンB1，B2，E剤を併用する．眼球結膜の乾燥に注意する．星状神経節ブロックも行われる．

> ステロイド剤処方例
>
> プレドニゾロン60mg/日(分1 朝食後経口投与)し，2～3日毎に10mgずつ漸減して中止する．耳鼻科領域ではデキサメサゾンを短期間使用することも多い．

## 15 ◆ 頭部外傷，脳腫瘍に伴う脳浮腫

手術までの一時的治療であり，抗浮腫剤と併用される．

> ステロイド剤処方例
>
> デキサメサゾン10mgを静注し，以後4～6時間毎に4mgを追加し数日間投与する．5～10日間で漸減中止する●5．

## 16◆脊髄損傷

急性期にステロイド剤を推奨する報告がある．

### ステロイド剤処方例

メチルプレドニゾロン30mg/kgを注入ポンプを利用して15分かけて静注する．45分後より維持量5.4mg/kg/hrで23時間持続静注して終了する[6]．抗浮腫剤を併用する．

［犬塚　貴／保住　功］

### 参考文献

1. Guillain-Barre syndrome steroid trial group: Double blind trial of intravenous methylpredonisolone in Guillain-Barre syndrome. Lancet 341:586-590, 1993
2. Dyken ML: Controversies in stroke. Past and present. Stoke 24:1251-1258, 1993
3. 三森明夫：副腎ステロイド，膠原病診療ノート，日本医事新報社，東京,, pp17-42, 1999
4. Samuels MA: Manual of Neurologic Therapeutics, 5th ed. A Little Brown, Boston, pp162, 1995
5. 澁谷統壽：副腎皮質ホルモン製剤，今日の神経疾患治療指針(亀山正邦，高倉公朋 編)，医学書院，東京，pp107-109, 1994
6. Brracken MB, et al: A randomized, controlled trial of methylpredonosolone or naloxone in the treatment of acute spinal cord injury. Result of the scond national acute spinal cord injury study. N Eng J Med 322: 1405-1411, 1990

# V. 主な内科疾患におけるステロイド療法

## 7 甲状腺疾患

### はじめに

　甲状腺は，前頸部に存在し重量約15gの内分泌臓器である．甲状腺は，代謝調節に必要なホルモン(主にT3，T4)を分泌し，副腎皮質ステロイドとともに，生体でのホメオスターシスに重要な役割を果たしている．本項では，甲状腺ホルモンの分泌・代謝，グルココルチコイド(以下，ステロイドと称する)との相互作用，各種甲状腺疾患でのステロイド剤の使い方について述べる．

### 1 甲状腺ホルモンの分泌・代謝

　甲状腺は，下垂体前葉から分泌される甲状腺刺激ホルモン(TSH)により，甲状腺内でヨードを取り込み，有機化，T3，T4を合成，水解し，血中へ分泌する．血中に分泌されたT3，T4のほとんどは，サイロキシン結合蛋白(TBG)に結合して存在し(一部，プレアルブミンやアルブミンと結合して存在しているが，T3はプレアルブミンとはほとんど結合しない)，遊離甲状腺ホルモンは，freeT3:0.3%，freeT4:0.03%程度である．両者とも甲状腺ホルモンとしての生物学的活性を有しているが，等モルで比較するとT3のほうが，3〜4倍ホルモン活性が強い．また，血中の全ての甲状腺ホルモンが甲状腺から分泌されるわけではなく，末梢組織で代謝されて生成されたものもある．T4は100%甲状腺から分泌されるが，T3は20%が甲状腺内で合成されたものであり，残りが腎臓，肝臓等の末梢においてT4から5位のヨードが脱ヨード化されたものである．すなわちT4から転換(conversion)されて作られる．種々の生理的，病的状態で，このconversionが変化することが知られており，low T3 syndrome, euthyroid sick syndromeなどがこの病態にあたる．

T3は全身の細胞の核内レセプター(T3受容体)に結合，T4は細胞内でT3にconversionされ，同じくT3受容体に結合する．T3受容体はホモ2量体を形成し，DNAと結合しているが，T3が結合すると転写反応が進み，種々の蛋白を誘導し酸素消費量を増やす．さらに，甲状腺ホルモンは他の内分泌腺と同様に，negative feedback機構が働き，下垂体，視床下部のTSH，TRH分泌を調節して，生体の恒常性を保っている．

## 2 ステロイド剤との相互作用

甲状腺ホルモンは，蛋白，糖質，脂質すべてにおいて代謝を促進する．ステロイドも例外ではなく，大量の甲状腺ホルモンにより代謝回転が促進される．詳細は「Ⅷ.ステロイド関連薬の臨床」の項を参照されたい．

一方，ステロイドの甲状腺ホルモンに対する作用として，末梢組織でのT4からT3への転換抑制が挙げられる．そのため，血中T3の低下に有効とされている．

## 3 甲状腺疾患におけるステロイド剤の使い方

甲状腺疾患でのステロイド療法の目的は，
①ステロイドによる抗炎症作用の期待，
②相対的副腎不全の予防，および不足しているステロイドの補充，
の2つが主である．日常診療上の甲状腺疾患のほとんどは，軽度から中等度の機能亢進および低下を示す，バセドウ病および橋本病である．そのため，抗甲状腺薬，甲状腺剤等の投与で治療可能であり，甲状腺疾患診療においてステロイドホルモン剤での治療を要する病態は多くない．また，腫瘍性病変においては腫瘍摘出により，予後は比較的良好で，他臓器癌に比べ化学療法を施行する症例は少ない．

表1に甲状腺疾患中，治療にステロイド剤を使用するものを示す．

表1 ステロイド治療を要する甲状腺疾患

| 甲状腺機能亢進症 | 甲状腺機能低下症 |
|---|---|
| ●甲状腺クリーゼ<br>●亜急性甲状腺炎<br>●甲状腺眼症<br>●薬剤性 | ●粘液水腫昏睡<br>●薬剤性 |

# 1 ◆ 甲状腺クリーゼ　thyrotoxic storm[1]

　バセドウ病で認められるが，中毒性結節性甲状腺腫でもみられる．バセドウ病の多くは抗甲状腺薬，βブロッカー，抗不整脈薬の経口投与で治療可能であり，それに抵抗性を示す患者，アレルギー反応（無顆粒球症，重度の肝機能障害）を呈する患者には，アイソトープ治療または手術が施行される．しかし，一部の患者は甲状腺機能亢進症が劇症化し，生命に危険がおよぶ場合もあり，甲状腺クリーゼと称される．原因はいろいろあるが，治療の遅れ，中断，放射性ヨードの投与，感染などがある．

　救急医療の現場では，眼球突出など甲状腺疾患に特徴的な所見に乏しい場合があるので，必ずしも診断が容易ではない．明確な診断基準はないが，

　　① 発熱（しばしば40℃以上の高熱）
　　② 頻脈（しばしば心房細動）
　　③ 中枢神経症状（痙攣，譫妄，意識障害）

が主症状であり，著しい下痢や腹痛を認めることもある．

## 治　療

　予防が重要であるが，発症後は早期診断，早期治療が原則である．治療は緊急を要し，補液，抗甲状腺剤，ルゴール等の投与に加え全身管理を行う．

　全身管理として酸素吸入とともに，うっ血性心不全に対してSwan-Ganzカテーテルを挿入し，ジギタリス等の投与を行う．頻脈に対してはプロプラノロール30mgを6時間ごとに経口投与する．内服困難なときには0.5〜1mg静脈投与する．心電図モニターしながら10分ごとに数回繰り返してもよい．βブロッカー投与不可の場合（気管支喘息がある場合），代用としてレセルピンを投与する．体温は少なくとも39℃以下に是正する．クーリングに加えアセトミノフェンあるいは他の非ステロイド系消炎鎮痛剤の経口投与，坐薬投与を行う．中枢神経症状に対してジアゼパム5mgを静脈内投与する．

　治療の第1ステップは，甲状腺ホルモン合成の抑制である．そのために，PTU(propylthyouracil)またはMMI(methimazole)を投与する．PTU 200mgを4時間ごとに経口投与，またはMMI20mgを4〜6時間ごとに経口投与から開始し，クリーゼ状態から離脱するまで続ける．治療効果に両者の差はないが，T4からT3への転換抑制作用を有するためPTUが好まれる．必要ならNGチューブを挿入し投与する．その後，ホルモンの

血中への分泌を抑制するため，抗甲状腺剤投与1時間後に，ルゴール液10滴(ヨードに換算して250mg/日に相当する)を8時間ごとに経口投与する．ヨード造影剤の経静脈投与も有効である．ヨード過敏症が存在する場合は，炭酸リチウム300mgを6時間ごとに経口投与する．その場合血中濃度に留意し，1mEq/lに維持するようにする．また，大部分の血中T3は末梢でのT4からの転換によるので，転換抑制のために，デキサメサゾン(デカドロン®)2mgを静注し，その後は可能であれば経口投与とする．PTU，プロプラノロールと共にT4からT3への転換を抑制することによる．

## 2◆バセドウ病眼症　Grave's ophthalmopathy

バセドウ病の付随症状に眼症状があり，甲状腺眼症の約80%はバセドウ病に合併する．甲状腺眼症の発症メカニズムは不明な点が多いが，眼窩部球後組織に自己抗原が存在する自己免疫疾患とされている．つまり，眼窩部球後組織の炎症が基礎にあり，球後組織内圧が亢進し，眼球突出を引き起こす．その重症型を悪性眼球突出症malignant exophthalmosと称する．また，甲状腺機能低下症で，TSHが高値を示す例でも眼症状が増悪することが知られている．甲状腺眼症における眼症状の分類と治療効果の評価法を表2に示す[2]．

### 治療

ステロイド治療，放射線治療，眼科的手術療法(眼窩減圧術)がある．重症度を知る客観的評価法には，MRI-T2強調画像における外眼筋T2レベルを用いる方法がある．活動期の場合このT2レベルは上昇する．甲状腺眼症のうち，外眼筋肥大を有し活動期にある症例がステロイド治療のよい適応となる[2,3]．なお，甲状腺機能と眼症の程度は必ずしも相関しない．発症早期の軽症例では，αブロッカー点眼とともに，プレドニゾロン(プレドニン®)20〜30mg/日　朝1回の経口投与を行う．有効であれば適時漸減する．活動期で，眼外筋肥大，視力障害，角膜潰瘍を

表2 甲状腺眼症における眼障害の分類と治療効果の評価

| | 分類 | | 治療効果判定 |
|---|---|---|---|
| 1 | 軟部組織病変 | 有、無 | 悪化, 不変, 改善, 治癒 |
| 2 | 眼球突出(mm) | CT, MRI | 眼突出(mm)の変化 |
| 3 | 複視 | Hess'chart<br>Forced duction test | 所見の変化 |
| 4 | 外眼筋肥大 | 外眼筋最大径／視神経最大径 (正常:<1) | 外眼筋肥大の変化 |
| 5 | 角膜病変 | a. 浸潤:有、無<br>b. 潰瘍:有、無<br>c. 穿孔:有、無 | 悪化, 不変, 治癒 |
| 6 | 視力 | | 矯正視力の変化 |

おこす例は,ステロイドパルス療法を施行する.メチルプレドニゾロン(ソル・メドロール®)1,000mg/日 点滴静注,3日連続を1クールとし,1週間ごとに3クール繰り返す.クール数は症状に応じて増減するが,治療効果は早い時で治療翌日から現われ,数週間から数ヵ月持続する.また,繰り返し投与することも可能である.または,ベタメサゾン(リンデロン®)8〜12mg/日より開始し,3〜4日ごとに漸減する方法もある.

バセドウ病治療中眼症が悪化する症例は10〜15%で,特にアイソトープ治療を受けた患者の35%が悪化している.その場合も短期間ステロイド治療を併用することで,予防できるとする報告もある[4].

欧州甲状腺学会のメンバーによる甲状腺眼症治療実態調査では,77%がステロイドを単独か他の治療と併用すると答えている.放射線治療をする場合,ステロイドの併用が18%あった.また,ステロイド使用8週間後に甲状腺眼症悪化がみられれば,放射線治療,手術,他の免疫抑制療法に切り替えるとの回答が多かった.また,糖尿病を合併している患者では,ステロイドを使用すべきではなく手術を勧める意見が多く,放射線治療については反対意見が多い[5].

## 3 ◆ バセドウ病特殊状況下でのステロイド使用

　通常は，抗甲状腺薬等の薬物療法で治療可能な症例が多いことは前に述べた．しかし，抗甲状腺剤の重篤な副作用である無顆粒球症を発症した症例や，コントロール不良例，ヨード過敏症（ヨードアレルギー）の患者では，薬物療法は行えず手術療法を選択せざるを得ない場合があり，手術日まで甲状腺機能の正常化をはかるため，一時的にステロイドを使用する．デキサメサゾン（デカドロン®）4～6mgを手術2～4日前から投与し，手術後漸減する方法または，デキサメサゾン，ベタメサゾン（リンデロン®）6～mg/日を手術日をはさみ4～6日間投与する●6．

## 4 ◆ 亜急性甲状腺炎　subacute thyroiditis

　亜急性甲状腺炎は，前頸部痛，発熱で発症し，数週間から数ヵ月以内で自然寛解する特徴をもった甲状腺炎である．甲状腺中毒症の約6%を占める．甲状腺放射性ヨード摂取率は極端に低下する．超音波所見で炎症部位に一致した低エコー領域が，経過とともに移動する（creeping現象）のも特徴的である．発症メカニズムは不明な点が多いが，ウイルス感染の関与，白人ではHLA-Bw35との関連が報告されている．

### 治　療

　軽症例では非ステロイド性消炎鎮痛剤を投与する．中等度以上の例では，ステロイド治療の適応である．一般にプレドニゾロン（プレドニン®）30mg/日，朝1回経口投与から開始し，症状や血中CRP等の検査成績をモニターしながら，1～2週間に5～10mgずつ漸減し，2～3ヵ月で中止する．治療効果は劇的だが，ステロイド減量を急ぐと再燃する可能性が高いため注意する．ステロイド治療中に再発した場合，初回投与量に戻して漸減する．

　また治療経過中，甲状腺機能低下症をきたすことがあるが多くは一過性であり，通常数ヵ月で正常機能に戻る．

## 5 ◆ 薬剤による甲状腺機能亢進症　drug-induced hyperthyroidism

インターフェロンによるものが有名であるが，その他の薬剤でも報告がある．薬剤性甲状腺機能亢進症での統一したステロイド投与法はないが，治療困難とされたAmiodarone-induced thyrotoxicosisではいくつかの報告がみられる[7,8]．具体的には，プレドニゾロン(プレドニン®)30mg/日，朝1回経口投与から開始し2週間後に20mg/日に減量，その後ゆっくりと漸減し，4ヵ月でステロイド治療を中止できている．

## 6 ◆ 粘液水腫性昏睡　myxedema coma[9]

甲状腺機能低下症の患者がその経過中，ストレス，外傷等が誘因となって生命の危険に直面した状態で，甲状腺クリーゼと同様，甲状腺疾患の最重症型である．橋本病が基礎にある場合が大部分である．低血圧，徐脈，意識障害，低血糖，低Na血症が主症状であるが，心筋梗塞，副腎クリーゼとの鑑別が必要である．

### 治療

甲状腺クリーゼと同様，早期診断，早期治療が重要である．重症な甲状腺機能低下症の患者は，すでに重篤な血管収縮状態にあるため，α受容体作動薬は使用しない．またα受容体作動薬と甲状腺ホルモンの併用は重篤な不整脈を来しやすく，注意が必要である．心電図モニターの上適切な呼吸管理下で，できればSwan-Ganzカテーテルを用いた補液を行う．循環虚脱防止のため，保温はゆっくりと行うのがよい．また，本症では低血圧の管理が重要である．甲状腺機能低下症では潜在的副腎不全の可能性があることやストレスに対するコーチゾール分泌能が低下するため，効果に対する証拠はないが，ステロイドを投与する．すなわちハイドロコルチゾン(ソル・コーテフ®)50～100mg/日を6～8時間ごとに経静脈投与する．この場合，必ず甲状腺ホルモンの投与前にステロイド投与を開始しなければならない．甲状腺ホルモン投与を先行させると，副腎皮質ホルモンの代謝が促進し必要量が増加，副腎クリーゼを引き起こす可能性がある．一方，ステロイド投与前に血液サンプルを採取し，後で血中コーチゾールを測定することが大切である．このサンプルの血中コーチ

ゾールが低い場合には，当然ステロイド投与を粘液水腫性昏睡治療後も続ける．

　初期の甲状腺ホルモン補充は，経静脈投与が望ましい．初回T4(levothyroxine sodium)50μgを6時間ごとに静脈内投与する．以後，経口投与可能になるまで50μg/日で繰り返す．しかし，残念ながら本邦ではT4製剤の注射薬が市販されていないため，同量のT4散剤を経口投与するしかない．

[棚橋　哲也／猿井　宏／安田　圭吾]

### 参考文献

1. Wartofsky L: Thyotoxic storm. In :The Thyroid(Braverman LE, UtigerRD, eds), 7th ed, pp701-707, 1996
2. 横山直方，長瀧重信：甲状腺眼症の治療指針．新しい眼科 13:1797,1996
3. Burch H B, Wartofsky L : Grave's ophthalmopathy ; Current concepts regarding pathogenesis and management.Endocrine Rev14 : 747,1993
4. Pinchera A,et al:Radioiodine may be bad for Grave's ophthalmopathy,but. J Clin Endocrinol Metab 80:342-345,1995
5. Weetman A P Wiersinga W M : Current management of thyroid-associated ophthalmopathy in Europe. Result of an international survey. Clin Endocrinol 49 : 21-28, 1998
6. 伊藤病院：伊藤病院に学ぶ甲状腺疾患の診かた，メディカル・コア，pp84-88
7. Georges J L, et al : Life-threatening thyrotoxicosis induced by amiodarone in patients with benign heart disease. Eur heart J 13:129-132,1992
8. Meicer M : Amiodarone-induced throtoxicosis responding to oral steroid therapy. Post Grad Med J 68 : 394,1993
9. Wartofsky L: Myxedema coma. In: The Thyroid(Braverman LE, UtigerRD, eds), 7th ed, pp871-877, 1996

# V. 主な内科疾患におけるステロイド療法

## 8 消化器疾患

### はじめに

　消化器疾患のなかで，ステロイド適応疾患は炎症性腸疾患である，Crohn病，潰瘍性大腸炎が対象疾患である．稀に消化管に原発する悪性リンパ腫，Behçet病も適応疾患となる．以下，具体的にそれぞれの疾患でのステロイド治療について述べる．

## 1 Crohn病

　主病変は小腸，大腸にあるが，消化管のどこにでも発症する炎症性腸疾患である．消化管病変は増悪，寛解を繰り返し，進行性に消化管の狭窄や瘻孔をきたし，大部分の症例では外科的手術を必要とする．術後でも高率に再発し，完全に治癒することは稀である．

　疫学的には年々増加し，1992年には人口10万人あたり5.85人と1980年の8倍に増加し，さらに最近も増加傾向にある．発病率・有病率ともに欧米諸国の10％以下とされている．男女比は男性が1.7～2.3倍と優位で，発症年齢は10歳代後半から20歳代前半にピークがあり，15～29歳で全体の75％を占める．

#### 1 分　　類

　病変部位により小腸・大腸型，小腸型，大腸型，直腸・肛門型，胃・十二指腸限局型，虫垂型に分類され，小腸・大腸型が約1/2，小腸型1/4，大腸型1/4で，その他は稀とされている．

## 2 病　　因

　原因不明であるが，ウイルスを含む何らかの抗原刺激に対するリンパ球の反応，単球マクロファージ系などの感染防御機構の異常が病因と考えられている．

## 3 病　　理

　肉眼的には粘膜面と縦走潰瘍と敷石像が特徴である．縦走潰瘍は小腸では腸管膜付着部側，大腸では結腸ひもに沿って腸管の長軸方向に走り，不規則な潰瘍やアフタと呼ばれる小潰瘍もみられる．縦走潰瘍や敷石像は健常粘膜をはさんで非連続性に分布し，skip lesionと表現される．組織学的には主として形質細胞とリンパ球よりなる全層性炎症が見られる．普通，炎症は粘膜より粘膜下層に強く，不釣り合い炎症といわれ，腸管相互の癒着，隣接腸管，膀胱，腟などに穿通して外瘻を形成したり，腹腔内に膿瘍や炎症性腫瘤を形成することもある．顕微鏡的な特徴所見として非乾酪性類上皮細胞肉芽腫(非乾酪性肉芽腫)がある．腸結核にみられる乾酪性肉芽腫(乾酪性肉芽腫)に比べ小型で，乾酪壊死を伴わず癒合傾向も乏しい．

## 4 臨床症状

### 1 自覚症状
　腹痛，下痢，発熱および体重減少を4主徴とし，肛門病変，全身倦怠感，あるいは血便も比較的頻度の高い症状である．下痢，発熱，肛門病変および関節炎の頻度は大腸型に高く，体重減少は小腸・大腸型で高率である．

### 2 他覚症状
　軽度の貧血，るいそうおよび肛門病変〔肛門周囲膿瘍，瘻孔，痔瘻，浮腫性皮垂(skin tag)〕，その他，腹部腫瘤，腸蠕動不穏などがみられる．

## 5 検査所見

### 1 臨床検査所見
　赤沈値亢進，CRP陽性，軽度の貧血，低蛋白血症，低アルブミン血症および低コレステロール血症などの低栄養状態．

### 2 腹部超音波検査, 消化管Ｘ線・内視鏡検査

#### a. 腹部超音波検査, CT

腸管壁の肥厚, 癒着ガスの貯留, 腹部膿瘍の診断に有用であり, Crohn病の疑診とされることがある.

#### b. 小腸Ｘ線検査

約70％に小腸病変がみられ, 診断には必須の検査. 縦走潰瘍による偏側性変形, 敷石像, 狭窄, 内科瘻および腹腔内膿瘍が描出されることがある.

#### c. 大腸Ｘ線, 内視鏡検査

本症に特徴的な敷石像, 縦走潰瘍が描出されることが多い. 縦の潰瘍, アフタの部位からの生検よりCrohn病と診断されることもある.

#### d. 上部消化管Ｘ線, 内視鏡検査

胃・十二指腸にアフタなどの小病変が高率に認められる. 十二指腸に特徴的な縦に配列するアフタが診断のきっかけになることがある.

### 3 生検所見

非乾酪性肉芽腫が見られれば有力な診断のてがかりである.

## 6 診 断

表1に厚生省特定疾患難治性炎症性腸管障害調査研究班(班長：武藤徹一郎)によるCrohn病の診断基準を示す. 若年者で腹痛・下痢・発熱・体重減少・肛門病変などの臨床症状に, 赤沈亢進・CRP陽性の炎症所見,

**表1　Crohn病の診断規準(改訂案)**

| 主要所見 | 副所見 |
|---|---|
| A●縦走潰瘍 | a●縦列する不整形潰瘍またはアフタ |
| B●敷石像 | b●上部消化管と下部消化管の両者に認められる不整形潰瘍またはアフタ |
| C●非乾酪性類上皮細胞肉芽腫 | |

| | |
|---|---|
| 確診例 | 1○主要所見のAまたはBを有するもの [注1,2]<br>2○主要所見のCと副所見のいずれか一つを有するもの |
| 疑診例 | 1○副所見のいずれかを有するもの [注3]<br>2○主要所見のCのみを有するもの [注4]<br>3○主要所見AまたはBを有するが, 虚血性大腸炎, 潰瘍性大腸炎と鑑別ができないもの |

注1) A：縦走潰瘍のみの場合, 虚血性大腸炎や潰瘍性大腸炎を除外することが必要である.
2) B：敷石像のみの場合, 虚血性大腸炎を除外することが必要である.
3) 副所見bのみで疑診とした場合は同所見が3カ月恒存することが必要である.
4) 腸結核などの肉芽腫を有する炎症性疾患を除外することが必要である.

八尾恒良：Crohn病診断基準（改訂案), 厚生省特定疾患難治性炎症性腸管障害調査研究班(班長:武藤徹一郎), 平成6年度研究報告書, pp63-66, 1995より

低アルブミン血症，低コレステロール血症の検査所見が加われば本症を疑い，X線，内視鏡検査を施行し，典型的な縦走潰瘍や敷石像が証明されれば本症と確診される．縦走潰瘍，敷石像を欠く非定型例では生検や切除標本で非乾酪性肉芽腫を証明するとともに縦走潰瘍かアフタを見つけるか，上部および下部消化管に潰瘍かアフタを見出すことが必要である．

## 7 鑑別診断

### 1 腸結核

肺結核のない原発性腸結核が鑑別困難となる．腸結核では横走，横列潰瘍が多く，萎縮瘢痕帯を示し，盲腸，上行結腸の短縮をきたし，変形が見られる．生検標本の培養で高率に結核菌を証明できるが，Crohn病のように非乾酪性肉芽腫がみられることがある．

### 2 潰瘍性大腸炎

（次項を参照）

### 3 虚血性大腸炎

縦走潰瘍を高頻度に認めるが，年齢，病変部位，発症様式および臨床経過が本症と異なり鑑別は比較的容易である．

## 8 合併症

腸管の病変に基づく合併症では，腸管の閉塞，狭窄，内瘻，外瘻，腹部膿瘍，出血，腸穿孔および肛門病変などであり，全身性の合併症は口腔内アフタ，結節性紅斑，壊疽性膿皮症，虹彩炎，腸性関節症，アミロイドーシスあるいは腸癌などである．

## 9 経過・予後

寛解と増悪を繰り返し，完治することは少ない．治療により一時的に寛解しても腸管の通過障害，内瘻，外瘻，出血により外科手術が必要となる．術後でも病変が進展して，再手術が必要となることが多い．累積手術率は15年で，51.2%で欧米の報告よりは低い．

## 10 治　療

内科的治療の眼目は臨床症状が異なるので画一的になされるべきではなく，一時的に患者の症状を改善させるだけではなく，患者の生命を延長させ，quality of life(QOL)の向上を目標とすべきである．

### 1 活動期の治療
#### a. 薬物療法

**副腎皮質ステロイド**：腹痛，下痢，発熱あるいは全身倦怠などの臨床症状を劇的に改善するが，病理組織像を著明に改善しない．初回量としてprednisolone換算40mg前後を投与する．炎症所見の消退と臨床症状の改善を目的とすべきであり，漸減・中止し，salicylazosulfapyridine(Salazopynin)に変更すべきであるが，減量により再燃・増悪するときには，投与期間が長くなることもしばしばである．連日１ヵ月以上の投与の場合は副腎皮質機能の抑制による副腎隔日または間歇投与に移行し，１日あたりの平均投与量を徐々に減らし，臨床経過を見ながら中止すべきである．症状，壊疽性膿皮症，結節性紅斑などの全身性症状を有するものは副腎皮質ステロイドを使用すべきである．副作用は消化性潰瘍の穿孔(比較的使用早期に起こることがあり，投与前には診断上のことも含め上部消化管内視鏡検査は必須である)，精神症状，斑状出血，皮膚線条，耐糖能異常および高血圧などである．

**salicylazosulfapyridine(Salazopyrine)**：重篤な副作用は少なく試みられるべき治療法であるが，本剤のみでコントロールできる症例は少ない．副作用は悪心，嘔吐，食欲不振，頭痛，発疹，血液障害および男性不妊などがあるが頻度は低い．

**aminosalicylic acid(Pentasa)**：Salazopyrineの構成成分のうち薬理成分を有する部分のみからなる薬剤である．

#### b. 栄養療法

入院加療を必要とする増悪期には経口摂取を禁じ，完全静脈栄養(total parenteral nutrition, TPN)，経腸栄養法を行う．TPNは40kcal/kg前後を補給する．普通２～４週のTPNで自覚症状と炎症所見は消退し，臨床症状は改善される．微量元素の欠乏による貧血，皮膚症状，気胸，高血糖，肝障害に注意しながら施行する．経腸栄養は１日40kcal/kg前後の成長栄養剤

を上部空腸に挿入した栄養チューブにより投与する．重篤な副作用は少ないが，下痢，胃腸症状，肝機能障害および必須アミノ酸欠乏がある．

### c．その他

白血球除去療法あるいはTNF抗体の投与などが試みられている．

#### 2 寛解維持のための治療

副腎皮質ステロイド，azathiopurineあるいは6-mercaptopurine（6-MP）などの免疫抑制剤が用いられるが，投与中止により再燃するので，副腎皮質ステロイドの副作用が少なく副腎機能を維持できるような間歇投与法や隔日投与法が推奨される．また，在宅栄養療法も今後施行させる頻度は高くなるであろう．

## 2 潰瘍性大腸炎

大腸の粘膜および粘膜下層がびまん性あるいは連続性に障害される原因不明の非特異性炎症性疾患．年間発症率は人口10万人あたり，0.3〜0.5人で欧米の1/20〜1/10と推定される．30歳以下の成人に多いが，小児や50歳以上の年齢層にもみられる．大部分の症例では直腸より上行性，連続性にびらん，潰瘍，浮腫，充血および炎症性ポリープなどを形成する．臨床的には粘血便を主徴とし，寛解，再燃，再発を繰り返し，慢性に経過する症例が多い．Crohn病と合わせて炎症性腸疾患（inflammatory bowel disease, IBD）と呼ばれる．

表2　潰瘍性大腸炎の重症度分類　　　　厚生省特定疾患調査研究班，1985

| 激症 | | 重症 | 中等症 | 軽症 |
|---|---|---|---|---|
| 以下の5項目を満たしているもの<br>1）重症の基準を満たしている<br>2）15回/日以上の血性下痢が続いている<br>3）38℃以上の持続する高熱がある<br>4）10,000m以上の白血球増加がある<br>5）強い腹痛がある | a-下痢 | 6回以上 | 重症と軽症の間 | 4回以下 |
| | b-血便 | ＋＋＋ | | ＋〜− |
| | c-発熱 | 37.5℃以上 | | − |
| | d-頻脈 | 90/min以上 | | − |
| | e-貧血(Hb) | 10g/dl以下 | | − |
| | f-赤沈 | 30mm/h以上 | | 正常 |
| | | a, bの他に全身症状であるcまたはdのいずれかがあり，かつ6項目のうち4項目を満たすもの | | a〜fのすべてを満たさないもの |

## 1 分　　類

1●病期あるいは臨床所見より，活動期と寛解期に分類
2●病変の範囲により，直腸炎，左側大腸炎，全大腸炎，右側大腸炎または区域性大腸炎(病変が盲腸，上行結腸に限局するもので1％以下である)に分類
3●厚生省の班研究では表2のごとく下痢，血便の程度，発熱，頻脈および貧血など全身症状により，軽症，中等症，重症の3段階に分類している．重症のなかでも重篤なものは激症に分類される．この分類は予後と関連して重要である．
4●臨床経過により，再燃寛解型，慢性持続型，急性激症型(急性電撃型)および初回発作型に分類

## 2 病　　因

多病因による病態と考えられているが，不明である．

## 3 病　　理

活動期には粘膜のびらん，潰瘍，および炎症性ポリープが見られる．組織学的には粘膜と粘膜下層までの病変で，通常，固有筋層や漿膜にはほとんど変化が見られない．粘膜，粘膜下層には毛細血管の拡張，うっ血，およびびまん性の炎症性細胞浸潤が見られる．杯細胞は減少し，腺上皮細胞内にも好中球浸潤が見られる．また腸陰窩内に多核白血球を主体とした膿瘍形成(陰窩膿瘍)が起こることもしばしばである．

## 4 臨 床 症 状

### 1 自覚症状
下痢，粘血便が高率に見られる．とくに粘血便はほとんどの例にみられ，直腸型や軽症では粘血便のみを自覚症状とすることが多い．中等症や重症では発熱，貧血，腹痛，全身倦怠感および食欲不振などを訴える．

### 2 他覚症状
合併症を伴った症例を除けば，貧血，腸雑音の亢進および圧痛，

## 5 検査成績

### 1 一般検査成績
白血球増加，赤沈亢進，CRP陽性などの炎症所見，貧血および低蛋白血症などが見られる．頻回の下痢により電解質異常が認められる．直腸型では異常所見が少ない．

### 2 X線，内視鏡検査
活動期には病勢を悪化させないために，前処置を行わずに検査することも注意すべきである．病勢に応じてさまざまな潰瘍が見られるが，内視鏡検査では血管透見の消失から易出血性の充血した粘膜やびらんが見られる．また，種々の形の炎症性ポリープが見られ，粘膜ひも(mucosal tag)やポリープの癒合による粘膜橋(mucosal bridge)を形成する．X線上では腸管の長さや径が短縮し，ハウストラが消失した鉛管状(lead pipe)と言われる特徴的な形態を呈するが，多発性の潰瘍，びらん，浮腫などが直腸－S状結腸のspicular formationとして見られることもある．

## 6 診 断

厚生省の班研究では表3のような診断基準が定められ，慢性の粘血便または血症下痢により本症を疑い，病歴より放射線照射性腸炎や薬剤性腸炎を除外し，さらに糞便の細菌学的，寄生虫検査を行った後，より感染性を除外して本症を確診する．

## 7 鑑別診断

### 1 Crohn病
小腸に病変を起こすことが多く，このとき右側結腸に縦走潰瘍，敷石状外観を伴うことが多く，直腸から連続性びまん性に病変を認めることは少ない．

### 2 感染性大腸炎
細菌培養で細菌性赤痢，アメーバ赤痢，サルモネラ腸炎などを除外することが重要．

表3 潰瘍性大腸炎診断基準（案）

次のa)のほか，b)のうち1項目，およびc)を満たし，下記の疾患が除外できれば確診となる．

| a●臨床症状 | 持続性または反復性の粘血・血便，あるいはその既往がある． |
|---|---|
| b1●内視鏡検査 | 1. 粘膜はびまん性に侵され，血管透視像は消失し，粗ぞうまたは細顆粒状を呈する．さらに，脆くて易出血性（接触出血）を伴い，粘血膿性の分泌物が付着しているか， |
|  | 2. 多発性のびらん，潰瘍あるいは偽ポリポーシスを認める |
| b2●注腸X線検査 | 1. 粗ぞうまたは細顆粒状の粘膜表面のびまん性変化， |
|  | 2. 多発性のびらん，潰瘍， |
|  | 3. 偽ポリポーシスを認める．その他，ハウストラの消失（鉛管像）や腸管の縮小・短縮が認められる． |
| c●生検組織学的検査 | 主として粘膜固有層にびまん性に炎症性細胞浸潤があり，同時に杯細胞の減少または消失，びらん，陰窩膿瘍や腺の配列異常などが認められる． |

b)，c)の検査が不十分，あるいは施行できなくても，切除手術または剖検により，肉眼的および組織学的に本症に特徴的な所見を認める場合は，下記の疾患が除外できれば確診とする．

除外すべき疾患は，細菌性赤痢，アメーバ赤痢，日本住血吸虫症，大腸結核，カンピロバクター腸炎などの感染性腸炎，および放射線照射性大腸炎，虚血性大腸炎，薬剤性大腸炎，Crohn病，腸型Behçet，リンパ濾胞増殖症などである．

注1) 稀に血便に気づいていない場合や，血便に気づいて来院する（病悩期間が短い）場合もあるので注意を要する．
注2) 所見が軽度で診断が確実でないものは「疑診」として取り扱い，後日再燃時などに明確な所見が得られたときに本症と「確診」する．

厚生省特定疾患「難治性炎症性腸管障害」調査研究班，潰瘍性大腸炎診断基準案，樋渡信夫：(班長：武藤徹一郎)，平成5年度改訂案より

## 8 合併症

### 1 腸管合併症

大量出血は緊急外科手術の適応となり，中毒性巨大結腸(toxic megacolon)は重症例で横行結腸などにガスが充満し，横行結腸のガス像が径5.5cm以上の場合は本症を考える．この場合，30%に穿孔が合併し，緊急手術となる場合があり，死亡率は50%前後にもなる．

### 2 癌化

長期の経過例では大腸癌の発生率が高く，全大腸炎型で10年以上の罹病期間を有するものに危険率が高い．

### 3 腸管外合併症

アフタ性口内炎，結節性紅斑および壊疽性膿皮症などの皮膚粘膜病変，あるいは腸性関節症(Colitic arthritis)，強直性脊椎炎，虹彩炎などがある．

## 9 経過・予後

大多数の症例では内科的治療によりいったん寛解導入できるが，2/3の症例では再燃を繰り返し慢性の経過をたどる．

## 10 治　療

原則として内科治療が行われるが，腸管合併症を引き起こした症例やステロイドの長期大量投与の依存する症例は外科的手術が施行される．

### 1 薬物療法

#### a. salicylazosulfapyridine(Salazopyrin)

中等症以下では用いられるが，効果不十分のときは副腎皮質ステロイド療法となる．Salazopyrinの代謝産物である5-aminosalicylic acid(Pentasa)はSalazopyrinよりは副作用が少ない．寛解維持療法としても用いられる．

#### b. 副腎皮質ステロイド

本症に対しても最も有効性の高い薬物であるが，長期連用で重篤な副作用を起こすため注意して使用する必要がある．

a) **局所投与法**　経口投与に比して副作用は少ないが，長期有効量を使用した場合は，経口，静注療法と同じ副作用を起こす可能性があることを銘記すべきである．坐薬(Rinderon Supp)，または注腸法(prednisolone hemisuccinate-Na，またはSteronema：betamethasoneを3 mg含有する)が推奨されるが，最近，副作用の少ないジプロピオン酸ベクロメタゾン注腸の有用性も報告されているが，注腸が刺激となり治療の継続が困難となることがあり，パルス療法などで排便回数を減らしてから施行すると効果的である．

b) **経　口　法**　中等症以上の症例に対してprednisoloneを初回量1.0〜1.2mg/kg/日を用い漸減する．この場合でも，1ヵ月以上の長期投与では，副腎皮質機能の抑制に注意して，隔日投与法または間歇投与法に変更してから，1日平均投与量を減量し，中止するほうが安全である．

c) **静　注　法**　重症，激症に対してprednisolone 1〜1.5mg/kg/日を比較的短期間用いる．初回発作では動注療法，パルス療法が有効で

ある．パルス療法はヒドロコルチゾンまたはメチルプレドニゾロンを1日500～1,000mg 3日間点滴静注する．その後4日間休薬し，計1週間を1クールとする．重症例は4～6クール行う．動注療法はprednisolone10～20mgを，カテーテルを通して上・下腸管膜動脈内に投与する．無効の場合は外科手術の適応となる．

2 白血球除去療法が有効であるという報告もある．

3 外科的治療法

本症は大腸粘膜の炎症であるので，外科的に全大腸を除去すれば本症から脱却することができる．全結腸除去，直腸粘膜除去，回腸肛門吻合術が施行され，人工肛門造設術が減少し，術後のQOLは著しく改善されたが，排便回数の問題もあり適応は限られてくる．

4 一般的治療

脱水，電解質異常，貧血，栄養障害などに対する治療も必要となり，重症例では経口摂取を禁じたTPNが行われる．ステロイド糖尿病が誘発されていたときには，積極的に速効型インスリン投与が行われるべきである．

# 3 腸管原発悪性リンパ腫

回盲部に好発するが，診断が確定すれば悪性リンパ腫の治療に準ずるので血液疾患の項を参照．

# 4 腸管Behçet病

Behçet病は，口腔粘膜，皮膚，眼，外陰部などに難治性および再発性の病変を呈する全身性疾患であるが，消化管にも難治性の潰瘍病変を発生する．腸管Behçet病は回盲部に約8割好発する多発性潰瘍である．男性にやや多く，20～40歳に好発する．症状は腹痛，下血，便通異常，ときに腸穿孔で発症する．腸管Behçet病は完全型が10％ほどでそれ以外は不完全型であるため診断が難しい．

消化管病変は時期により異なり，初期には口腔内アフタ病変に類似した多発性アフタ病変である．病勢が進行すると境界明瞭な円形，類円形

の下掘れ潰瘍となり，典型的な抜き打ち潰瘍(punched-out ulcer)を呈する．潰瘍の部位は腸間膜付着部の反対側にあり，Crohn病の縦走潰瘍は腸間膜付着側に見られるのと異なっている．

　治療は初期のアフタ様病変の時期では副腎皮質ステロイドやSalazopyrinによる薬物療法に加えて中心静脈栄養や成分栄養法が有効である．その意味でCrohn病，潰瘍性大腸炎の治療法に準ずる．穿孔，大出血および狭窄症状が起こったときには手術適応となる．手術後に吻合部に再発することが多い．

[石塚　達夫]

### 参考文献

1. Hamilton SR, Morson BC : Cap 127, Crohn's disease. Pathology. In :Bockus Gastroenterology, 4th ed (Berk JE, et al, eds), pp2226-2240,WBSaunders, Philadeophia, 1985
2. 中原　東，八尾恒良，ほか：Crohn病の長期予後－累積生存率，累積手術率についての検討．日消化誌 88：1305-1312,
3. Barkin JS, Green JA : Chap 76, Ulcerative colitis, Part 8, medical managment. In : Bockus Gastroenterology, 5th ed (Hauleich WS, Schaffiner E, et al, eds), pp1374-1381, WB Saunders, Philadeophia, 1994
4. 潰瘍性大腸炎の診断規準(案)．厚生省特定疾患"難治性炎症性腸管障害"調査研究班，平成元年度研究業績集，pp26-28, 1990
5. 武藤徹一郎，八尾恒良，ほか編：炎症性腸疾患，潰瘍性大腸炎とCrohn病のすべて，医学書院，東京，1999
6. 多田正大：腸管Behçet病．日本内科学会雑誌 82：51-54, 1993
7. 茂木健太，長廻　紘，野川秀幸，秋谷寿一，今　陽一，澤田俊夫：潰瘍性大腸炎の治療法．治療法概論．日本臨牀 57(11)：60-69, 1999

# V. 主な内科疾患におけるステロイド療法

## 9 肝・胆道・膵

### はじめに

肝疾患におけるステロイド剤の使用法は，

① ステロイド剤による強力な抗炎症効果および免疫抑制効果を利用した治療，
② ステロイド剤中止後におこる免疫学的リバウンド現象を利用した抗ウイルス療法，
③ ステロイド剤の利胆作用を用いた治療

に分けられる．

①の対象疾患として，劇症肝炎を中心とした重症肝炎，自己免疫性肝炎があり，②の対象疾患としてB型慢性肝炎，③の対象として急性肝内胆汁鬱滞があげられる．以下の項では，それぞれの疾患の診断と具体的な治療法を述べてゆきたい．

## 1 ステロイド剤による強力な抗炎症効果および免疫抑制効果を利用した治療

ステロイド剤による各種サイトカインの産生の抑制は，抗炎症作用の主作用点として注目されている．ステロイド剤はリンパ球，単球，好中球，好酸球，内皮細胞，線維芽細胞などを標的細胞とし，IL-1，IL-2，IL-3，IL-4，IL-5，IL-6，IL-8，IL-10，IL-12，IFN-$\gamma$，TNF-$\alpha$，GM-CSFの産生を強力に抑制する[1,2]．IL-1，IL-6，IL-12やTNF-$\alpha$などの炎症のごく初期段階で発現するサイトカインを抑制し得る点から，炎症における活性化したサイトカインネットワークの上流を遮断し，炎症の終息ないし軽減に極めて有効であるこ

とがわかる．一方ではIL-8の抑制作用によって，好中球やリンパ球の炎症局所への集積を止め，炎症の継続をブロックすることが考えられる．これらの事実から，免疫系を介した炎症性疾患にはステロイド剤は有効であることが予測される．肝疾患の中で免疫系が強力に活性化されていることが証明されているものとして，劇症肝炎や自己免疫性肝炎があり，臨床上もステロイド剤の有効性が確認されている．

ウイルス性劇症肝炎の発症にはウイルス特異的細胞障害性Tリンパ球(CTL)の誘導が必須である．筆者らがHBVトランスジェニックマウスを用いて検討したところ，CTLによってウイルス感染肝細胞がapoptosisに陥ることが引き金となり，種々のサイトカインを介してマクロファージが活性化され，広汎肝壊死を引き起こす●3,4．この中でkeyとなるサイトカインはIFN-$\gamma$である．TNF-$\alpha$も重要な役割を果たすことも考えられている●3,5．

## 1 ◆ 急性肝炎重症型・劇症肝炎

急性肝炎重症型の診断基準は，急性肝炎の中でプロトロンビン時間(PT)が％表示で40％未満であり，II度以上の肝性脳症がないものである．II度以上の肝性脳症が出現したものを劇症肝炎と呼ぶ．PTの低下は肝予備能の低下を意味するわけであるが，注意点としてビタミンKの不足による見かけ上のPTの低下の場合が存在することがある．急性肝炎においては肝内胆汁鬱滞が存在し，胆汁の流量の低下から脂溶性ビタミンが吸収されにくくなっている．かつ肝炎に伴う嘔気から食事摂取が不能となっている場合も多く，多かれ少なかれビタミンKの不足状態にあると考えなければいけない．この場合ケーツーN2Aを点滴投与し，12時間後のPTを再検することを薦めたい．

正しく本疾患群が診断された場合，原則として経験の豊富な施設での治療が必要となる．肝炎が急性肝炎重症型に留まる場合致死率は0％であるが，

表1　昭和大学藤が丘病院，与芝らの劇症化予知式

$Z = -0.89 + 1.74 \times (成因) + 0.056 \times T, Bi1 - 0.014 \times Ch-E$

Z＞0：劇症化，Z＜0：非劇症化
成因：HAVまたはHBV初感染は0，それ以外 1
Ch-E値は昭和大学の正常値に換算する
換算値＝$\dfrac{413(Y-A)+135(B-Y)}{B-A}$
Y＝各施設での患者のCh-E値
A＝各施設でのCh-Eの正常下限
B＝各施設でのCh-の正常上限

劇症化した場合は全国平均で70〜80%の致死率となり，劇症化の予測を適切に行う必用があるためである．昭和大学藤が丘病院の与芝らの予測式を示す(表1)．本予測式も完全なものではないため，予後不良を意味する他の検査結果を合わせて検討を要する．

　①炎症を速やかに終息させることによって，劇症化を阻止できると考えられる症例(急性肝炎重症型に留まる症例)に対してステロイド剤を含む治療が適応となる．B型肝炎ウイルス(HBV)による肝炎が最も適応と考えられる．

　②劇症化することが強く予測される症例や劇症肝炎例では肝移植の適応の検討が必要となる．移植治療に進む場合，ステロイド剤の使用は避けなければいけない．これは移植外科サイドからの強い要望であり，本疾患の治療開始時の大きな選択となる．

劇症肝炎における肝移植適応のガイドライン(第22回日本急性肝不全研究会)で適応があった場合，

　(1) 脳死肝移植は日本の現況ではドナー肝の提供を待つまで，本疾患の場合生命を維持することが困難であること

　(2) 疾患が極めて重篤であり，海外へ脳死肝移植目的で搬送することは不可能であること

といった問題があるため，移植医療を考える場合，事実上生体部分肝移植が唯一の選択枝となろう．ドナーとなりうる対象者は，20歳以上60歳以下の子供，同胞ないし配偶者であり，血液型は患者と同一かもしくはO型の健常者となる．CTによって肝臓のボリュームを検討しなければはっきりしないが，体格の小さなドナーから大きな患者への移植は困難である．感染症(ウイルスキャリアーなど)を持つ場合は不適格である．このような対象者で提供の意志を明らかにされたドナーが存在して初めて次のステップに進むことができる．また患者が腎不全を伴う場合は相対的禁忌となる．肝性脳症はII度かIII度(IV度では救命率が低い)が適応となり，実際に肝移植に進むことができる劇症肝炎例は少ない．

よって劇症化することが強く予測される症例や劇症肝炎例では，肝移植が不可能である(実際には多くの症例が含まれる)場合に(1)と同様にステロイド剤の使用が適応となる．

#### ステロイド剤の使用法

　治療開始日を含めて3日間，メチルプレドニゾロン 1g/bodyを1日2回点滴静注し(1時間)，day4からプレドニゾロン 1mg/kgの静注として以後漸減する．3日間で10mgずつ減量してゆき，30mgまで静脈内投与として，次にプレドニゾロン30mgを経口投与に切り替える．以後週に5mgずつ減量してゆく．この減量のスケジュールはおおまかな目安であって，ALT値を見ながら減量を進めて行く．劇症肝炎の場合にはプレドニゾロンに切り替えると同時にシクロスポリンAを併用する．当科では肝障害の抑制のためには，ステロイド剤以外にメシル酸ガベキサート 2,000mg/bodyやプロスタンディン(PGE1) 500μg/bodyを24時間持続投与している(保険適応外)．大量のステロイド剤を投与するので，胃潰瘍を予防するためH2ブロッカーを必ず併用する．本疾患では様々な薬剤が同時に使用され，とくに劇症肝炎では血漿交換や持続透析療法が中心となり，ステロイド剤はあくまでもそのなかの一剤にすぎないことに留意してもらいたい．

## 2 ◆自己免疫性肝炎 (autoimmune hepatitis：AIH)

　AIHの肝細胞障害機序は，自己抗体の関与するantibody dependent cell-mediated cytotoxicity (ADCC)によるものと考えられていたが，現在では自己抗原反応性CD4陽性T細胞を中心とした免疫反応による機序が中心であると考えられている．またAIHでの肝内浸潤CD4陽性T細胞はIFN-γを産生することからTh1細胞と考えられ，Th1サイトカインの関与が予測され，ステロイド剤による治療のよい適応となる．

#### 1　AIHの診断

　表2に厚生省「難治性の肝炎」調査研究班による，自己免疫性肝炎診断基準を示す．この診断基準で特徴的なのはC型肝炎ウイルス陽性例でも除外はされないことである．また抗核抗体陰性例も約5％存在するので注意したい．AIHは自己抗体のパターンから，I型：抗核抗体，抗平滑筋抗体(抗SMA [smooth muscle antigen])陽性の通常型，II型：抗肝腎ミクロソーム抗体(LKM抗体 [liver-kidney microsome])陽性で小児に多い，

| 表2 | 自己免疫性肝炎診断基準(厚生省「難治性の肝炎」調査研究班による) |
|---|---|
| 概念 | 中年以降の女性に好発し、慢性に経過する肝炎であり、肝細胞障害の成立に自己免疫機序が想定される[*1]. 診断にあたっては肝炎ウイルス[*2]、アルコール、薬物による肝障害、および他の自己免疫疾患に基づく肝障害を除外する. 免疫抑制薬、とくにコルチコステロイドが著効を奏する[*3]. |
| 主要所見 | 1●血中自己抗体(とくに抗核抗体、抗平滑筋抗体など)が陽性.<br>2●血清γ-グロブリン値またはIgG値の上昇(2g/dl以上).<br>3●持続性または反復性の血清トランスアミナーゼ値の異常.<br>4●肝炎ウイルスマーカーは原則として陰性[*2].<br>5●組織学的には肝細胞壊死所見およびpiecemeal necrosisをともなう慢性肝炎あるいは肝硬変であり、しばしば著明な形質細胞浸潤を認める. ときに急性肝炎像を呈する. |
| 診断 | 上記の主要所見1から4より、自己免疫性肝炎が疑われた場合、組織学的検査を行い、自己免疫性肝炎の国際基準を参考に診断する. |

注 *1: 本邦ではHLA-DR4陽性症例が多い.
　 *2: 本邦ではC型肝炎ウイルス血症をともなう自己免疫性肝炎がある.
　 *3: HCV感染が明らかな症例では、IFN治療が奏効する例もある.

III型: 抗細胞質可溶性分画(抗SLA [soluble liver antigen]), IV型: 抗SMA単独陽性例の4型に分類される. II型や, IV型では抗核抗体陰性例も含まれるため, 現在では表2の診断基準では対応できない. そこで1993年International Autoimmune Hepatitis Group (IAHG)によってAIHの診断基準が発表された. ここではdescriptive systemとscoring systemが提案されているが, 特にscoring systemは点数化されたマーカーを加算した総点数から診断し, AIHの通常例以外にも対応できる点で画期的であった. しかし35項目という多数のマーカーがあって複雑この上ないことも否定できない. 1999年IAHGはAIHの診断基準を見直し, scoring systemをより実用的に改変した(表3). 今後は本診断基準がスタンダードとなってゆくと考えられる●6.

## 2　ステロイド剤の使用法

### a) HCV-RNA陰性例での使用法

プレドニゾロン 1mg/kgの経口投与で開始し, 以後漸減する. 軽症例では30mg/bodyからの減量も可能である. 週に10%程度のペースで減量する. 20mg前後の減量時に再燃しやすいので特に慎重に減量してゆく. 再燃の可能性がある場合はアザチオプリン 50mgを1日2回併用する.

### b) HCV-RNA陽性例での使用法

インターフェロン(IFN)-αおよびβはその抗ウイルス作用を期待して治療に使われるが, 副作用の一つとして自己免疫疾患を誘導することが知られている. ゆえに原則としてAIH症例にはIFNは禁忌とされる.

**表3**

| Parameters/features | | | Score | Notes-★ |
|---|---|---|---|---|
| Female sex | | | +2 | |
| ALP : AST (orALT) ratio | | <1.5 | +2 | 1 |
| | | 1.5-3.0 | 0 | |
| | | >3.0 | −2 | |
| Serum globulin or IgG above normal | | >2.0 | +3 | |
| | | 1.5-2.0 | +2 | |
| | | 1.0-1.5 | +1 | |
| | | <1.0 | 0 | |
| ANA, SMA or LKM-1 | | >1:80 | +3 | 2 |
| | | 1:80 | +2 | |
| | | 1:40 | +1 | |
| | | <1:40 | 0 | |
| AMA positve | | | −4 | |
| Hepatitis viral markers | | Positive | −3 | 3 |
| | | Negative | +3 | |
| Drug history | | Positive | −4 | 4 |
| | | Negative | +1 | |
| Average alcohol intake | | <25g/day | +2 | |
| | | >60g/day | −2 | |
| Liver histology | Interface hepatitis | | +3 | |
| | Predominantly lymphoplasmacytic infiltrate | | +1 | |
| | Rosetting of liver cells | | +1 | |
| | None of the above | | −5 | |
| | Biliary changes | | −3 | 5 |
| | Other changes | | −3 | 6 |
| Other autoimmune disease(s) | | | +2 | 7 |
| Optional additional parameters | | | | 8 |
| | Seropositivity for other defined autoantibodies | | +2 | 9 |
| | HLA DR3 or DR4 | | +1 | 10 |
| | Response to therapy: | Complete | +2 | |
| | | Relapse | +3 | |
| Interpretation of aggregate scores: | Pre-treatment: | Definite AIH | >15 | |
| | | Probable AIH | 10−15 | |
| | Post-treatment: | Definite AIH | >17 | |
| | | Probable AIH | 12−17 | |

*See explanatory notes on Table 6.
■ALP=alkaline phosphatase　■AST=aspartate aminotransferase　■ALT=alanine aminotransferase
■ANA=antinuclear antibodies　■SMA=smooth muscle antibodies　■LKM-1=type 1 liver-kidney microsomal antibodies

注記　1★　The ALP:AST (or ALT) ratio relates to the degree of elevation above upper normal limits(unl) of these enzymes, i.e.=(IU/l ALP÷unl ALP)÷(IU/l AST÷unl AST)
　　　2★　Titres determined by indirect immunofluorescence on rodent tissues or, for ANA, on HEp-2 cells. Lower titres(especially of LKM-l) are significant in children and should be scored at least ＋1．
　　　3★　Score for markers of hepatitis A, B and C virues (i.e. positive/negative for IgM anti-HAV, HBsAg, IgM anti-HBc,anti-HCV and HCV-RNA). If a viral aetiology is suspected despite seronegativity for these markers, tests for other potentially hepato-tropic viruses such as CMV and EBV may be relevant.
　　　4★　History of recent or current use of known or suspected hepato-toxic drugs.
　　　5★　"Biliary changes"refers to bile duct changes typical of PBC or PSC (i.e. granulomatous cholangitis, or severe concentric periductal fibrosis, with ductopenia, established in an adequate biopsy specimen) and/or a substantial periportal ductular reaction (so-called marginal bile duct proliferation with a cholangiolitis) with copper/copper-associated protein accumulation.
　　　6★　Any other prominent feature or combination of features suggestive of a different aetiology.
　　　7★　Score for history of any other autoimmune disorder(s) in patient or first-degree relatives.
　　　8★　The additional points for other defined autoantibodies and HLA DR3 or DR4 ( if results for these parameters are available) should be allocated only in patients who are seronegative for ANA, SMA and LKM-1.
　　　9★　Other "defined" autoantibodies are those for which there are published data relating to methodology of detection and relevance to AIH. These include pANCA, anti-LC1, anti-SLA, anti-ASGPR,anti-LP and anti-sulfatide(see text).
　　10★　HLA DR3 and DR4 are mainly of relevance to North European caucasoid and Japanese populations. One point may be allocated for other HLA Class II antigens for which there is published evidence of their association with AIH in other populations.

(Alvarez F, et al, 1999[6]より改変)

一方で，HCV-RNA陽性のAIHも約10％存在し，この内訳は

(a) HCV-induced AIH,

(b) C型慢性肝炎における過免疫反応,

(c) AIH患者におけるHCVのキャリアーが含まれる．

　このなかで(a)，(b)に対してはIFNの適応となるが，実際にIFNを使用した場合著効する場合もあれば，肝炎が増悪する症例もある．増悪した場合はすみやかにi)項で述べたようにステロイド剤による治療に変更する．また治療前に，IAHGのscoring systemでdefinite AIHと診断される場合は，IFN治療は避けてステロイド剤による治療を選択する．

## 2 ステロイド剤中止後における免疫学的リバウンド現象を利用した抗ウイルス療法

B型慢性肝炎に対するステロイド離脱療法およびステロイド離脱・IFN併用療法

### 1　目　的

　本治療は虎ノ門病院の熊田らによって1979年に始められたもので，ステロイド剤を短期的かつ比較的大量に使用した後に急激に中断し，強い免疫賦活作用を惹起させHBe抗原の消失を計ることにある．本治療法については海外では賛否両論があり，どちらかといえば否定的である．ステロイド剤使用によって人為的にウイルス量を著しく増加させ感染性を高めることや，治療による重症化例が存在するためである．但し症例の選択さえよければ有効な治療であることも事実である．

### 2　成　績

　熊田らの成績によると，治療3ヵ月後のHBe抗原陰性化率はステロイド離脱療法で28.2％，ステロイド離脱・IFN併用療法で62.9％であった．この成績は一概にステロイド離脱・IFN併用療法が優れていることを意味しない．IFNを併用することによってウイルス量をさらに減少させ，HBe抗原量を低下させたために陰性化が早まったと考えられる．実際に治療1年後では，ステロイド離脱療法でもHBe抗原陰性化率は60.4％とほぼ同等な成績

(熊田ら)となるからである．しかし本治療はあくまでも肝炎の治癒を目的とするものではなく，HBe抗原陰性化を介して肝炎の沈静化を目的としているため，より早期に治療効果が上がるという点で，IFNの併用は有効であると考えられる．

### 3 適　　応

本治療においては適応例の選択が重要である．対象疾患はB型慢性活動性肝炎である．禁忌は，
(1) 肝硬変の症例：肝予備能がなく，リバウンド療法における免疫賦活現象に耐えられない．
(2) ASTがALTより優位で経過する急性増悪期
(3) AFP高値の慢性肝炎：bridging necrosisを伴うような進行性の慢性活動性肝炎例であることが多く，リバウンド療法後に重症化する可能性が高い．

IFN併用における禁忌は上記(1)〜(3)以外に，IFN使用にあたっての一般的な禁忌項目が加わる(例えば小柴胡湯との併用は禁忌であることなど)．

### 4 ステロイド剤の使用法

熊田らが強調していることとして，ステロイド離脱療法を成功させるために最も重要なことは，治療開始のタイミングである．ALT値が上昇傾向にある時に開始する必要があり，ピークを越えた時点で開始した場合，ステロイド剤投与後の肝障害のリバウンド，すなわち強い免疫賦活状態が得られないという．具体的には，
(1) ALT値が上昇傾向にある時期で
(2) ALT値が200〜400 IU/lの間にあるタイミングで開始する．

プレドニゾロン40mg/dayの経口投与を1週間，30mg/dayを1週間，20mg/dayを1週間投与し投与を打ち切る．この間ALT値は急速に低下し，ステロイド剤中止後ALT値のリバウンドが始まる．胃潰瘍を予防するためH2ブロッカーを必ず併用する．

通常リバウンドはステロイド剤投与中止後2〜6週後にピークに達し，以後下降傾向に転ずる．IFNを併用する場合は，この下降傾向がはっきり

した時点で開始し，4週間連続投与する．T.Bilが2mg/dlを超えたり，PT%が低下する症例は重症化する可能性があるため要注意である．

### 5　重症化例への対応

本治療の適応を十分検討した上でも，時に肝炎が重症化する場合がある．この場合にはすみやかにステロイド剤を再投与し，ゆっくりと漸減する必要がある．我々の施設でもT.Bilが30mg/dlを越えた症例を経験しており，本治療を行うにあたっては十分なインフォームドコンセントを得る必要があることを実感している．熊田らもリバウンドの時点でT.Bilが3mg/dlを超えた場合には，重症化回避のためにステロイド剤の再投与を行うべきであると指摘している．

## 3　ステロイド剤の利胆作用を用いた治療
急性肝内胆汁鬱滞に対する治療

### 1　急性肝内胆汁鬱滞の特徴

急性肝内胆汁鬱滞は急性に経過し，通常顕性黄疸が1ヵ月以上持続し，多くは6ヵ月以内に消退し慢性化することは少ないとされる．診断にあたっては画像診断によって閉塞性黄疸を否定しておく．

急性肝内胆汁鬱滞の原因は，薬剤性が最も多くついでウイルス性が25%存在する．臨床検査上ではAST，ALTの上昇は軽度で，D.Bil優位のビリルビン上昇に加え，胆道系酵素である，ALP，LAP，$\gamma$-GTPが異常高値を示す．AST，ALTが著明な上昇を示す場合もある．厚生省特定疾患研究班の診断基準では，経過中の検査成績の最高値が，T.Bil 8mg/dl以上，ALPが正常上限の2倍以上，総コレステロール値250mg/dl以上を診断の目安とすることになっている．

### 2　ステロイド剤の使用法

ステロイド剤はその抗炎症作用や水利胆作用から，黄疸の軽減を目的

にして過去には第1選択の薬剤とされていた．しかしながら，その効果については議論の多いところであり，ステロイド剤投与によって増悪した症例も報告されており，現在では第1選択の薬剤とは考えられていない．

当施設ではウルソデオキシコール酸(UDCA)の急性肝内胆汁鬱滞での有効性を初めて報告し，現在では本疾患での第1選択の薬剤となっている．UDCAは毛細胆管への利胆を促すと考えられている．UDCAで十分な反応が得られない場合に，セクレチンないしはグルカゴン(細胆管への利胆作用)の使用が考慮される．利胆作用の働く部位が異なるために，UDCAとの併用効果がある．これらの治療に反応しない場合に，フェノバルビタールないしはステロイド剤の使用を考慮する．ステロイド剤を使用する場合には，プレドニゾロン30mg/dayの経口投与で開始し，2週間投与しても改善しない場合にはすみやかに漸減する．

## おわりに

肝疾患におけるステロイド剤の使用は，その適応を厳密に選択しないと疾患が重症化したり，場合によっては患者が死の転帰となる可能性もある．また劇症肝炎例では肝移植の道が閉ざされることにもなりかねないため，経験の豊富な施設での使用が望まれる．

[安藤　量基／森脇　久隆]

### 参考文献

1. Guyre PM, Girard MT, Morganelli PM, et al : Glucocorticoid effects on the production and actions of immune cytokines. J Steroid Biochem 30: 89-93, 1988
2. Brack A, Riuner HL, Younge BR, et al : Glococorticoid-mediated repression of cytokine gene transcription in human arteritis-SCID chimeras. J Clin Invest 99: 2842-2850, 1997
3. Ando K, Moriyama T, Guidotti LG, et al : Mechanisms of class I restricted immunopathology. A transgenic mouse model of fulminant hepatitis. J Exp Med 178 : 1541-1554, 1993
4. Ando K, Guidotti LG, Wirth S, et al : Class I-restricted cytotoxic T lymphocytes are directry cytopathic for their target cells in vivo. J Immunol 152 : 3245-3253, 1994
5. Kondo T, Suda T, Fukuyama H, et al : Essential roles of the Fas ligand in the development of hepatitis. Nat Med 3 : 409-413, 1997
6. Alvarez F, Berg PA, Bianchi FB, et al : International autoimmune hepatitis group report: review of criteria for diagnosis of autoimmine hepatitis. J Hepatol 31 : 929-938, 1999

# VI. 内科以外の主な疾患におけるステロイド療法

## ① 眼科領域疾患

　眼科領域疾患に対するステロイド剤投与法には，点眼，眼科用軟膏（点入，眼瞼皮膚塗布），局所注射（眼瞼結膜下，球結膜下，テノン嚢，球後），内服，点滴静注の各方法がある（表1）．点眼では，ベタメサゾン（リンデロン®，主に0.1％点眼液），フルオロメトロン（フルメトロン®，0.1％，0.02％，他）などが用いられ，眼軟膏としてはメチルプレドニゾロン0.1％軟膏（ネオメドロール®ＥＥ；フラジオマイシンとの合剤）が使用される．局所注射には以前はトリアムシノロン（ケナコルト®）が用いられることも多かったが，眼圧上昇，血管閉塞性疾患の誘発などの理由で現在ではほとんど用いられず，デキサメサゾン（デカドロン®）が主に使用される．内服には，プレドニゾロン（プレドニン®）やベタメサゾン（リンデロン®）が主として用いられ，点滴静注には，ベタメサゾン（リンデロン®），メチルプレドニゾロン（ソルメドロール®），プレドニゾロン（プレドニン®）が用いられる．

表1　眼科領域疾患に対するステロイド治療

| 投与法 | 代表的なステロイド剤 | 主な対象疾患 |
|---|---|---|
| 点　　眼 | ベタメサゾン | ●アレルギー性結膜炎　●春季カタル　●ぶどう膜炎 |
|  | フルオロメトロン | ●強膜炎　●上強膜炎　●眼科手術後の消炎 |
| 軟膏点入 | メチルプレドニゾロン | ●点眼に準ずる |
| 軟膏眼瞼塗布 |  | ●眼瞼炎 |
| 眼瞼結膜下注射 | デキサメサゾン | ●春季カタル（眼瞼型、混合型） |
| 球結膜下注射 |  | ●ぶどう膜炎　●強膜炎　●上強膜炎 |
|  |  | ●眼科手術後の消炎　●春季カタル（眼球型，混合型） |
|  |  | ●角膜移植後拒絶反応，などの重症の時 |
| テノン嚢注射 |  | ●ぶどう膜炎　●強膜炎（特に後部強膜炎） |
| 球後注射 |  | ●眼窩偽腫瘍 |
| 内　　服 | プレドニゾロン | ●視神経炎　●ぶどう膜炎　●眼窩偽腫瘍 |
|  | ベタメサゾン | ●角膜移植後拒絶反応　●甲状腺眼症 |
|  | メチルプレドニゾロン | ●眼科手術後の消炎　●重症の前眼部疾患 |
| 点滴静注 | ベタメサゾン | ●視神経炎　●ぶどう膜炎（特に原田病） |
|  | プレドニゾロン | ●眼科手術後の消炎　●甲状腺眼症 |
|  | メチルプレドニゾロン |  |

表2 各種ステロイド点眼による眼圧上昇作用 (Kitazawa Y, 1976)

| 薬物 | 強度比 |
|---|---|
| ベタメサゾン 0.1% | 1.00 |
| ベタメサゾン 0.01% | 0.11 |
| フルオロメトロン 0.1% | 0.25 |
| フルオロメトロン 0.05% | 0.06 |

　眼科領域疾患に対するステロイド治療の副作用として，内服，点滴静注の場合には，糖尿病，消化性潰瘍，体重増加，副腎不全などの多彩な副作用をあげることができることは，他疾患に対する場合とまったく同様である．眼科領域の副作用で，頻度が高く，また，視機能に影響しうるものには，①角膜ヘルペス，角膜真菌症，他の感染症の誘発，②緑内障あるいは眼圧上昇（表2），③白内障，がある．前二者は，全身投与よりも局所投与により発生しやすい．また，緑内障は末期まで自覚症状に乏しいことが多い．したがって，眼局所に対するステロイド療法を継続する場合には，定期的な眼圧検査を含む眼科的検査が必須である．

　以下にステロイド治療の対象となる代表的な眼科領域疾患とその治療について述べる．

# 1 アレルギー性結膜炎・花粉症

## 1 ◆ 疾患概説

　花粉によるアレルギー性結膜炎として，日本ではスギ花粉症（スギ花粉性結膜炎）が多い．したがって，季節性の発症を認める．ほかに，ブタクサ，カモガヤ等の花粉が季節性アレルギー性結膜炎の原因となる．ダニ，ハウスダスト，カビ，ペットの毛等を原因とする通年性のアレルギー性結膜炎も多い．アレルギー性結膜炎ではⅠ型アレルギー反応と神経原性の炎症が主体である．自覚症状としては目のかゆみ，違和感が主である．眼球結膜の充血は軽度に認められることが多い．眼症状とともに鼻症状を訴えることが多い．

## 2 ◆ 治療, 特にステロイド剤の使い方

　アレルギー性結膜炎の治療は, 抗原の回避と薬物療法であり, 薬物療法としては, ステロイド点眼と非ステロイド抗アレルギー剤(クロムグリク酸ナトリウム, フマル酸ケトチフェン, トラニラスト, 等)がある. 本症に対するステロイド治療の要点は, 副作用に注意しながら, 必要最小限度の期間のみ, 充分量の点眼を行うことである. ステロイド剤の副作用として, 感染の助長(角膜ヘルペスなど), 眼圧上昇(緑内障)が特に重要である. ステロイド緑内障においてステロイドを要した基礎疾患にはアレルギー性結膜炎と春季カタルが圧倒的に多い.

　季節性のアレルギー性結膜炎では, 現在では花粉飛散の情報が発達しているので, 飛散の予測される1～2週間前から非ステロイド抗アレルギー剤の点眼を開始するとよい. 点鼻剤を併用すると結膜炎に対しても効果が増強するとの報告があり, 試みるに値する. 花粉飛散の多い時期に1～2週間のみ, ステロイド剤点眼を併用する. ステロイドとしては眼圧上昇の少ないフルオロメトロン0.02%あるいは0.1%の1日3～4回点眼が通常である. 症状の強い例でフルオロメトロンよりも強力なベタメサゾン0.1%を使用することもあるが, 極力避けるのがよい. 10日以上ステロイドを連用するとき, あるいはステロイドによる眼圧上昇の既往のある症例では, 眼圧を測定しながらの使用となる.

　通年性のアレルギー性結膜炎に対しても, 非ステロイド抗アレルギー剤とステロイド剤の点眼を組み合わせて行う.

# 2 ◯ 春季カタル

## 1 ◆ 疾患概説

　春季カタルはアレルギー性結膜炎の一種とされ, Ⅰ型アレルギーが主に関与する. ダニ抗原に感作されて生じることが多い. しかしながら, 両疾患の病状, 重症度は大きく異なる. 春季カタルは「石垣状」と形容される巨大な乳頭増殖を特徴とする. 組織学的には, 結膜上皮の肥厚と結膜下組織への細胞浸潤を認める. 眼瞼結膜を主病巣とする眼瞼型と輪部(角膜と強膜の境界部)結膜を主病巣とする眼球型, 両者をともなう混合型に分類される. 春先

に増悪することが多いのでこの名があるが，通年性のこともある．学童期から思春期にかけての疾患であり，成人すると自然寛解する．症状は強いかゆみであり，また，石垣状乳頭増殖と眼をこすることによる角膜の機械的障害で，半数以上に角膜上皮びらんや角膜潰瘍を認める．角膜に変化をきたした症例では，視力低下などを起こすことがある．

## 2◆治療，特にステロイド剤の使い方

春季カタルの治療はアレルギー性結膜炎と基本的に同様である．薬物療法としては，ステロイド剤と非ステロイド抗アレルギー剤(クロムグリク酸ナトリウム，フマル酸ケトチフェン，トラニラスト，等)がある．本症は重症で経過が長いことが多いので，基礎投薬として非ステロイド抗アレルギー剤を長期間使用するのがよい．ステロイドは眼圧の上昇に注意しながら行う．ステロイドとしては基本的にはフルオロメトロン0.02％あるいは0.1％の1日3〜4回点眼が投与される．自覚症状が強いため，ベタメサゾン0.1％を使用せざるを得ないことも多い．症状の特に強い時には，デキサメサゾンの眼球結膜下注射(眼球型)，眼瞼結膜下注射(眼瞼型)を行う．角膜上皮びらんの強い症例，角膜潰瘍(非感染性)などでは，プレドニゾロン内服(5〜10 mg程度)を短期間行う．

# 3◯角膜移植後拒絶反応

## 1◆概　　説

各種角膜疾患に対する角膜移植後，移植角膜片に対する拒絶反応が生ずることがある(図1)．角膜移植を要した原疾患により，拒絶反応の発生率は異なり，円錐角膜での発生率は低く，これに対して，角膜白斑，水疱性角膜症での発生率は高い．ホスト角膜に血管侵入を認める症例での発生率が高く，これは血管侵入により抗原が認識されやすいためと説明されている．角膜移植後の拒絶反応は，上皮型，実質型，内皮型に分類できるが，実際には混合して現われることが多い．拒絶反応が生じたときの自覚症状には，視力低下，違和感，充血，流涙，疼痛，などがある．拒絶反応が強く生じた場合，角膜内皮の障害により移植角膜片は混濁する．

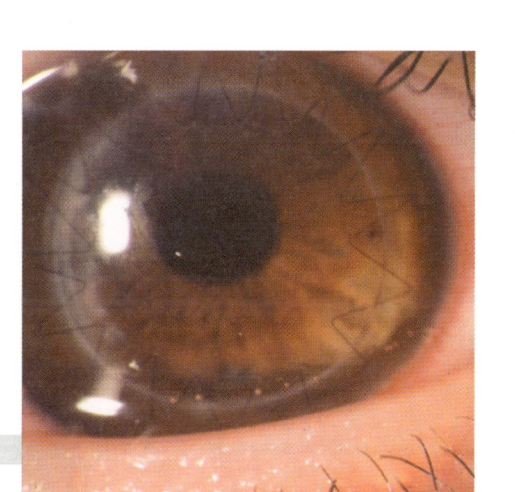

### 図1 角膜移植後拒絶反応
円錐角膜に対する全層角膜移植術後に生じた内皮型拒絶反応．
移植片の上半分に浮腫性混濁を認める．

## 2◆治療，特にステロイド剤の使い方

角膜移植後の拒絶反応はステロイド剤と免疫抑制剤で治療する．ヘルペスの再発などとの鑑別の困難な症例では，両者を念頭に入れた管理を行う．

### 軽症例
（前房内の炎症性細胞出現，フレア出現などが主で，移植角膜片の変化の乏しい症例）

ベタメサゾン0.1％点眼を1日4～6回行う．加えて，デキサメサゾン1.2mg（デカドロン®0.3 ml）の結膜下注射を1回行ってもよい．

### 中等度の例
（前房内の炎症性細胞出現，フレア出現に加えて，角膜後面沈着物，移植角膜片の上皮浮腫，実質の膨潤，などを認める症例）

ベタメサゾン0.1％点眼を1時間ごとに行う．加えて，デキサメサゾン1.2mgを2～3日に1回結膜下注射し，プレドニゾロン内服（20～30 mg程度）を短期間行う．

### 重症例
（移植角膜片の強い混濁を認める症例，炎症所見の強い症例，など）

ベタメサゾン0.1％点眼を1時間ごとに行う．加えて，デキサメサゾン1.2mgの結膜下注射を1日1回行い，プレドニゾロン内服（30～60 mg程度）または同程度のステロイド剤点滴を開始し，ゆっくりと漸減する．とくに重症な例ではシクロスポリンを併用する．

# 4 虹彩炎・虹彩毛様体炎

## 1◆疾患概説

　虹彩あるいは毛様体を主病巣とする炎症性疾患である．前部ぶどう膜炎とも呼ばれる．病原微生物(細菌，ウィルス，真菌)などによるものと，アレルギー性あるいは免疫性疾患によるものがあるが，後者のほうが多い．また，病因の不明なものが多い．アレルギー性あるいは免疫性前部ぶどう膜炎の代表的な原因疾患として，サルコイドーシス，ベーチェット病，慢性関節リウマチ，などがある．自覚症状として，結膜充血，流涙，疼痛，まぶしさ，などがある．他覚所見として，角膜周囲結膜の充血(これを毛様充血と称し，診断的価値が高い)，前房内炎症細胞の出現，フレア増加，角膜後面沈着物(図2)，虹彩結節，虹彩後癒着(図3)，眼圧上昇，白内障の出現などを認める．

## 2◆治療，特にステロイド剤の使い方

　病原微生物による前部ぶどう膜炎を除き，ステロイド剤局所投与とアトロピン点眼が治療の根幹となる．ベタメサゾン0.1％点眼1日4～6回で治療開始されることが多い．重症例では，デキサメサゾン1.2mgの結膜下注射を3～4日に1回行う．重症例では，プレドニゾロン(10～30mg程度)の内服を行うこともある．ベーチェット病の眼発作に対してのステロイド剤内服は最終予後を不良にするとされており，ベーチェット病の重症な例ではシクロスポリンを併用する．

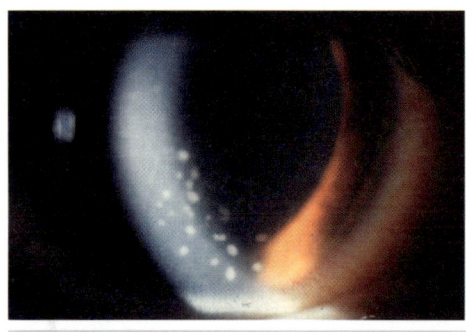

図2　サルコードーシスに伴う角膜後面沈着物
　　　(約20ある白い点状の病変)

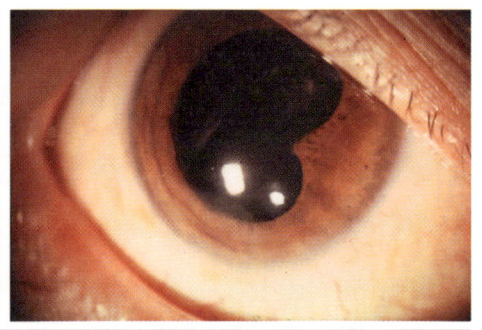

図3　虹彩後癒着
　　　虹彩の一部が水晶体と癒着したもの

## 5 ◇ Vogt-小柳-原田病

### 1 ◆疾患概説

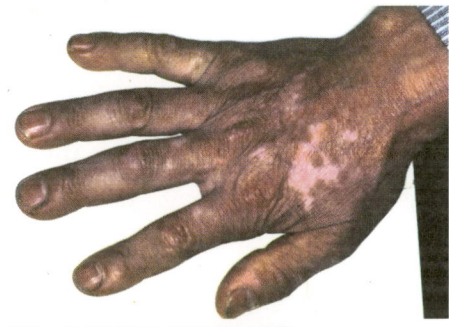

図4 原田病による皮膚の白斑

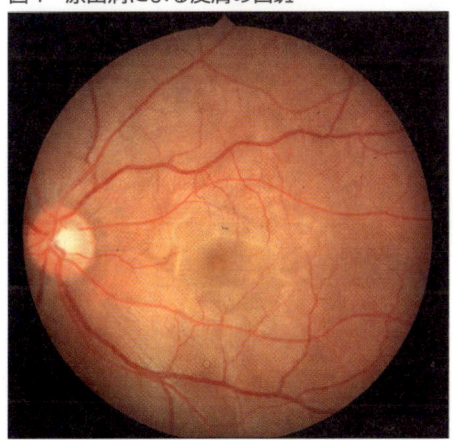

図5 原田病の網脈絡膜炎
多発性の網膜浮腫を認める．

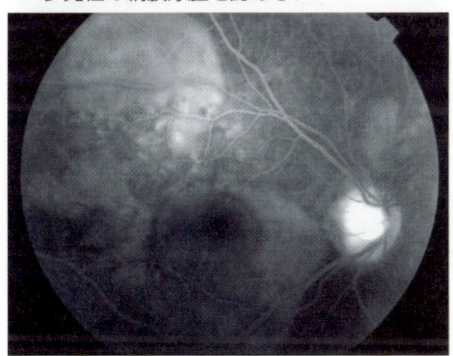

図6 原田病の網脈絡膜炎
フルオレセイン蛍光眼底撮影により，多発性の蛍光色素の貯留(大小様々の地図状で白っぽくなっている部位)を認める．この病変は網膜浮腫に相当する．

全身の色素細胞に対する自己免疫疾患であり，眼症状は特異なぶどう膜炎の形で発症する．何らの誘因もなく自然に発症するものをVogt-小柳-原田病と呼ぶが，穿孔性眼外傷により感作されて発症する交感性眼炎と本態は同一である．日本人に多い疾患である．前駆症状として，約1/3の患者で，頭痛，めまい，耳鳴りなどを訴える．これは髄膜，内耳などに存在する色素細胞に対する自己免疫とされる．また，発病1〜2ヵ月すると，皮膚の白斑(図4)，頭髪眉毛の白髪化が認められるようになる．

眼症状は，網脈絡膜炎(図5，6)，視神経炎，前眼部炎症の組み合わせで生じる．Vogt-小柳-原田病は，前眼部炎症の強いVogt-小柳型と網脈絡膜炎・視神経炎を主とする原田型(狭義の原田病)に分けられている．同一患者であっても，再発するに従い，前眼部病変の強くなることがある．

## 2◆治療，特にステロイド剤の使い方

本症の治療としてはステロイド剤の大量全身投与が基本である．ステロイド剤大量漸減療法あるいはパルス療法を行う．ステロイド剤大量漸減療法（図7）は，初期量としてベタメサゾン16～20 mg/日程度の点滴静注を行う．その後，漸減し，プレドニゾロン内服に切り替えて，さらに漸減する．

パルス療法で治療する場合には，メチルプレドニゾロン1 g/日を3日行い，その後，メチルプレドニゾロンあるいはプレドニゾロン内服に切り替えて漸減する．

従来から，Vogt-小柳-原田病に対してはステロイド剤大量漸減療法が第一選択とされており，パルス療法は再発例を中心に用いられることが多かったが，ステロイド投与期間や入院期間の短縮などの理由により，パルス療法を初発例から好んで用いる専門家もいる．パルス療法を行う場合，急性心不全などに十分な注意が必要である．

再発と漸減の速度には関連がある．急激な減量は再燃の危険因子となる．漸減途中での中止は再燃の危険性が高い．また，紋切り型の漸減は避け，眼症状の推移により，微調整をはかるのが望ましい．

ステロイド剤大量漸減療法あるいはパルス療法に反応しない重症例，ステロイド禁忌の糖尿病合併例などではシクロスポリンを用いることがある．

いずれの場合も，前眼部の炎症の程度に応じて，ステロイド，アトロピンの点眼を行う．ベタメサゾン0.1％点眼1日4回が標準である．

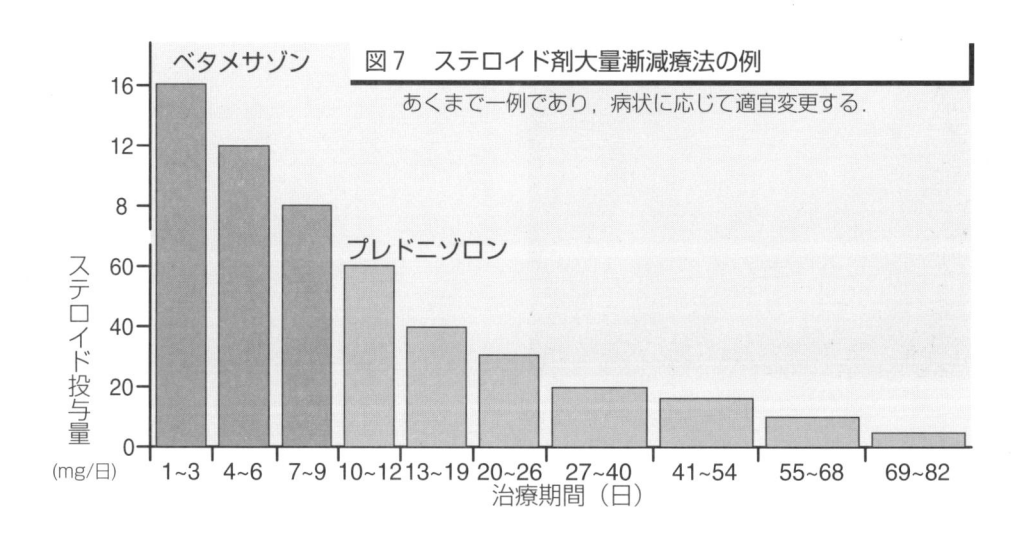

図7　ステロイド剤大量漸減療法の例
あくまで一例であり，病状に応じて適宜変更する．

# 6 視神経炎

## 1◆疾患概説

　視神経炎は臨床的には，病理学的な炎症による狭義の視神経炎のみでなく，脱髄性疾患などによる視神経症を含んだ疾患群としてとられられることが多い．視神経乳頭部位に生じる乳頭炎と眼球後部の視神経に生じる球後視神経炎に分類される．両病型とも，急激に生じる視機能(視野，視力)障害を特徴とする．眼痛，頭痛，眼球運動にともなう眼窩の疼痛などを訴えることが多い．

　乳頭炎(図8)では，視神経乳頭の発赤，網膜との境界不明瞭，血管の怒張などを認める．これらの所見はうっ血乳頭と類似し，鑑別を要する．視機能障害の程度(乳頭炎で高度)，脳圧亢進の有無，乳頭突出の程度(うっ血乳頭で高度)などで鑑別する．球後視神経炎では，視神経乳頭に異常所見を認めない．球後視神経炎(球後視神経症)は多発性硬化症の一症状として発生することがしばしばある．本邦での推定では球後視神経炎の10～30％程度が多発性硬化症に移行するとされ，また，多発性硬化症の約20％が球後視神経炎で初発し，約40％が経過中に球後視神経炎を発症する．

　視神経炎の視野欠損として盲中心暗点(中心視野と盲点を含むラケット状の暗点)が有名であるが，中心暗点，不規則な視野異常などを呈することも多い．対光反応の遅延，中心フリッカー値の低下，色覚異常などを認める．

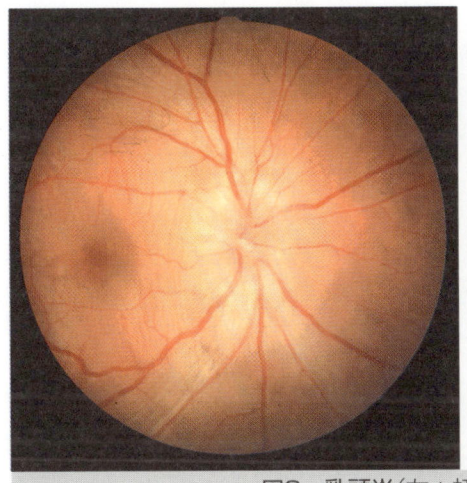

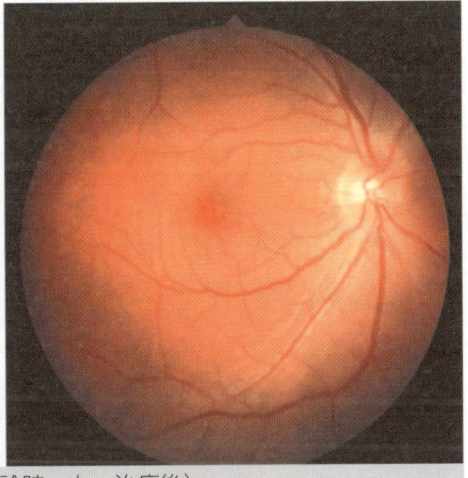

**図8　乳頭炎**(左：初診時，右：治癒後)．
初診時には視神経乳頭の発赤，境界不鮮明を認める．

## 2◆治療，特にステロイド剤の使い方

　視神経炎の治療としてはステロイド剤のパルス療法が原則である．パルス療法で治療する場合には，メチルプレドニゾロン1g/日を3日行い，その後，メチルプレドニゾロンあるいはプレドニゾロン内服に切り替える（図9）．視神経炎に対するステロイド治療の有効性に関しては異なった見解があり，最終的な視機能予後がステロイド治療群と無治療群で変わらなかったとする米国での大規模治療トライアルの報告は傾聴に値するものである．しかしながら，この報告においても，少なくとも，ステロイド治療群では治療後6ヵ月以内の視機能は無治療群よりも勝っている．また，パルス療法では多発性硬化症への移行率が減少する可能性が初期成績から示されたが，3年の経過観察では差が無いとされた．

　従来，パルス療法ではないステロイド大量療法あるいは内服療法が行われることがあったが，この治療法では再発率の増加などにより最終成績が不良となる可能性が指摘されており，とるべきではない．

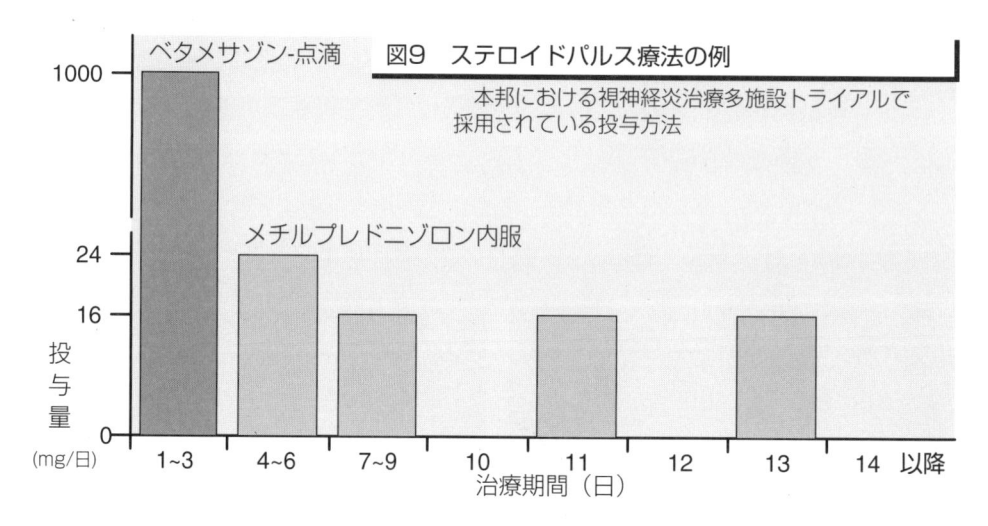

図9　ステロイドパルス療法の例
本邦における視神経炎治療多施設トライアルで採用されている投与方法

[山本　哲也]

■参考図書
1● Easty DL, Sparrow JM(Eds). Oxford Textbook of Ophthalmology. Oxford University Press, 1999
2● Fraunfelder FT, Roy FH(Eds). Current Ocular Therapy. Saunders, 2000

# VI. 内科以外の主な疾患におけるステロイド療法

## ② 小児科領域疾患

### ◇はじめに

　小児科領域においてもステロイドは重要な薬剤の一つであり，種々の疾患で用いられる．本項ではそのうち代表的な幾つかの疾患での使用について言及する．小児期は成長発達の重要な時期であることから，成長障害，防御機能低下をはじめとしたステロイドの副作用の発現を考慮し，その使用の適用や投与方法には，充分なデータに基づいた適切な基準と細心の注意が必要である．

### 1 ◇小児に使用されるステロイドの種類と投与方法

　小児疾患に用いられるステロイドはプレドニゾロン，デキサメタゾン，ベタメタゾン，ハイドロコルチゾン，メチルプレドニゾロンなどである．これらは疾患や病態に応じて使い分ける．また投与方法には経口投与，点滴静注，吸入などがある．アトピー性皮膚炎では外用薬として用いる．ステロイドの使用により結核や他の感染症に対する防御機能が低下することは常に注意しておく必要がある．多くの場合，経口投与が原則であるが，この場合ステロイドは2時間で最大血中濃度に達し，8時間で25％，12時間で0％になる．これを考慮して日内投与時間を決めるが，一方で副腎機能の抑制を少なくするためには午前中に多く，午後少量にすることがすすめられる．この両者と効果をみながら投与時刻と量を決定する．効果がみられる限り午前中に多く，午後少量にする．
　投与量は年齢によって一律に決めるものではなく，体重および疾患の種類と重症度によって開始量を決定する．その基本はプレドニゾロンとして1〜2mg/kgから開始し，治療効果がみられたら早めに減量を開始し，中止ないしは自己免疫疾患などのように最少有効量を長期に使用するなど疾患によって使い分ける．

# 2 小児の気管支喘息

　気管支喘息に対するステロイドの使用は，厳格な適用の判断が何よりも重要である．次にその投与方法と量と期間の決定が重要である．

　小児気管支喘息の治療に関して，現在のところ小児気管支喘息治療ガイドラインをはじめとして，主に喘息発作や発作持続状態の程度や喘息の重症度などをもとにして治療薬，治療法が選択されている．ステロイドの適用についても，この中に含まれている．

　近年，気管支喘息の病態は分子生物学的にかなり詳細に明らかにされてきており，この病態のなかでステロイドの作用点および作用機序も徐々に明らかにされてきている．したがって，小児気管支喘息におけるステロイドの適用については，喘息の病態が個々でかなり異なることから，「その患児の病態のどこをねらって効かせるか」という目標を明確にしたうえで，ガイドラインを参考にしながら適用と投与方法を決定することが重要である．

　そのためには病態をいち早く把握するための検査法の一般化とその成績から病態を十分に解読する訓練が必要である．

## 1 ◆気管支喘息の病態におけるステロイドの主な作用点と病態から見たステロイドの適用

　アレルゲン(抗原)は生体に侵入した後，抗原提示細胞でプロセッシングを受け，HLA class II分子とともに提示され，ヘルパーT細胞($Th_1$と$Th_2$)はこの情報を受けて活性化され，種々のサイトカインを産生し，$Th_2$系ではB細胞，好塩基球，肥満細胞，好酸球などの炎症性細胞が増殖，活性化される(図1)．このうちステロイドはたとえば$Th_1$からのIL-2の産生を抑制したり，$Th_2$からのIL-5の産生を抑制して好酸球の増殖，活性化を抑制する．

　種々の刺激を受けたB細胞の中では免疫グロブリン重鎖遺伝子のVDJ(可変部)の再編成とそれに続く定常部領域のCε鎖へのクラススイッチが誘導され，VDJ-Cε鎖が形成され，mRNAへの転写を経て，軽鎖とともにゆくゆくIgE蛋白が合成される．この過程でステロイドはIgEを含めて免疫グロブリンの産生を抑制するといわれているが，少なくとも in vitro の系ではCε鎖へのクラススイッチを促進するように働く(図2)．

2. 小児科領域疾患 VI 2

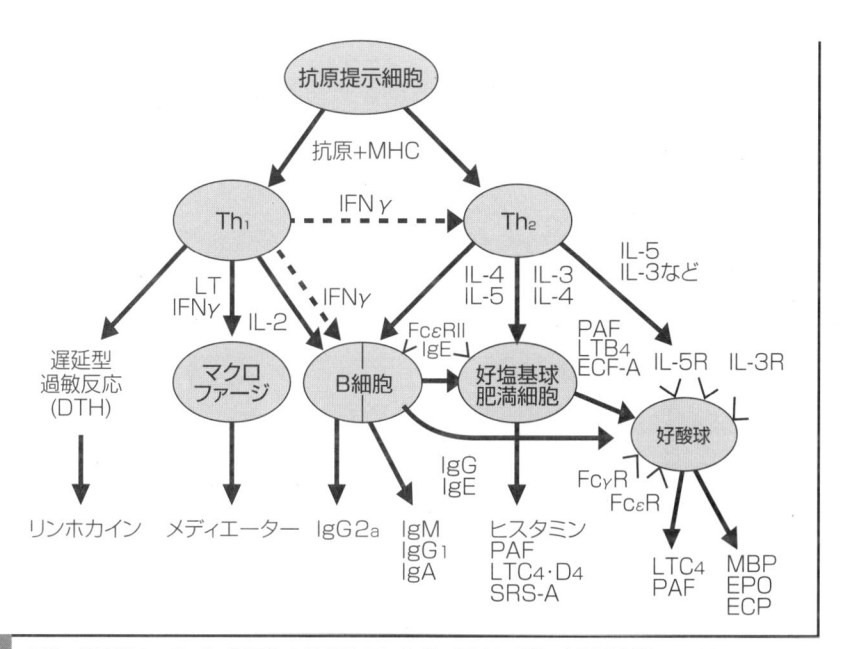

図1 2種類のヘルパーT細胞の役割とアレルギー反応に関与する細胞間のcell interaction

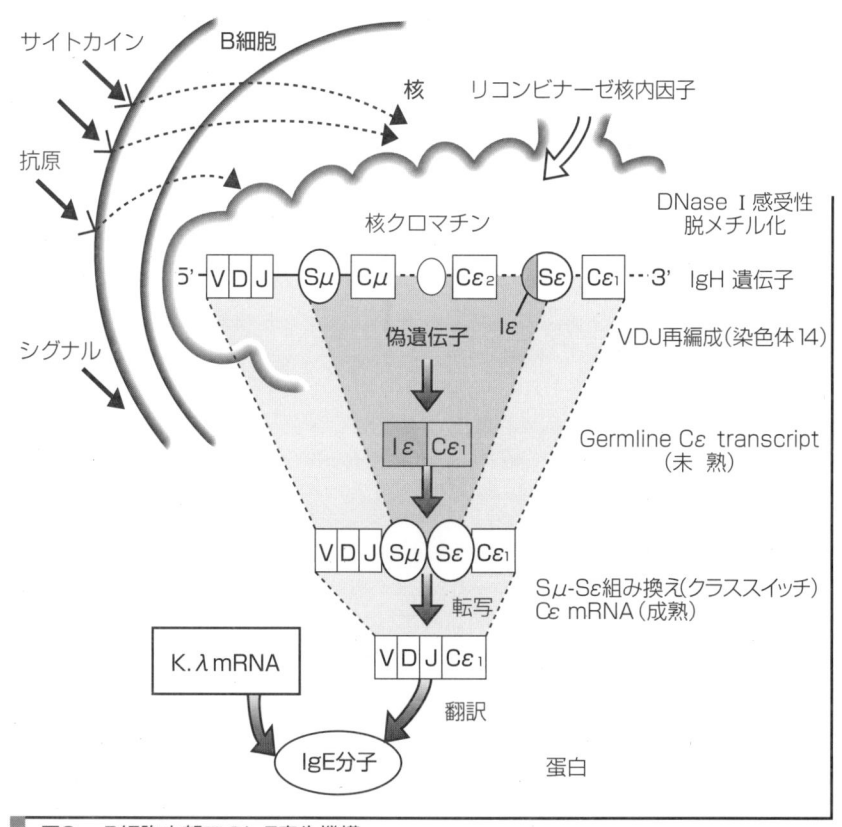

図2 B細胞内部でのIgE産生機構

193

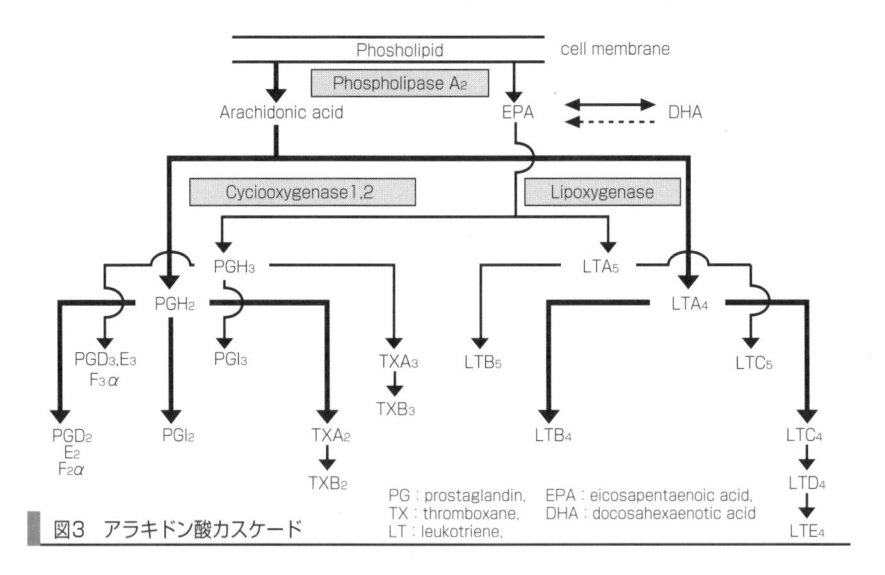

図3 アラキドン酸カスケード

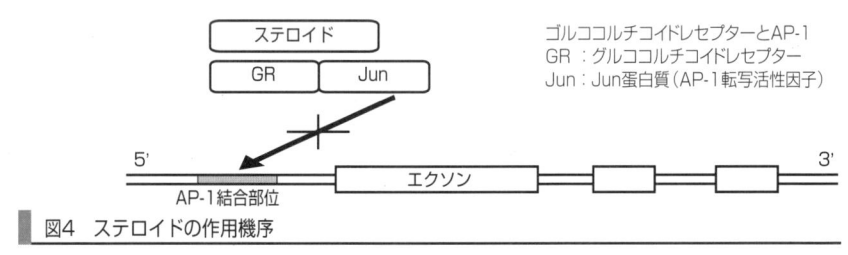

図4 ステロイドの作用機序

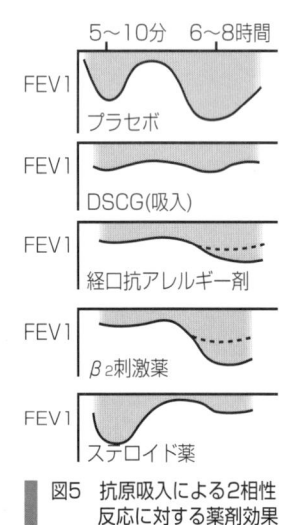

ゴルココルチコイドレセプターとAP-1
GR：グルココルチコイドレセプター
Jun：Jun蛋白質（AP-1転写活性因子）

図5 抗原吸入による2相性反応に対する薬剤効果（永倉俊和らより）

　炎症性反応のうちアラキドン酸カスケードは喘息の重症化に重要な役割を演じておりロイコトリエン$C_4$やトロンボキサン$A_2$，$B_2$の産生がとくに注目されている，このうちステロイドはphospholipase $A_2$やcyclooxygenase 2の合成を抑制しアラキドン酸カスケードにブレーキをかける（図3）．

　このような作用は，主に転写活性因子であるAP-1とグルココルチコイドレセプター（GR）との結合によりAP-1の働きを抑制することによる．すなわち，種々の炎症性蛋白をコードする遺伝子の調節領域のAP-1結合部位にAP-1が結合できなくなり，当該遺伝子の発現を抑制することによると考えられている（図4）．

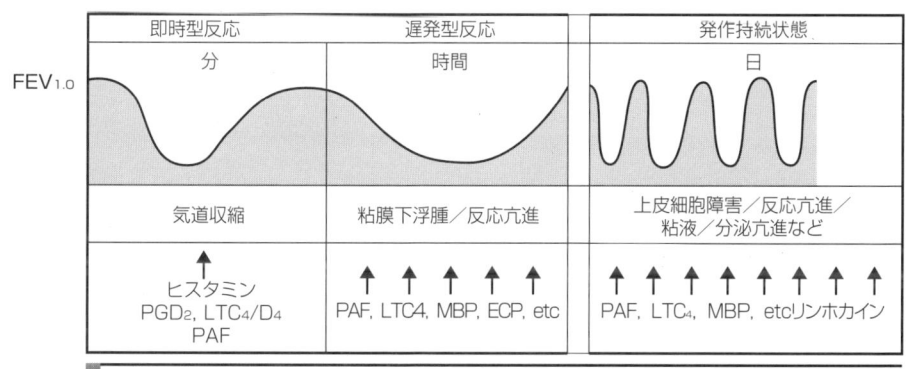

図6 気管支喘息発作のメカニズム（馬場 実より）

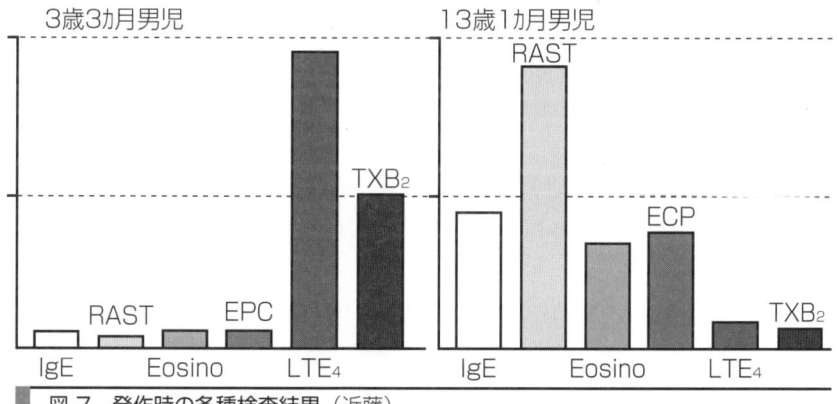

図7 発作時の各種検査結果（近藤）

　臨床の場でステロイドは遅発型喘息発作は抑制するが，即時型喘息発作は抑制しない(図5)，これは即時型と遅発型の病態に図6のような差があり，ステロイドが主に遅発型の病態にかかわる物質に抑制作用を示すためである．

　喘息患児の発作時，非発作時の血清IgE，特異IgE，好酸球由来細胞傷害性蛋白の一つであるeosinophilic cationic protein(ECP)，好酸球数，尿中ロイコトリエン$E_4$(LTE$_4$)，トロンボキサン$B_2$(TXB$_2$)を測定すると，同じく発作時であっても個々の症例により種々のパターンがみられた．たとえば同じ発作時でもRAST，ECP，好酸球数が高い症例，LTE$_4$やTXB$_2$のようなアラキドン酸系が高い症例など特徴がみられる(図7)．発作時アラキドン酸カスケードが強くかかわっている場合や好酸球が強くかかわっている場合には他の方法で改善がみられないときはステロイドの適用となろう．このような場合，非発作時にはステロイドのかわりにLTやTXの作用に抗する抗アレルギー薬が有用であろう．

## VI. 内科以外の主な疾患におけるステロイド療法

| 10カ月男児発作 | 大 | 大 |
|---|---|---|
| ソルコーテフ | ×××××××× | ×××××××× |
| IgE | 1,013 | 927 |
| IgE　HD | 1 | 1 |
| 　　ダニ | 0 | 0 |
| 好酸球数(/mm³) | 360 | 10 |
| TXB₂(pg/ml) | 2,700 | 18 |

図8　症　例(重症の気管支喘息)

図8に症例を示す．10ヵ月男児で重症の喘息で，引き続く2回の大発作に対してソルコーテフを使用した．当初好酸球数とTXB₂がかなり高値を示していた．ソルコーテフ使用後IgEや特異IgEには変化がなかったのに対し，好酸球数とTXB₂は著明に減少し症状も並行して改善を示した．この症例ではステロイドが主にIL-5抑制を介して好酸球の増殖活性化を抑制し，アラキドン酸カスケードのphospholipase A₂抑制を介してTXB₂の産生を抑制することなどを通して，症状改善につながったものと考えられた．

## 2◆小児気管支喘息治療ガイドラインをもとにしたステロイドの適用と投与方法

### 1　急性発症の気管支喘息発作に対する治療でのステロイドの適用と投与方法(図9)

大発作(日本小児アレルギー学会による)のステップ3でヒドロコルチゾンの静注または点滴静注が適用となる．β₂刺激薬の吸入，アシドーシスの治療，アミノフィリンの持続点滴静注に対する反応が不良，あるいは呼吸困難がきわめて強く意識混濁や全身状態不良の場合，あるいは過去に大発作時にはヒドロコルチゾンが必要であった患児に適用となる．ヒドロコルチゾン5～7mg/kgを5～8時間ごとにゆっくり静注または点滴静注し，1～2日で減量，中止する．効果が得られない場合はイソプロテレノール持続吸入療法ないしは持続点滴療法，さらには必要に応じ気管内挿管による人工呼吸を行うことになるが，モニターを含めたこれらの方法は別項に譲る．

図9　医療機関での小児喘息の急性発作に対する薬物療法プラン

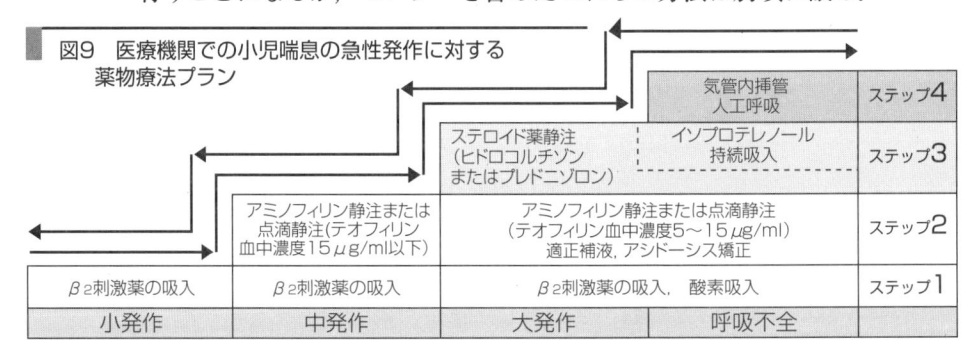

| | | | 気管内挿管人工呼吸 | ステップ4 |
|---|---|---|---|---|
| | | ステロイド薬静注(ヒドロコルチゾンまたはプレドニゾロン) | イソプロテレノール持続吸入 | ステップ3 |
| | アミノフィリン静注または点滴静注(テオフィリン血中濃度15μg/ml以下) | アミノフィリン静注または点滴静注(テオフィリン血中濃度5～15μg/ml)適正補液，アシドーシス矯正 | | ステップ2 |
| β₂刺激薬の吸入 | β₂刺激薬の吸入 | β₂刺激薬の吸入，酸素吸入 | | ステップ1 |
| 小発作 | 中発作 | 大発作 | 呼吸不全 | |

## 2 気管支喘息長期管理における治療でのでのステロイドの適用と投与方法(図10)

抗原や誘因の回避をはじめとする日常の生活指導は必須である．

中等症持続型で抗アレルギー薬，徐放性テオフィリン製剤のRTC(round the clock)法(テオフィリン血中濃度5～15μg/ml)，$\beta_2$刺激薬あるいはDSCG(disodium cromoglycate)と$\beta_2$刺激薬の混合液の定期吸入(1日2回)にても有効な改善(PEF，$FEV_{1.0}$が自己ベストとなり日内変動も20％以内になり，日常生活，夜間睡眠も正常化する)が得られない場合，スペーサーを用いてBDI(bechlomethasone dipropionate吸入)を行う．1回2puff(噴霧)(100μg)1日2回吸入(200μg/日)より開始し，症状の改善が得られない場合は1回3puff(150μg)1日4回吸入(600μg/日)まで増量できる．

重症持続型での適用も基本的には中等症持続型の場合とほぼ同じであるがBDIは1回2～6puff(100～300μg)1日2～4回吸入(最大1,200μg/日，筆者はこの量は多すぎると考えている)とし症状の軽快により減量する．またこれでも効果が得られない場合，1週間を限度としてプレドニゾロン5～10mgを朝1回投与する．いずれも症状，肺機能検査結果(ピークフロー値など)を参考にして3～6ヵ月の単位で減量や中止につき検討する．それでも発作を繰り返す場合は施設療法の適応となる．筆者らはBDIでも効果が得られない場合は，むしろ入院にてアミノフィリンの持続点滴単独，あるいはさらにイソプロテレノール持続吸入療法を試みることも有用と考えている．その方法は別項に譲る．

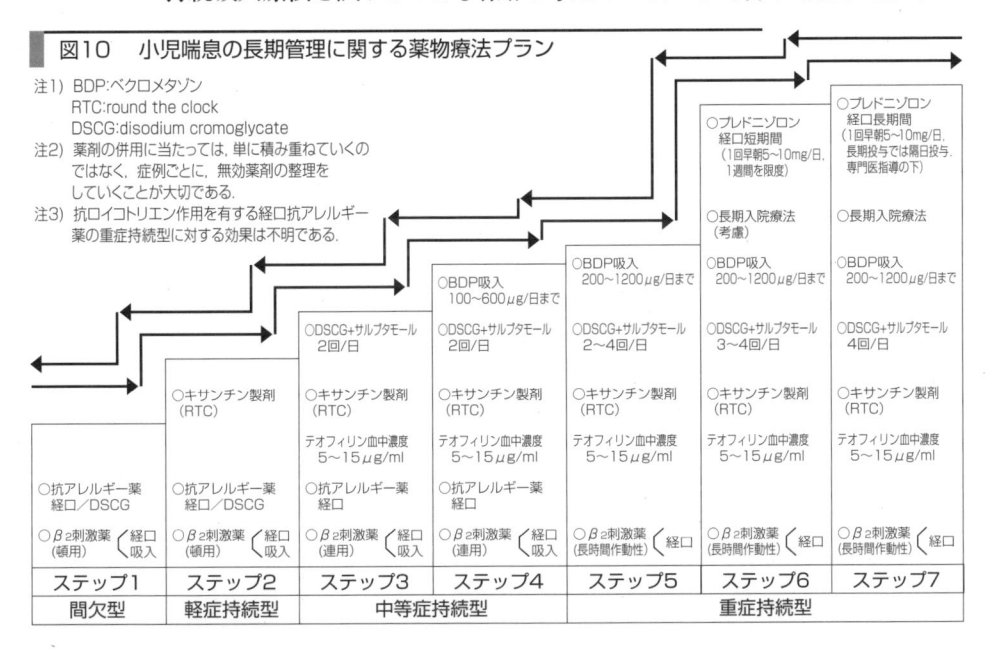

図10 小児喘息の長期管理に関する薬物療法プラン

注1) BDP:ベクロメタゾン
RTC:round the clock
DSCG:disodium cromoglycate
注2) 薬剤の併用に当たっては，単に積み重ねていくのではなく，症例ごとに，無効薬剤の整理をしていくことが大切である．
注3) 抗ロイコトリエン作用を有する経口抗アレルギー薬の重症持続型に対する効果は不明である．

## 3 吸入用ステロイド薬の使用上の注意点

現在日本で用いられている吸入用ステロイド薬は，主にBDP(bechlomethasone dipropionate)である．ベコタイドインヘラー，アルデシン，タウナスなどがある．いずれも定量噴霧式で1 puff 50μgであり，なかには100μgのものもあるが，小児には50μgを使用する．

BDP吸入剤の剤形は定期噴霧式吸入剤であることから，吸入方法の十分な指導が必要で，機能的残気量レベルから5秒くらいかけてゆっくり吸入し，息止めをしてからゆっくり吐くように指導する．スペーサーを用いれば幼児でも使用可能である．またBDIはあくまで予防的に用いる薬物であり，急性の発作の治療薬ではないことを理解させる．

内科領域では中等症～重症慢性例で全身的ステロイドの減量を目的に800～2,000μg/日の高用量吸入療法が行われているが，小児科領域でも標準用量でコントロールできない場合，一時的には，おおよそ600～800μg/日の設定を考慮できる．いずれにしても，症状肺機能などを指標に3～6ヵ月ごとに吸入量の減量や中止への方向を検討し最少必要量にとどめるよう努める．

## 4 吸入用ステロイド薬の副作用

BDPは気道局所からの吸収は少なく，また口腔内などに沈着したものが唾液とともに嚥下されて吸収されても肝で分解され，全身投与の場合にみられる副作用はほとんど生じないとの報告も少なくないが，一方では副作用発生の報告もときどきみられる．BDPの局所抗炎症作用はコルチゾールの5,000倍，デキサメタゾンの600倍とされている．

局所的副作用として咽喉頭刺激症状，嗄声，口腔カンジタ症がある．これらの予防のためにスペーサーの使用，吸入後のうがいを励行するよう指導する．

副腎皮質機能については成人では1,500μg/日ぐらいまでのBDP使用量では臨床的に有意な影響はみられないという報告が多いが，小児ではそれ以下の用量でも副腎皮質機能の抑制があるとする報告がみられる．BDP300～1,000μg/日の投与3ヵ月以上の使用にて尿中コルチゾール排泄低下，血中コルチゾール分泌低下などの報告がみられる．またBDPの骨代謝への影響として，総骨密度低下，骨量低下，血清オステオカルシン濃度低下なども指摘されているのでその点の注意が必要である．使用時にはこれらのチェックが必要である．

## 5　全身的ステロイド薬の使用上の注意点と副作用

　全身的ステロイド薬は静注または点滴静注用のヒドロコルチゾンと経口用のプレドニゾロンが主体である．いずれも前述したように最少必要限にとどめるように努めるが，とくに経口投与は小児ではかなり特別なことと認識し，可及的に吸入用ステロイドや他の治療法により経口投与の離脱を計ることが必要である．静注または点滴静注用ではヒドロコルチゾンの製剤のソル・コーテフ中の添加剤によりアレルギー反応を示し喘息発作が誘発されることがまれにあり，この場合にはサクシゾンが有用なことがある．
　副作用については他疾患におけるステロイド使用時と同様で副腎機能の低下，成長障害，電解質異常，withdrawal，出血，Cushing様症状，多毛，性成熟障害などがある．もし使用する場合はこれらのチェックが必須である．

# 3　小児の自己免疫疾患・膠原病

　全身性エリテマトーデス(SLE)，橋本病，シェグレン症候群，皮膚筋炎，自己免疫性溶血性貧血などの自己免疫疾患・膠原病が対象になる．プレドニゾロンとして1〜2mg/kgを開始量とし，症状および赤沈，CRPなどの改善が確認されたら減量を開始する．減量開始までの期間は2〜4週間である．
　最も重要なことは，再燃を回避しつつ可能な限り減量を適格に進めることである．このために種々の疾患で種々の減量法が試みられてきた．著者らは種々の検討の結果，隔日減量法が現時点では最も有効であると考えている．この場合も当初は多めに減量し，その後の減量は最少有効量を予測しながら，少な目の減量を進める．その1例を図11に示す．

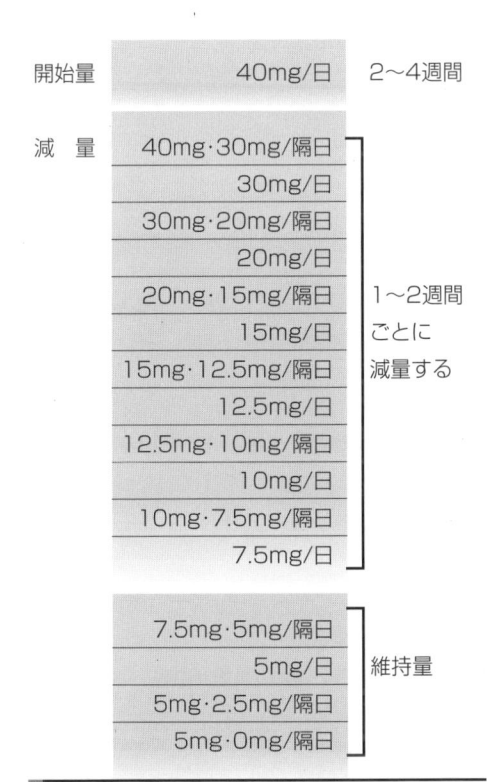

| 区分 | 投与量 | 期間 |
|---|---|---|
| 開始量 | 40mg/日 | 2〜4週間 |
| 減量 | 40mg・30mg/隔日 | 1〜2週間ごとに減量する |
|  | 30mg/日 |  |
|  | 30mg・20mg/隔日 |  |
|  | 20mg/日 |  |
|  | 20mg・15mg/隔日 |  |
|  | 15mg/日 |  |
|  | 15mg・12.5mg/隔日 |  |
|  | 12.5mg/日 |  |
|  | 12.5mg・10mg/隔日 |  |
|  | 10mg/日 |  |
|  | 10mg・7.5mg/隔日 |  |
|  | 7.5mg/日 |  |
| 維持量 | 7.5mg・5mg/隔日 |  |
|  | 5mg/日 |  |
|  | 5mg・2.5mg/隔日 |  |
|  | 5mg・0mg/隔日 |  |

図11　SLEなどにおける経口ステロイドの減量法の1例

SLEなどではステロイドからの完全な離脱は困難なことが多いことから症例ごとに維持量を予測しながら最少維持量をかなり長期に投与する．腎障害を合併する場合はさらに慎重に減量する．電解質，骨密度，眼科的検査，便潜血などの副作用チェックを常に行う．必要に応じて骨代謝に対しアルファロール，胃粘膜保護としてマーロックスなどの投与などを考慮する．減量に際しては，離脱症状withdrawal syndromeに注意する．

## 4 若年性関節リウマチ(juvenile rheumatoid arthritis:JRA)

ステロイドの適応は多関節型または少関節型では，
(1) サリチル酸その他の非ステロイド抗炎症剤(NSAID)が使用でないとき，または無効のとき
(2) 心臓病変を来したとき
(3) 虹彩炎,毛様体炎,ブドウ膜炎などの眼合併症が局所療法で抑えることが出来ないときである．

また全身型ではステロイドの適応である．
使用法，減量法はSLEでの使用に準じる．難治の場合にはメチルプレドニゾロンのパルス療法が試みられることがある．

## 5 血液疾患

白血病をはじめとする悪性腫瘍では抗がん剤との併用のプロトコールが有用である．また再生不良性貧血，特発性血小板減少性紫斑病で使用される．

## 6 神経筋疾患

重症筋無力症，顔面神経麻痺，West症候群，細菌性髄膜炎，脳炎脳症などで使われる．
細菌性髄膜炎では主に脳浮腫に対してデカドロンを4日間投与し，その後中止する方法が推奨されている．これにより病状の急な改善が得られるが，

多くの場合中止後に発熱の再燃をみる．この場合，髄液細胞の増加だけで髄液糖が再び減少しなければ細菌の再燃は否定的であるが，髄液糖が再び減少する場合には細菌の再燃が考えられる．いずれにしても減量期間を少し長めにすることが適切である．

脳炎・脳症でも主に脳浮腫改善にデカドロンが用いられる．

## 7 その他

アナフィラキシーショック(この場合はfirst choiceはエピネフリンである)，薬物アレルギー，血清病，心筋炎，急性膵炎，副腎過形成，副腎機能不全における補充療法，ネフローゼ症候群特にminimal changeなどに用いられる．

[近藤　直実]

---

**参考文献**

1● 近藤直実：喘息治療薬の使い方　ステロイド，小児科38，17-25，1997
2● 渡辺言夫：ステロイドの選択と使用法，今日の小児治療指針9，24-26，1996
3● 牧野荘平，古庄巻史，宮本昭正：喘息予防・管理ガイドライン，厚生省免疫・アレルギー研究班，1998

# VI. 内科以外の主な疾患におけるステロイド療法

## ③ 皮膚科領域疾患

　皮膚科領域疾患のステロイド療法では内服療法，外用療法の両方に習熟する必要がある．自己免疫性水疱症や皮膚症状を伴ういわゆる膠原病では初期量として中等量，時に大量のステロイドで投与開始，症状の軽快とともに慎重に漸減，維持量を長期間投与した後中止する．またスティーブンスジョンソン症候群や重症薬疹では原因薬剤の中止または原疾患である感染症の治療とともに，短期間大量のステロイドを使用するが症状が軽快すれば急速に減量する．一方外用療法としては極めて幅広い皮膚疾患に種々の強さあるいは剤型のステロイド外用剤が用いられており，その臨床効果は明らかである．しかし長期間漫然と使用したり薬剤の選択を誤ると非可逆的な副作用も起こしうるので，ステロイド外用剤の薬理作用と副作用を熟知した使用が不可欠である．ここでは皮膚科に特徴的な疾患についてその内服療法および外用療法について解説する．

## 1 内服療法

　皮膚科領域でステロイドの内服療法の適応となる疾患を表1に列挙した[1]．これらは1）ステロイドが第1選択となる疾患と2）症例によってはステロイドが適応となる疾患に大別される．前者は多くの例で長期投与が必要である．すなわち，通常プレドニゾロン（以下PSL）単独で初回必要十分量を投与し，効果が認められなければ50％を目安に増量する．効果が認められれば活動性指標をもとに投与量の10％を目安に漸減し，5～15mg/日を維持量とする．経過中効果が鈍化した時はベタメサゾンなどの他剤に変更することもある．またアザチオプリンやシクロフォスファミドなどの免疫抑制剤を併用して減量を図ることも考える．初回量が100mg/日を

表1 ステロイド内服適応皮膚疾患

| | 第一選択として適応性が高い疾患 | |
|---|---|---|
| 1 | 自己免疫性水疱症 | 天疱瘡 |
| | | 類天疱瘡 |
| | | 線状IgA水疱症 |
| | | 後天性表皮水疱症 |
| 2 | 膠原病 | 全身性エリテマトーデス |
| | | 皮膚筋炎 |
| | | 成人スチル病 |
| 3 | 好中球性皮膚症 | スウィート病 |
| | | 壊疽性膿皮症 |
| 4 | ウェーバークリスチャン病 | |
| 5 | スティーブンスジョンソン症候群と中毒性表皮壊死症 | |
| 6 | 皮膚血管炎 | |

| | 症例によってはステロイド適応となる疾患 |
|---|---|
| 1 | 湿疹皮膚炎群 |
| 2 | 薬疹 |
| 3 | 蕁麻疹 |
| 4 | 多型浸出性紅斑と結節性紅斑 |
| 5 | 強皮症 |
| 6 | 円板状エリテマトーデスと深在性エリテマトーデス |
| 7 | 皮膚悪性リンパ腫 |
| 8 | 皮膚サルコイドーシス |
| 9 | 円形脱毛症 |
| 10 | 苺状血管腫 |

超える場合，あるいは脳神経，呼吸器などの臓器症状が重篤であったり，各種自己抗体が異常に高く病状の悪化が懸念される自己免疫疾患などではパルス療法が選択される．すなわちメチルプレドニゾロン（またはハイドロコルチゾン）1,000mg/日を点滴静注で3日間連続投与し，その後通常量のステロイドで経過を観察しながら，これを1～2週間隔で繰り返す．次に後者の，症例によってはステロイドが適応の疾患では，まずステロイド療法が本当に必要か，ステロイド以外で治療できないかなど熟慮の上ステロイド療法を選択すべきである●[2]．ステロイドを選択した場合は，初期投与量がやや少ないものの，第一選択でステロイドを使用する際の長期投与と同様に使用する．しかし広範囲の接触皮膚炎や重症の薬疹など急性の病態では短期間の投与で症状の軽快が期待できる．すなわちPSL 20mg程度で開始し数日から10日程度でステロイド投与を中止する．

# 1 ◆ステロイドが第一選択となる疾患

## 1　自己免疫性水疱症

### 1　天疱瘡

　天疱瘡は表皮角化細胞の接着構造であるデスモゾームのデスモゾームカドヘリンに対する自己抗体によって生ずる表皮内の水疱症である．尋常性天疱瘡では患者血清中には主として抗デスモグレイン3抗体が検出され比較的広範の皮膚に加えて口腔内にも水疱やびらんを認める．本症では通常ステロイド単独療法で，PSL60mg/日前後で開始し，効果があり水疱の新生がなくなれば1～2週で5～10mg/日を減量する[1]．以降は30mg/日までは2週ごとに5～10mg/日で減量する．さらに2～3週ごとに2.5～5mg/日を減量し10～15mg/日を維持量とする．減量数日後，反動でやや悪化することがあるが軽度の場合はそのままの量で経過を観察する．最近抗デスモグレイン1及び3抗体がELISA法で計れるようになった（保険未収載）．この抗体価を目安に減量を加減する．概ね抗体価の変動と臨床症状は一致するが，抗体価の高い症例では初期投与量を多めに設定し慎重に減量する必要がある．また抗体価がカットオフ値以下に下がるまでは維持量を続け，数ヵ月経過を見た後5mgまで漸減さらに隔日投与

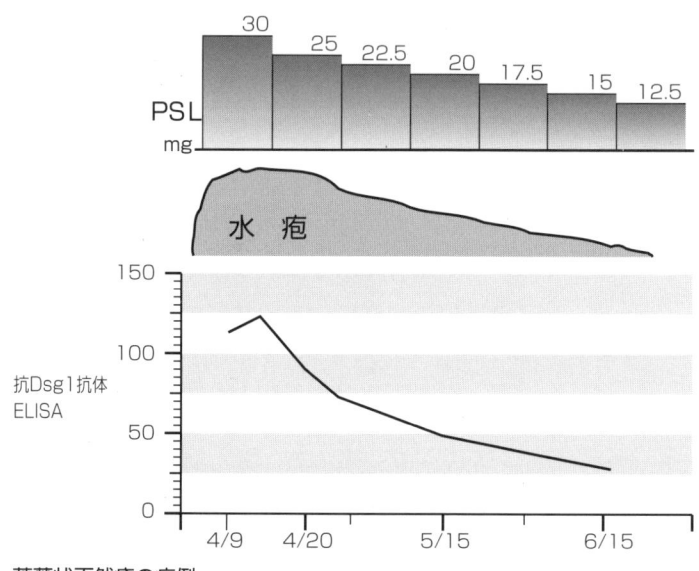

図1　落葉状天疱瘡の症例
全身に弛緩性水疱とびらんが多発．抗デスモグレイン1抗体価を参考にPSLを漸した．
（Aoyama et al, 2,000[3]から引用）

とし副腎機能の回復を確認して投与を中止する．中止後，比較的短期間で再発することも経験される．投与開始後1週間で効果が見られない時は150%に増量する．それでも効果が認められない場合は血漿交換療法やパルス療法を行う．減量中にPSLの効果が落ちた場合はベタメサゾンなどの他剤に変更またはアザチオプリン，シクロフォスファミドを併用する．落葉状天疱瘡や紅斑性天疱瘡では血清中に主として抗デスモグレイン1抗体を有し，尋常性天疱瘡に比較すると皮疹は少なく，口腔内水疱は伴わない．通常PSL量は尋常性天疱瘡の半量でよいが時に反応が悪い例もある．

図1に落葉状天疱瘡の症例58歳女性を示した[3]．全身に弛緩性水疱とびらんが多発したため当科入院．初回量PSL30mg投与で皮疹は軽快傾向を示した．抗デスモグレイン1抗体価は皮疹の軽快に先だって改善したので，この値を参考にPSLを漸減し得た．

## 2 類天疱瘡

類天疱瘡は表皮と真皮基底膜部との接着構造であるヘミデスモゾーム構成分子に対する自己抗体によって生ずる水疱症である．天疱瘡と異なりステロイドに感受性が高く初回量PSL30～40mg/日でよい[1]．1～2週経過を見て水疱の新生がなければ2週ごとに5mg/日を減量する．25mg/日以下になったら1～2週ごとに2.5mg/日を減量し10mg/日前後を維持量とする．一般に天疱瘡よりも早く減量できるが，中にはステロイドに反応の悪い類天疱瘡もあり，そのときは天疱瘡に準じた治療を行う．ステロイド減量に伴って再燃が認められたり，ステロイドの副作用が問題となって早い減量が求められる例では，ミノサイクリン（ミノマイシン®），ニコチン酸アミドの併用療法を行うこともある．すなわちミノサイクリン200mg/日およびニコチン酸アミド9～12g/日を投与するが，まれに高齢者でミノサイクリンによる間質性肺炎が起こると報告されているので注意が必要である．

## 3 その他の自己免疫性水疱症

線状IgA水疱症は表真皮境界基底膜の上または直下にIgAが線状に沈着する表皮下水疱症である．類天疱瘡に準じて治療するが，ジアフェニルスルホン（レクチゾール®）の併用または単独療法でも効果がみられることがある．注意を要するのは，IgAが表真皮境界基底膜直下に顆粒状に沈着

するジューリング疱疹状皮膚炎で，この疾患ではステロイドに効果がなくむしろジアフェニルスルホンに反応するので鑑別が必要であるという点である●1.

　後天性表皮水疱症は基底膜直下タイプⅦコラーゲンに対する自己抗体でおこる水疱症である．ステロイド治療に抵抗性で初回量はPSLで60〜80mg/日を要し，減量は天疱瘡に準ずる．

## 2　膠原病

### 1　全身性エリテマトーデス(SLE)

　腎臓，肺，中枢神経症状など内臓病変を伴う症例の治療は内科疾患の項を参照されたい．紅斑，円板状皮疹，脱毛などの皮膚症状に加え軽度発熱，関節痛が認められるのみの軽症例では，まず非ステロイド消炎剤を投与する．但し血清補体価低下と抗dsDNA抗体高値がともに認められる場合はステロイド内服を考慮する．非ステロイド消炎剤で効果を認めない場合はPSL10〜20mg内服を試みる．それでも反応がなければ入院安静の上，20〜30mg/日内服させる．また内臓病変がない症例でも紫斑，皮内から皮下の結節あるいは潰瘍など血管炎症状を認める場合は経過中の腎症状や抗リン脂質抗体の出現に注意を払いPSL30mg/日以上を投与する．初回量は臨床症状および検査所見が軽快傾向を示すまで継続し，その後漸減し10mg/日前後を維持量とする．さらに数ヵ月の経過で漸減，副腎機能の抑制などに注意しながら隔日ないし1回/3日投与とした後中止できる．

### 2　皮膚筋炎

　皮膚症状，筋症状および筋原性酵素の上昇が認められればPSL量で50〜60mg/日を初回量として投与する●1．この量で効果が見られなければパルス療法を考慮する．最低2〜3週間は投与し症状，検査値の改善を確認して2週ごとに5mg/日を減量する．30mg/日以下になったら2週ごとに2.5mg/日を減量し10〜15mg/日を維持量とする．皮膚筋炎に合併する間質性肺炎には急性型と慢性型があるが前者には特に注意を払わねばならない．これは呼吸器症状が急速に進行し極めて予後不良な疾患で

あるが，初期においては皮膚症状が主体で筋症状は比較的軽度で，特異的自己抗体にも乏しい．咳や息切れなどの呼吸器症状を的確に認識し胸部CTや血液ガスで早期に診断し，ステロイドパルス療法およびシクロスポリン5mg/kg/日を開始することが必要である．また皮膚筋炎ではステロイド治療中のステロイド筋症についても注意が必要である．経過中にアルドラーゼやCPKの検査値改善にも拘わらず筋痛などの症状を見た場合は本症を疑い尿中%クレアチン上昇がないかを調べる．トリアムシノロンやデキサメサゾンでは筋症が起こりやすいので出来るだけ使用しない．また典型的皮膚症状にもかかわらず筋症状，筋原性酵素の上昇を全く認めない症例もあり，amyopathic dermatomyositisと呼ばれる．数年以内に筋症状が出現し通常の皮膚筋炎に移行することが多いので，PSL20mg/日前後で治療を開始し漸減後5mg/日前後の維持量を継続する．内臓悪性腫瘍の合併も念頭においた全身検索も不可欠である．

### 3　成人スチル病

特異的な臨床症状に乏しいため診断は難しいが，発熱，関節症状，皮疹，白血球増加，フェリチン上昇をみとめ他の熱性疾患を除外して診断する．感染病巣アレルギーを強く疑う例ではステロイド投与に先だって，抗生物質を投与する．軽症例ではまず非ステロイド消炎剤を投与するが効果は不十分のことが多い．この場合PSL量で20〜30mg/日程度を投与する．臨床症状やフェリチン値を指標に漸減し中止する．再発を繰り返す例では5〜10mg/日を維持量とする．

## 3　好中球性皮膚症

代表的なものに壊疽性膿皮症とスウィート病がある．ともに組織学的には皮膚に好中球の密な浸潤を認め，臨床的には発熱，疼痛を伴う紅斑や膿疱が多発，前者では膿疱が拡大融合して難治性の潰瘍を形成する．軽症例ではジアフェニルスルホンやコルヒチンでも効果を認めるが，通常PSL量で30〜40mg/日のステロイドが第一選択となる．症状の軽快を認めれば漸減する．血液疾患や潰瘍性大腸炎などの基礎疾患の検索も行う．

## 4　ウェーバークリスチャン病

　発熱，関節痛などの全身症状とともに有痛性の皮下結節が多発してくる原因不明の疾患である．ステロイドが第一選択でPSLで40〜60mg/日を初期量とする．症状の軽快をみて30mg/日までは漸減できるが，それ以下ではしばしば再発するので慎重な減量が必要である．

## 5　スティーブンスジョンソン症候群(SJS)と中毒性表皮壊死症(TEN)

　薬剤，ウイルス，マイコプラズマ，細菌などが原因で起こる重症型の多型浸出性紅斑をSJSと呼ぶ．発熱，全身倦怠，関節痛などの全身症状とともに全身皮膚および口腔粘膜に紅斑とびらんを生ずる疾患である．一方TENは高熱とともに全身びまん性紅斑が出現し数日中に広範囲熱傷様の状態になる．両者は以前は独立した別個の疾患と考えられていたが，移行例が少なからずあることから最近は一連の病態と，とらえられている．ステロイドは完成した病状には効果が期待できないこと，また敗血症の併発の危険などから，欧米ではこれらの疾患にはステロイドは投与しない向きもあるが，本邦では初期においてはステロイド大量療法が第一選択となる．口腔粘膜のびらんが顕著で内服できないことが多く通常PSL 80〜100mg/日を点滴静注する．症状の軽快を認めれば40mg/日前後までは1週間ほどで急速に減量する．その後も副腎機能の抑制を検査しながら比較的早めに，すなわち1週ごとに5〜10mg/日を減量する．一方効果を認めないときはパルス療法を選択する．本症診断後は，疑わしい原因薬剤は直ちに中止し，また原疾患に感染症があれば抗生物質や抗ウイルス剤の投与も必ず行う．経過中，重篤な間質性肺炎や無気肺などの合併を認めることがあるので呼吸器症状には注意する．図2にスティーブンスジョンソン症候群の症例47歳女性を示す．緑内障治療薬ネプタザン内服7日目に口腔内違和感覚え，さらに2日後に紅斑および粘膜疹生じ当科受診入院．入院2日後突然呼吸困難出現，胸部XPで左肺無気肺みとめた．同日よりメチルプレドニゾロンパルス療法さらにPSL250mg，100mg，80mgと漸減した．皮疹，結膜角膜びらん，呼吸困難ともに約1ヵ月で軽快した．無気肺もXP上3週後に左上肺野に含気，1ヵ月後には下肺野にも含気を認めるようになった．

図2　スティーブンスジョンソン症候群
ネブタザン内服後に紅斑および粘膜疹生じ当科受診入院．
入院2日後突然呼吸困難出現，胸部XPで左肺無気肺を認めた．

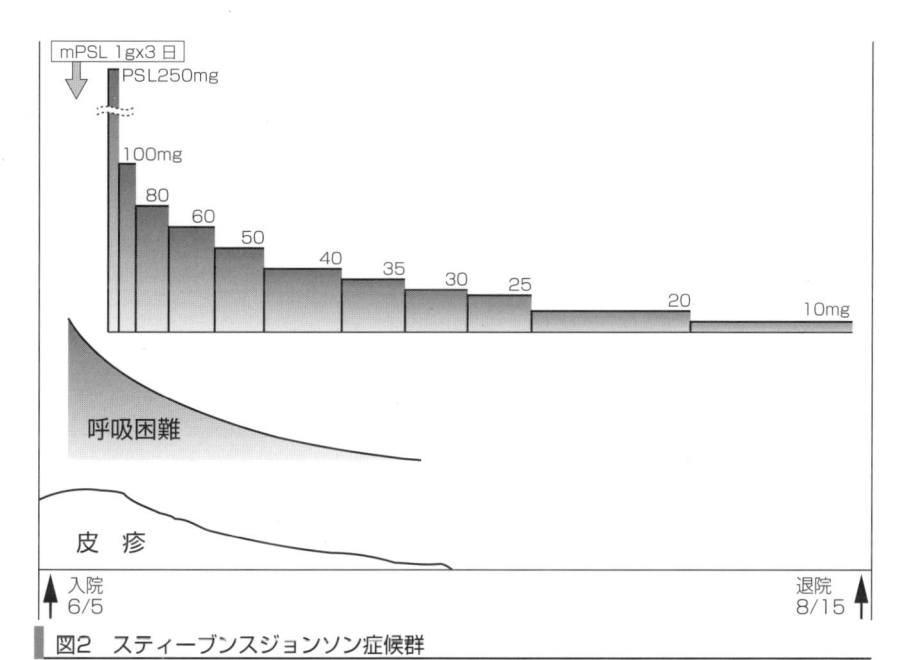

## 6　皮膚の血管炎

　皮膚型結節性多発動脈炎は全身症状として発熱，関節痛，多発性単神経炎など見られることもあるが軽微で，分枝状皮斑，結節，潰瘍や紫斑などの皮膚症状が主体である．非ステロイド消炎剤などで効果を認めることが多いが，皮疹が多発したり炎症症状が強い例ではPSLで20～30mg/日を投与する．大抵の例で反応はよく，維持量5～10mg/日までは減量できる．アナフィラクトイド紫斑や皮膚アレルギー性血管炎は真皮網状層から乳頭層レベルの最小血管の壊死性血管炎である．前者ではIgAが血管壁に沈着し腹部症状や血尿などの全身症状を伴うことがあるが，後者ではIgGやIgMが沈着し全身症状は伴わないことが鑑別点となる．いずれも病巣感染が疑われれば抗生物質を投与し，軽症例では非ステロイド消炎剤で経過を見るが，全身症状を認める例ではPSL20～30mg/日を投与する．通常ステロイドは効果を示し，容易に減量できる．

## 2 ◆ 症例によってはステロイド内服が適応となる皮膚疾患

### 1 湿疹皮膚炎群

　後述する外用療法が主体であるが，皮疹が急速に全身に拡大する例や浮腫が強く水疱を伴う例あるいは顔面や陰部など強力なステロイド外用剤が使用できない例などではステロイド内服が適応となる．通常PSL15～30mg/日で開始し，3～4日で5mg/日ずつ減量する．慢性例では紅皮症化し離脱に苦労するので原則として投与しないが，短期間のみ投与することもある．

### 2 薬疹

　最も重症の薬疹であるSJS型とTEN型については前述した通りであるが，びらんや粘膜症状を伴わなくとも紅皮症化し発熱などの全身症状を伴う重症例ではPSL20～40mg/日を投与することがある．原因薬剤を中止すれば体内からの薬剤排出とともに皮疹は軽快するので症状の軽快を確認しながらステロイドは急速に減量する．中等症以下では薬剤中止と肝庇護剤の点滴静注，抗ヒスタミン剤内服，ステロイド外用で治療可能である．

### 3 蕁麻疹

　ショック症状，腹痛，呼吸困難，嗄声などを伴う例ではハイドロコーチゾン(ソル・コーテフ®)を200～500mg点滴静注する．ショック症状が強い時は，エピネフリン(ボスミン®)0.5mgの筋注，呼吸困難が重篤なら気管内挿管も必要である．通常の急性蕁麻疹や慢性蕁麻疹ではステロイドは使用しない．

### 4 多型滲出性紅斑と結節性紅斑

　多型滲出性紅斑では，原因として薬剤が疑われれば薬剤を中止，細菌，ウイルスなど感染症があればその治療を行う．全身広範囲に皮疹を認める場合はPSL15～30mg/日を短期間使用することもある．3～4日で5mg/日

表2 強皮症ステロイド内服の適応

| 項目 | | 判定 | |
|---|---|---|---|
| 1 | 早期例（皮膚硬化出現2年以内） | 4項目以上を満たす | ステロイド内服をすべきである |
| 2 | 浮腫性の硬化が主体である時期 | | |
| 3 | 皮膚硬化が急速に進行中である | | |
| 4 | 持続的な炎症所見（以下のいずれかがある） | 2から3項目を満たす | ステロイド内服をしたほうがよい |
| | 血沈亢進（30mm/h以上）、 | | |
| | CRP高値（2mg/dl以上）、 | | |
| | IgG高値（3000mg/dl以上） | 1項目以下を満たす | ステロイド内服をしないほうがよい |
| | NSAIDでコントロール不能の発熱または関節炎が持続する | | |
| 5 | 他の膠原病（不全型含む）とのオーバーラップが疑われる | | |

(竹原和彦, 1995●4)

ずつ減量し早期に中止する．結節性紅斑は四肢伸側に疼痛を伴う皮下結節が多発する疾患であるが感染症や膠原病など原因の究明が重要である．関節痛や皮疹の疼痛が強い時など10～20mg/日を短期間のみ投与することがある．

## 5 全身性強皮症

　全身性強皮症に対するステロイド投与の是非については賛否両論があったが近年，症例によってはステロイドが有効であることが認識されるようになり竹原らにより投与基準が示されている（表2）●4．初期量としてはPSL30mg/日以下で十分で炎症所見や皮膚硬化を目安に漸減し5～10mg/日を維持量とする．ただしレイノー症状や皮膚潰瘍，壊死などの循環障害にはステロイドは効果がなく，プロスタグランディン製剤や抗血小板剤などの投与が必要である．

## 6 円板状エリテマトーデス（DLE）と深在性エリテマトーデス（LEP）

　DLEは顔面などに紅斑，色素脱失，色素沈着や毛細血管拡張を呈する疾患で有効な治療法がない．LEPも顔面，四肢などに皮下硬結を生ずるが炎症消退後に皮膚の陥凹を残す．DLE，LEPともに皮疹が急速に拡大する例や強い瘢痕を顔面に残す可能性がある例では，PSL10～20mgを投与し炎症の早期消退をはかることがある．

## 7　皮膚悪性リンパ腫

　皮膚を原発とするT細胞，B細胞リンパ腫ではシクロフォスファミド，アドリアマイシンおよびビンクリスチンなどの抗癌剤と組み合わせてステロイドを使用する．

## 8　皮膚サルコイドーシス

　心肺などの内臓病変，眼病変を伴う例ではステロイド内服が必要になることがあるのでその項を参照されたい．皮膚に限局していても皮下型ではしびれ，疼痛など神経症状認めることがあり，これらの例ではPSL10〜20mg/日で開始され症状の軽快とともに漸減中止する．

## 9　円形脱毛症

　汎発型，全頭型，蛇行型などの重症型でしかもPUVA療法，SADBE塗布による局所免疫療法などの治療に反応しない症例ではステロイド内服が適応となる場合がある．通常PSL15mg/日で開始し，発毛を認めてから漸減，2.5〜5mg/日前後を維持量とし，再発しないことを確認し約1年を目安に中止する●5．維持量投与中または中止時に再発繰り返し，治療期間が遷延する例が多い．

## 10　苺状血管腫

　苺状血管腫は生後まもなく紅斑で発症し急速に増大，数年の経過で縮小するため従来から自然消退を待つwait and seeが主流であった．しかし弱視をきたす眼瞼例や，消退しにくい口唇例ではステロイド全身投与が行なわれることがある．報告により使用法は多少異なるもののベタメサゾンを推奨する者が多い．0.05〜0.1mg/kg/日で開始し2週ごとに0.1mg/日ずつ6〜30週かけて漸減し維持量とする●6．もっとも，近年では色素レーザーの急速な進歩により治療法が一変した．すなわち腫瘤を形成する以前の極めて早期に色素レーザーを照射する方法が主流となりつつある．

## 2 ◇ 外用療法

　ステロイド外用剤は1950年代に本邦で使用されるようになって以来多くの皮膚疾患に幅広く用いられている[7]．1970年代まではより強力な臨床効果を目指して開発が進められ，現在でも最強の臨床効果を示すプロピオン酸クロベタゾール(デルモベート®)が開発された[8]．しかし皮膚萎縮，酒さ様皮膚炎など局所性副作用が問題視されるようになり，1980年代以降，副作用の少ない外用剤が次々と開発された．同時に臨床効果がそれほど強力でなくても，使用法を工夫することで大部分の皮膚疾患には副作用なく効果を認められることが再認識された．現在約40種のステロ

表3　ステロイド外用剤の薬効分類表（軟膏基剤基準）　　　　　　　　　三原の表を改変

| 薬効 | ランクの異同 |  |  | 一般名 | 商品名 |
|---|---|---|---|---|---|
| strongest I群 | a |  |  | プロピオン酸クロベタゾール | デルモベート |
|  | a |  |  | 酢酸ジフロラゾン | ジフラール，ダイアコート |
| very strong II群 |  | b |  | フランカルボン酸モメタゾン | フルメタ |
|  | a |  |  | 酪酸プロピオン酸ベタメサゾン | アンテベート |
|  |  |  | d | フルオシノニド | トプシム |
|  | a |  |  | ジプロピオン酸ベタメサゾン | リンデロンDP |
|  | a |  |  | ジフルプレドナート | マイザー |
|  | a |  |  | ブデソニド | ブデソン |
|  |  | b |  | アムシノニド | ビスダーム |
|  |  | b |  | 吉草酸ジフルコルトロン | ネリゾナ，テクスメテン |
|  |  | b |  | 酪酸プロピオン酸ヒドロコルチゾン | パンデル |
| strong III群 | a |  |  | プロピオン酸デプロドン | エクラー |
|  |  | c |  | ジプロピオン酸デキサメサゾン | メサデルム |
|  |  | c |  | 吉草酸デキサメサゾン | ザルックス，ボアラ |
|  | a |  |  | ハルシノニド | アドコルチン |
|  |  |  | d | 吉草酸ベタメサゾン | リンデロンV，ベトネベート |
|  |  |  | d | プロピオン酸ベクロメサゾン | プロパデルム |
|  |  | b |  | フルオシノロンアセトニド | フルコート |
|  |  |  | d | 吉草酸酢酸プレドニゾロン | リドメックス |
| medium IV群 |  |  | d | トリアムシノロンアセトニド | レダコート，ケナコルト |
|  |  |  | d | ピバル酸フルメタゾン | ロコルテン |
|  |  |  |  | プロピオン酸アルクロメサゾン | アルメタ |
|  |  |  |  | 酪酸クロベタゾン | キンダベート |
|  |  | b |  | 酪酸ヒドロコルチゾン | ロコイド |
|  |  |  |  | デキサメサゾン | デカダーム |
| weak V群 |  |  | d | プレドニゾロン | プレドニゾロン |
|  |  |  | d | 酢酸ヒドロコルチゾン | コルテス |

a：軟膏，クリームが同ランクのもの　　b：軟膏がクリームより1ランク上のもの
c：クリームが軟膏より1ランク上のもの　　d：軟膏，クリームの差が不明のもの

表4　ステロイド外用剤の適応皮膚疾患

| |
|---|
| 湿疹皮膚炎群（進行性指掌角皮症，ビダール苔癬，日光皮膚炎を含む） |
| 痒疹群 |
| 掌蹠膿疱症 |
| 乾癬 |
| 虫刺され |
| 薬疹 |
| 中毒疹 |
| ジベルばら色粃糠疹 |
| 慢性円板状エリテマトーデス |
| 扁平紅色苔癬 |
| 紅皮症 |
| 肥厚性瘢痕 |
| ケロイド |
| 肉芽腫症（サルコイドーシス，環状肉芽腫） |
| アミロイド苔癬 |
| 天疱瘡 |
| 類天疱瘡 |
| 悪性リンパ腫（菌状息肉症） |
| 円形脱毛症 |

イド外用剤が市販されているが，臨床効果と血管収縮指数により便宜上Ⅰ群（strongest），Ⅱ群（very strong），Ⅲ群（strong），Ⅳ群（mild），Ⅴ群（weak）の5段階に分けられている．表3に三原らの薬効分類表を示した●[8]．適応症は表4に示すように湿疹皮膚炎，炎症性角化症，尋常性白斑，脱毛症，菌状息肉症など多岐にわたる．ただし健康保険上の適応症は各薬剤により異なるので添付文書にそって使用しなければならない．

　ステロイド外用剤は抗炎症作用，抗アレルギー作用が強力で症状の急速な軽減を認めるものの，あくまでも対症療法であることを忘れてはならない．すなわち接触皮膚炎の接触原や薬疹における原因薬剤など原因の究明が第一である．原因が究明されない限り，ステロイド外用療法は疾患の慢性化と副作用を惹起させかねない．ステロイド外用剤の選択は急性疾患では，はじめの数日間はⅡ群，Ⅲ群程度の比較的強力なランクを選び，症状の軽快とともに弱い種類に変更しさらに中止する．また顔面，頸部，陰股部などの部位で，あるいは乳幼児では成人に比べステロイドの吸収率が高いことに注意しなければならない．

　また軟膏，クリーム，ローションなど基剤の違いにより皮膚への吸収や刺激感，塗りごこちが異なるため，また表3に示したように薬剤によっては強さのランクが異なるため，皮疹の状態に応じて剤形を使い分ける必要がある．原則として被髪頭部以外は軟膏を用いる．軟膏は低刺激性で皮膚保護作用があり湿潤あるいは乾燥した，いずれの皮疹にも使用できる．油中水型のクリームはべとつかないので塗りごこちはよいが，頸部や他の部位でも冬季は皮膚の乾燥を助長するので用いない．ローションは被髪頭部に用いる．テープは小範囲のODTの代用あるいは角層の亀裂を伴った手湿疹に用いる．ステロイド外用療法の適応疾患は表に示した通り多岐にわたるが，Ⅰ群やⅡ群の適応となる比較的重症の接触皮膚炎など急性の病態とⅢ，Ⅳ，Ⅴ群が適応となるアトピー性皮膚炎など慢性の疾患について使用法を概説する．

# 1 ステロイド外用が適用となる疾患

## 1 急性の疾患

　接触皮膚炎や虫刺症など短期間で完治が期待できる疾患ではⅠ，Ⅱ群を単純塗布する．水疱や湿潤を伴う例では局所の二次感染に注意しながら，ソフラチュール®やガーゼで保護したり亜鉛華軟膏の重層も行う．症状の軽快をみたら数日で弱いランクの外用剤に変更し早めに中止する．

## 2 慢性の疾患

　アトピー性皮膚炎や皮脂欠乏性湿疹など慢性の疾患では，急性の部位と慢性の部位，あるいは皮膚の乾燥状態のみの部位，貨幣状湿疹部位，痒疹部位，苔癬化部位などさまざまな皮疹が混在している．Ⅲ群の外用剤を基本として3種類程度の強さの外用剤を用い，それぞれをその症状に応じて変えることが必要である●1．特にⅠ群，Ⅱ群の外用剤を用いる場合は皮疹は大抵限局しているので綿棒で皮疹部のみに正確に塗布する．外用は通常患者本人または家族が行うので外用剤の選択，外用方法については充分に教育し実行させることが肝要である．治療効果が認められれば，漸次強さのランクを下げ再燃に気を付けながら非ステロイド外用剤やワセリンなどに移行する●6．皮疹の範囲や年齢などを考慮しステロイド単剤のみならず，ワセリン，尿素軟膏，ヒルドイド軟膏®などを適宜混合し使用する．苔癬化局面ではステロイド外用剤を貼付した後，亜鉛華軟膏をリント布に伸ばして貼付する重層療法やステロイドクリームを塗布後ポリエチレンフィルムで覆う密封療法(ODT)を行うこともある．

# 2 ステロイド外用剤の副作用

　大量のステロイド外用時には経皮吸収により全身的副作用も起こりうる．Ⅱ群の強さで単純塗布1日30～60g，ODT1日10gで下垂体副腎機能の抑制が認められる●1．単純塗布1日5g以下では，小児でも抑制は見られないので，通常の使用法では局所的副作用に注意を払えばよい．

局所的副作用はステロイド本来の薬理作用によるものと外用剤をアレルゲンとした接触皮膚炎に分けられる．薬理作用に基づく副作用は抗炎症作用や免疫抑制作用が過剰に発現した場合に起こる．すなわち前者には皮膚線条，星状偽瘢痕，毛細血管拡張，紫斑，皮膚萎縮，酒さ様皮膚炎，乾皮症，多毛，ステロイド痤瘡がある．このうち酒さ様皮膚炎は顔面のステロイド長期外用による難治性の紅斑であるが，ステロイド中止による症状のリバウンドが激しい．このため，ワセリン，亜鉛華軟膏などの外用療法とミノサイクリン，漢方などの内服療法を組み合わせた治療技術と治療に関しての患者への充分な説明が求められる．後者には細菌，真菌およびウイルス感染症がある．皮膚糸状菌によるケルズス禿瘡や単純ヘルペスによるカポジー水痘様発疹症は見逃されやすいので注意が必要である．ステロイド外用剤による接触皮膚炎は外用によって紅斑，丘疹の悪化を認めるがパッチテストにより確定診断する．また本症の約1／4は主剤による接触皮膚炎と報告されている●[7]．

　　　　　　　　　　　　　　　　　　［市來　善郎／北島　康雄］

### 参考文献

1● 北島康雄：合成グルココルチコイド療法 - 適応症の選択と治療スケジュール - 皮膚科領域．日本臨牀 52：754-759，1994
2● 植木宏明，山本達雄：ステロイド全身投与のコツ．皮膚病診療 17：505-14，1995
3● Yumi Aoyama, et al: An experience for ELISA for desmoglein 1, suggesting a possible diagnostic help to determine the initial therapy for pemphigus foliaceus. Eur J Dermatol 10: 18-21, 2000
4● 竹原和彦：ステロイド内服治療が適応となる場合 - 強皮症．臨床皮膚科 49：150-2 1995
5● 高島 巌：ステロイド内服治療が適応となる場合 - 円形脱毛のステロイド内服治療．臨床皮膚科 49：162-3，1995
6● 丸山友裕，ほか：苺状血管腫の治療方針．臨床皮膚科 53：155-60，1999
7● 中村晃一郎，ほか：アトピー性皮膚炎におけるステロイド外用剤の使い方．臨床皮膚科 52：99-102，1998
8● 三原基之：副腎皮質ステロイド外用剤．今日の皮膚疾患治療指針第2版，医学書院，東京，p141-143，1996

# VII. 各種病態時におけるステロイド療法

## ① 糖尿病

### ◯はじめに

　副腎皮質ステロイド剤はその抗炎症作用や免疫抑制作用が種々の疾患の治療に用いられるが，元来糖質ステロイドの名が示すように，生理作用として糖代謝に大きな影響を与えるホルモンである．本剤を投与すれば糖代謝への影響は大なり小なり必発であるが，正常者への投与では治療を要するような糖代謝異常は稀である．不必要な糖質ステロイド剤の使用により糖尿病の発症・悪化を招いてはならないが，過度の懸念により原疾患の治療に遅滞や支障を来すこともあってはならない．このような場合の糖質ステロイド剤治療の原則は，原疾患の治療に必要十分なステロイド治療を実施し，糖尿病の発症や悪化に対しては，これを早期に把握し，適切な治療を実施することである．そのためには糖質ステロイドによる糖代謝異常の特徴やしばしば遭遇する問題を理解することが重要である．本項では糖質ステロイド投与による糖尿病の実態やその発症・悪化の機序について解説し，診断や治療の指針を示す．

## 1 ◯糖質ステロイド治療患者および クッシング症候群でみられる糖尿病の実態

　糖質ステロイド剤投与に伴う糖尿病の発症頻度は 6 %〜 25 %[1]と報告されている．発症に関連する因子は年齢(40歳以上)，糖尿病遺伝歴，ステロイド投与量，などである．投与開始後 2 ヵ月以内に半数が 4 ヵ月以内に80%が発生する．ケトアシドーシスや高浸透圧性昏睡などの重症急性代謝失調を来す頻度は不明であるが，Braithwaiteら[2]によれば文献上 少なくとも

17例のケトアシドーシス，43例の高浸透圧性昏睡が報告されており，9例が死亡している．

1997年の1年間に糖尿病の診断治療のためにわれわれの診療科を受診した患者593例の調査●3では，その内27例，約5％に糖質ステロイド剤治療が関連していた．27例中既存の糖尿病が糖質ステロイド使用により悪化した例が14例でステロイド糖尿病（糖質ステロイド剤投与後に糖尿病が診断された）が13例であった．治療については，既存糖尿病悪化例14例中12例（内6例は以前よりインスリン治療）でインスリン治療が実施され，1例はSU剤が増量され，1例は食事療法のみであった．ステロイド糖尿13例中9例でインスリン治療が行われていたが，このうち2例は当初SU剤が使用され後でインスリンに変更されていた．食事療法のみで治療された例が4例であった．インスリン治療例（27例中21例）が多い結果であったが，軽症例は他科から診療依頼されなかった可能性がある．他の報告では半数でインスリン治療が必要とされている．

クッシング症候群に高率に耐糖能低下を合併することは，Cushingによる本症の最初の記載以来よく知られている．1975年～1999年にわれわれの教室で診断されたクッシング症候群患者37例を1999年の日本糖尿病学会の糖尿病診断基準により判定すると正常型10例（27％），境界型13例（35.1％），糖尿病14例（37.8％）であった．糖尿病と境界型を加えた糖代謝異常の頻度は70％を超え，一般成人での成績（約30％）の2～3倍の高率であった．われわれの以前の検討●4では下垂体腺腫によるクッシング病と副腎皮質腺腫によるクッシング症候群との間には耐糖能に差がなく，ACTHは耐糖能低下には関与していないと考えられる．尿中フリーコルチゾール排泄量や尿中17OHCS排泄量で評価したコルチゾール過剰の程度と耐糖能低下の間に相関を認める報告と認めない報告がある．糖尿病の合併を49例中19例に認めたEtxabeらの報告●5では，糖尿病合併例での治療は42％が食事療法のみ，26％が経口血糖降下剤を使用し31％がインスリン療法を受けていた．これらの患者で治療後の糖尿病治癒率はおよそ50％であり，クッシング症候群の治療により治癒の可能性が高いことが示されている．

## 2 糖質ステロイド過剰による糖代謝異常のメカニズム

　糖質ステロイド過剰による糖代謝異常を理解する上での要点は，図1に示したように，糖質ステロイドは多くの点でインスリンと拮抗的な代謝効果を有すること．そして糖質ステロイド過剰時には膵の代償性インスリン分泌増加による高インスリン血症がみられることである．インスリンの血中レベルが十分高ければ糖質ステロイドの作用はみかけ上相殺される．即ち，糖代謝系の種々の反応が正常でもその時のインスリンレベルを考慮する必要がある．インスリンがそのレベル相応の生理作用を発揮できない状態はインスリン抵抗性と呼ばれ，糖質ステロイド過剰による糖代謝異常のキーワードである．

　血糖値は血管内へのブドウ糖の流入と流出のバランスにより規定される．糖質ステロイドの糖代謝に対する効果もこの糖の流れに沿って考えると整理しやすい．生体での糖の流入の調節点は肝糖産生であり，肝糖産生にはグリコーゲン分解系と糖新生系の代謝経路が関係している．糖新生経路に対して糖質ステロイドはphosphoenolpyruvate carboxykinaseなどの律速酵素の発現誘導や活性亢進，糖新生基質の肝への供給および肝での取り込み増加，グルカゴン分泌増加，グルカゴンやエピネフリンのブドウ糖新生増加作用に対するpermissive effectなどを介して糖新生増加に働く[6]．一方，グリコーゲン代謝に関しては，培養肝細胞を用いた実験で糖質ステロイドによりglycogen synthaseとglycogen phosphorylaseがともに活性化されるが，後者の活性化が前者を上回り，総合的にはグリコーゲン分解がおこり細胞のグリコーゲン量は低下すると報告されている[7]．古くから糖質ステロイドの欠乏により肝グリコーゲンの枯渇が起こることや，糖質ステロイド投与により

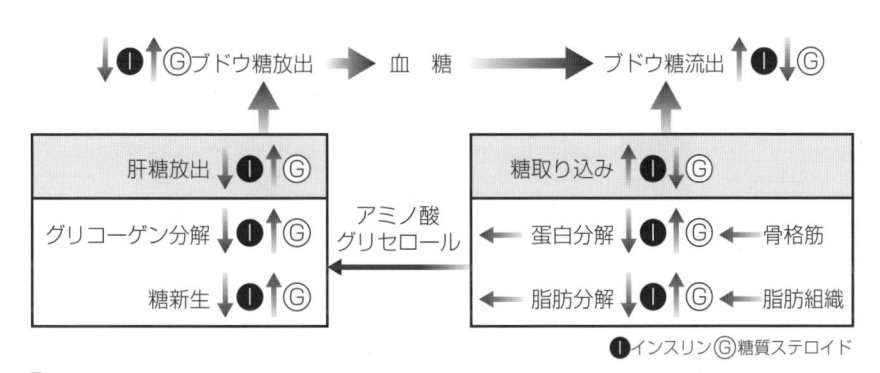

図1　ブドウ糖の流入・流出に対する糖質ステロイドとインスリンの拮抗作用

肝グリコーゲンが増加することがよく知られており，これらの現象はインスリンのグリコーゲン合成促進作用に対する糖質ステロイドのpermissive effectによると考えられている．*In vitro*と*in vivo*の結果が相反する理由は，*in vivo*では高インスリン血症の影響が優位になるためと考えられる．

　肝ブドウ糖産生はグルコースクランプ中に標識ブドウ糖を注入することにより，人で血中インスリンレベルを一定にした条件下で測定することが出来る．この方法によれば，健常者ではインスリンにより肝糖産生は強く抑制されるが，慢性コルチゾール過剰症であるクッシング症候群患者や糖質ステロイド投与者●8ではその抑制効果が阻害されている．即ち，肝インスリン抵抗性を来している．但し，肝糖放出量自体は，高インスリン血症の効果が重なることや，使用する標識ブドウ糖の核種によりglucose cyclingによる影響を受けるなどのために一定の結果が得られていない．イヌで肝静脈，門脈，動脈から直接採血してハイドロコーチゾンの肝糖放出に対する作用をみた研究では，むしろ肝糖放出の低下が観測されている．その理由として高インスリン血症による抑制が推定されている．糖の流出の定量的評価にもグルコースクランプ法が有効で，この方法で測定すると，糖質ステロイド過剰状態では●8インスリン依存性の糖の取り込みや利用が障害されていることが明らかにされている．即ち，糖質ステロイドは糖の流入と流出の両者においてインスリン拮抗的に作用しその効果を阻害する．

　インスリンは，細胞膜上のインスリン受容体とインスリンの結合，細胞内シグナルトランスダクション，糖輸送担体の細胞膜への転送と活性化などの情報伝達経路を介して細胞内への糖の取り込みを促進する．糖質ステロイドによるインスリン抵抗性と関連して，インスリンの情報伝達を仲介する情報伝達分子であるインスリン受容体, insulin receptor substrate-1 (IRS-1), phosphatidylinositol 3-kinase (PI 3-kinase), 糖輸送担体 などの発現や機能が糖質ステロイドにより種々の影響を受けることが明らかにされている．ただ，インスリン受容体，IRS-1, PI 3-kinase, 糖輸送担体のいずれについても報告された結果は様々でインスリン抵抗性の分子機序を明解に説明できる仮説はまだ得られていない●9．おそらく，糖質ステロイドがインスリン情報伝達の多段階で作用することや細胞による効果の差，高インスリン血症や高血糖などの影響が加わることなどが結果の解釈を複雑にしていると考えられる．

　膵インスリン分泌に対する糖質ステロイドの効果は，直接効果としてはインスリン分泌を抑制すると考えられている．すなわち，培養ラ氏島のインスリン

分泌がデキサメサゾン添加で抑制され，受容体拮抗薬でその抑制が阻止されることや，膵β細胞にのみグルココルチコイド受容体を過剰発現させたトランスジェニックマウスでブドウ糖に対するインスリン分泌が低下していることなどが有力な証拠として報告されている．しかし，人や動物に糖質ステロイドを投与した場合にみられるのは高インスリン血症であり，これは肝や骨格筋，脂肪組織などで生じたインスリン抵抗性に対する膵β細胞の適応現象であると考えられている．代償性のインスリン分泌増加のメカニズムの詳細はまだ不明である．

## 3 糖尿病を伴う患者での糖質ステロイド剤の使い方

### 1 ◆糖尿病の発症予防

　糖質ステロイド剤による糖尿病の発症は使用量に比例することが知られている．35歳以上の医療保険加入者を対象とした調査[10]では，インスリンや経口糖尿病薬を必要とする糖尿病の発症はハイドロコルチゾン40 mg/day未満の使用例では非使用例の1.8倍，40〜80 mgでは3倍，120 mg/day以上では10.3倍であった．従って，糖質ステロイド剤の使用量を常に必要最少限にすることは糖尿病発症リスクの減少に有効と考えられる．その意味では可能なら非ステロイド消炎鎮痛剤などの他の薬剤や局所ステロイド剤等の併用を積極的に行うべきである．但し，糖尿病を懸念するあまり原疾患の治療が不十分にならないよう配慮することは言うまでもない．糖尿病発症の危険因子としては他に，年齢(40歳以上)，糖尿病家族歴などがある．また，インスリン分泌反応の低い人ほど糖質ステロイドによる耐糖能低下が高度であることを示した成績もある．耐糖能への影響が少ないと報告された薬剤としてdeflazacortがあるが，実際にどの程度糖尿病の発症を減少させることができるか不明である．事実，最近の報告[11]ではdeflazacortとプレドニゾンとの間に抗炎症効果，副作用に関して差がないという．また，間欠投与などの投与法の工夫によりリスクを軽減できる可能性が考えられるが十分に検討されてはいない．肥満や運動不足などいわゆる2型糖尿病の発症の危険因子が糖質ステロイドと相加的に作用して発症促進に働く可能性を否定する理由はないと思われるので，食事に注意して標準体重を維持することや可能な範囲で運動に心がけるなども重要と思われる．

## 2 ◆糖尿病発症・悪化の監視

　糖代謝異常が既に存在する場合とそうでない場合では，糖質ステロイドの影響は大きな差がある．そのため糖質ステロイド剤使用前に血糖値やHbA1Cを測定しておくことが大切である．糖質ステロイド使用前に明らかに糖尿病と判定されるような例ではインスリン分泌能は殆どの例で低く，糖質ステロイド投与によるインスリン抵抗性に対する膵の代償性のインスリン分泌増加は期待出来ない．さらに重症の高血糖の存在に気付かずに治療を開始することは，重症の代謝失調を引き起こす可能性があり危険である．直ちに補液やインスリンによる代謝改善のための治療を行う必要がある．治療前に糖負荷試験を実施して糖尿病ではないが境界型などの軽度の耐糖能低下がみられた場合は，このような例では2型糖尿病の発症リスクが正常者の5～10倍高いという事実を参考にすべきと思われる．治療開始後の糖尿病の発症・悪化の監視のためには定期的な血糖測定が必要であるが，表1に示すように，治療開始前の耐糖能に応じて血糖測定のスケジュールを組むことがすすめられる．既存の糖尿病患者では自己血糖測定(SMBG)を指導し毎日血糖測定できるようにすることが望まれる●12．耐糖能正常者や境界型の例でも，糖尿病が発症する場合は多くの場合糖質ステロイド使用後半年以内であるので，この期間は監視を強めるべきである．糖質ステロイド使用量や原疾患，患者の耐糖能などに応じて週1回～月1回程度の血糖測定が必要であろう．

　糖質ステロイド剤はしばしば朝1回で投与され，その場合早朝空腹時血糖値は正常で午後から夕方に血糖が上昇することが多い．事実，耐糖能

**表1　ステロイド糖尿診断・治療の要点**

| 治療開始前のチェックポイント | → | 事前の耐糖能検査 |
|---|---|---|

糖質ステロイド剤の糖代謝への影響は糖代謝異常が既に存在する場合に大きい．
事前の糖尿病の有無の検査が重要．重症の高血糖は前もって治療する．

| 糖質ステロイド剤の投与について | → | ステロイド投与計画の重要性 |
|---|---|---|

必要十分な投与計画を立てる．他の治療との併用などで用量減少・期間短縮など可能なら考慮する．

| 糖尿病発症・悪化のモニター | → | オーダーメイドの定期血糖検査 |
|---|---|---|

既存糖尿病はSMBG毎日，他は1/週～1/月．食後や午後～夜の血糖に注意

| ステロイド糖尿病の治療 | → | 急性代謝失調の防止 |
|---|---|---|

空腹時血糖値＞200 mg/dl，感染，術後，脱水，大量ステロイド使用などではインスリン治療を選択．

| 治療に伴う問題点 | → | ステロイド投与量と食事摂取に注意 |
|---|---|---|

ステロイド投与量・投与法の変化に対する調整，食欲亢進や，鬱状態に伴う摂食低下に注意

正常者，impaired glucose tolerance例，軽症 2 型糖尿病患者に各々プレドニソロン20 mgを 3 日間午前 8 時に投与し，3 日目に血糖日内変動を検討した成績[13]では，プレドニソロン投与により耐糖能正常者では1PM 5PM，IGT 例では12AM，1PM，2PM，糖尿病例では12AM〜10PM の血糖値の有意の上昇が認められている．即ち，早期に異常を発見するためには早朝空腹時血糖値のみでは不十分で，午後〜夜の血糖値測定が有用である．午後の血糖測定は入院患者やSMBG実施例以外では困難な場合がある．その場合は空腹時血糖よりも食後の血糖測定の方が発見感度が高いと考えられる．

## 3◆ステロイド糖尿病の治療

　糖質ステロイド剤による糖尿病に対する治療法は糖尿病の状態や糖質ステロイド剤投与計画，原疾患の状態などから判断する．参考すべき事項[1]としては，ステロイド剤大量投与時の高血糖は食事療法のみでは低下し難い．空腹時血糖値が200mg/dl 以上の場合はSU剤で治療できる見込みは低い．さらに，原疾患が重篤で早晩糖尿病の悪化が予測される場合や，栄養不良がある場合，感染の危険が高い場合などは，インスリン治療を積極的に行うべきである．SU剤は空腹時血糖値が200mg/dl以下で，原疾患もステロイド治療も安定した慢性期にある患者で使用すべきであろう．パルス療法時には血糖の変動は予測し難く，速やかな血中インスリン濃度の調節が可能なインスリン持続静注療法が適している[1]．

　糖質ステロイド剤使用例では，インスリン補充量の日内変動パターンは，通常の 2 型糖尿病とは異なる．人工膵島により正常血糖維持に必要な食後の追加インスリン補充量を調べると[14]，ステロイド非使用の糖尿病例では朝食後の追加補充量が最大でステロイド投与例では昼食後が最大であった．糖質ステロイド剤の隔日投与[15]や週の内 3 〜 4 日投与し後は休薬するような間欠投与では投薬日と休薬日で血糖値が大きく変化し，必要インスリン量も異なるので要注意である．Biguanide剤やthiazolidinedioneなどのインスリン感受性を改善する薬剤については，実験動物でトログリタゾンがデキサメサゾン投与により生じるインスリン抵抗性の予防に有効である[16]ことや，人のステロイド糖尿例でトログリタゾンが血糖降下に有効であるとの報告がある．その他の注意として，糖質ステロイド剤による食欲亢進や，鬱状態による摂食低下を来すと，コントロールが乱れる要因となるので，注意を要する．

## 4 ◆ 血糖コントロールの意義

　糖質ステロイド使用時に血糖コントロールを行うことの第1の意義は重症の代謝失調を防止することにある．さらに高血糖により好中球機能が障害されることが明らかにされており免疫不全状態を伴う糖質ステロイド治療における高血糖是正は感染防止上も重要と考えられる[17]．その他として，腎移植例では移植後の糖尿病があると移植腎生着期間が短縮する[18]ことや，脳の虚血性疾患では高血糖の存在が脳の機能予後を極めて悪くする[19]ことなどが知られており注意を要する．糖質ステロイド剤投与が長期間に及ぶ場合は糖尿病性慢性合併症の発症予防が当然目的となる．この場合，糖質ステロイド過剰状態では動脈硬化症が促進される事実に注目し，血糖値以外のリスクファクターのコントロールも行う必要がある．血糖コントロールの目標は長期的には一般の糖尿病治療の基準に準ずればよいと考えられる．急性期の基準は明確ではないが，好中球機能の点や急性代謝失調防止からみれば，少なくとも200mg/dlを超えない血糖値を維持すべきである．

［武田　則之］

■ 参考文献 ■

1. Hirsch IB, Paauw DS: Diabetes management in special situation. Endocrin Metab Clin 26(3): 631-645, 1997
2. Braithwaite SS, Barr WG, Rahman A, Quddusi S: Managing diabetes during glucocorticoid therapy. Postgraduate Med 104: 163-176, 1998
3. 武田則之, 柴田敏朗, 安田圭吾: ステロイド使用糖尿病 症例 oriented 糖尿病／診断と治療の最前線, メジカルビュー社, ケース12, pp1-5, 1999
4. 武田則之, 安田圭吾, 堀谷登美子, ほか: Cushing 症候群における耐糖能低下発現機序に関する研究. 日内分泌会誌 62:63, 1986
5. Etxabe J, Vazquez A: Morbidity and mortality in Cushing's disease: an epidemiological approach. Clinical Endocrinology 40: 479-484, 1994
6. Boyle PJ: Cushing's disease, glucocorticoid excess, glucocorticoid deficiency, and diabetes. Diabetes Rev 1:301, 1993
7. Baque S, Roca, A, Guinovart JJ, et al: Direct acting effect of dexamethasone on glycogen metabolizing enzymes in primary cultured rat hepatocytes. Eur J Biochem 236:772, 1996
8. Rizza RA, Mandarino LJ, Gerich JE: Cortisol-induced insulin resistance in man: Impaired suppression of glucose production and stimulation of glucose utilization due to a postreceptor defect of insulin action. J Clin Endocrinol Metab 54:131, 1982
9. 武田則之, 安田圭吾: グルココルチコイド 糖・脂質代謝に及ぼすインスリン作用の調節. 因子内分泌・糖尿病科 7(5): 397-402, 1998
10. Gurwitz JH, Bohn RL, Glynn RJ, Moname M, Mogun H, Avron J: Glucocorticoids and the risk for initiation of hypoglycemic therapy. Arch Intern Med 154: 97-101, 1994
11. Walker BR: Deflazacort: towards selective glucocorticoid receptor modulation? Clin Endocrinol 52: 13-15, 2000
12. Hoogwerf B, Danese RD: Drug selection and the management of corticosteroid-related diabetes mellitus. Rheumatic disease clinics of north america 25: 489-505, 1999
13. Garrison C, McDaniel P, Riddle M: Morning prednisone in NIDDM causes daytime hyperglycemia and reduced serum insulin. Diabetes 43 (Suppl 1): 193A, 1994
14. 木下潤一郎, 遠藤直美, 木村千恵, ほか: ステロイド糖尿病に対する最適インスリン投与法 糖尿病 39 (Suppl 1): 407, 1996
15. Greenstone MA, Shaw AB: Alternate day corticosteroid causes alternate day hyperglycemia. Postgrad Med J: 63:761-764, 1987
16. Okumura S, Takeda N, Takami K, et al: Effects of troglitazone on dexamethasone-induced insulin resistance in rats. Metabolism 47: 351-354, 1998
17. 安田圭吾 糖尿病と感染症. 糖尿病合併症へのベストアプローチ, (坂本信夫編), 東京医歯薬出版, pp126-136, 1999
18. Miles AMV, Sumrani N, Horowitz R, et al: Diabetes mellitus after renal transplantation. As deleterious as non-transplant-associated diabetes. Transplantation 65: 380-384, 1998
19. Wass CT, Lanier WL: Glucose modulation of ischemic brain injury: review and clinical recommendations. Mayo Clin Proc 71:801-812, 1996

# VII. 各種病態時におけるステロイド療法

## ② 妊　　娠

### はじめに

　妊娠時における投与薬剤は母体を対象とした場合には妊娠による母体の変化にその効果が影響される．さらに胎盤を介して物質交換が行われるため，薬剤は胎盤での移行能や代謝により影響され，胎児に移行し，影響を与える．それには胎児への解剖学的や機能的影響や，胎児治療面での影響があげられる．

　こういったことから，妊娠中の母体・胎児の変化，妊娠中の投薬上の原則，母乳保育中の母親に投薬する時の注意点を述べ，妊娠中の副腎ステロイド薬の使用指針について，疾患別に述べる．

### 1　妊娠母体

　母体は妊娠さらにはその進行により影響を受け，投与薬剤も主に胃腸系(吸収)，肝(代謝)，腎(排泄)の変化によりその効力に変化をきたすことになる．

　胃腸系での分泌，消化，吸収にはほとんど影響はないが，肝ではステロイドホルモン上昇による薬物代謝の変化や軽度の胆汁うっ滞が起こる．腎では腎灌流量の増加(25～50%)とGFR(glomerular filtration rate, 糸球体濾過率)の増加(50%)により，薬物の排泄は増加する．また妊娠中血清アルブミン濃度は血漿容量の拡大のため低下するため，薬剤のアルブミン結合量は減少し，遊離型が増加する．

　こういった変化により，薬剤を投与した場合，以下の点に注意する．

　①薬物の分布体積(細胞外液の増大と胎児胎盤の存在による)やクリアランスの増大のため，薬物濃度は低下する(特に妊娠末期)．そのため妊娠中

の薬物の投与量や回数を減少させるべきではない．
　②分娩中，薬物のクリアランスは減少するため薬物濃度は増加する．
　③薬物個々の特性によりその動態は異なる．

## 2 胎盤移行

　胎盤移行は，単純拡散，化学特性，濃度勾配により行われ，母体より胎児に移行する．母体血中の薬物濃度と臍帯・新生児血中のとは相関する．
　胎盤は成人肝と類似し，薬物を代謝する．その違いは酵素の濃度と調節機構にある．薬物は胎盤酵素を誘発または抑制したりする．
　薬物は胎児・胎盤に影響し，胎盤血流量を減少させると能動輸送や栄養状態を障害することになる．

## 3 胎児への影響

### 1◆胎児薬動力学

　母体，胎児血中の薬物は胎児の薬動力学や薬物分布パターンを反映しない．母体血中薬物の50〜100%が胎児へ移行するが，胎盤移行性より，胎児での薬物とその代謝物との全量が大切である．

### 2◆催奇形性

　器官形成の時期では，催奇形因子は，器官の解剖学的異常を起こす．催奇形因子が器官発生段階のどの時期に作動したかによって，器官に先天異常発生での特異性が現れる．
　胚形成・器官形成の途中，奇形を成立にいたらしめる時期(臨界期，図1)以外では，催奇形因子によって奇形は形成されない．催奇形因子は，受精後1〜2週間では多くは致死的に働き，稀に非致死的であると先天異常を成立させる．受精後2〜7週(満)は器官形成の時期で，器官の解剖学的異常を起こし，受精後8〜36週(満)では器官の機能的異常を成立させる．したがって

図1

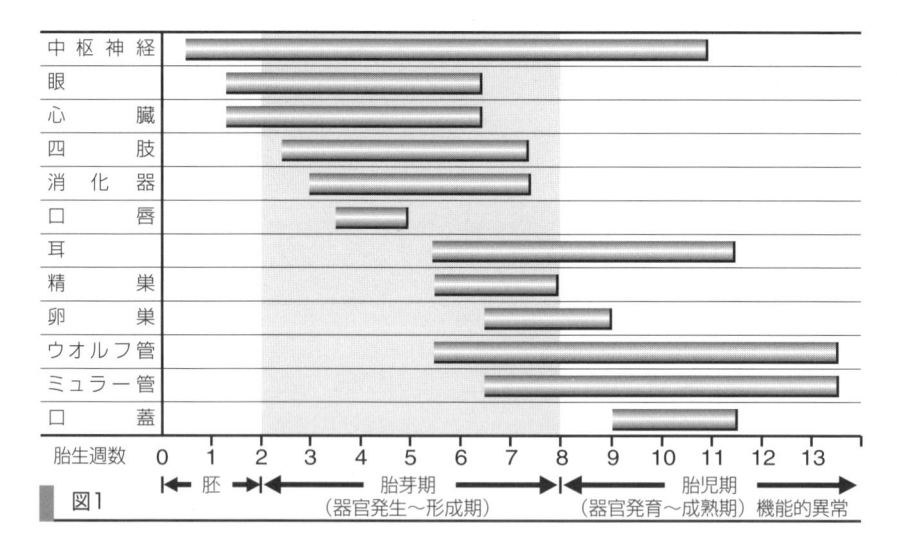

| 中枢神経 | |
| 眼 | |
| 心臓 | |
| 四肢 | |
| 消化器 | |
| 口唇 | |
| 耳 | |
| 精巣 | |
| 卵巣 | |
| ウオルフ管 | |
| ミュラー管 | |
| 口蓋 | |

胎生週数 0 1 2 3 4 5 6 7 8 9 10 11 12 13
｜←胚→｜←　胎芽期　→｜←　　胎児期　　→｜
　　　　　（器官発生〜形成期）（器官発育〜成熟期）機能的異常

催奇形性の薬物は流産, 奇形, 胎児発育障害, 機能障害, 発癌性, 突然変異などの要因となる.

## 4 妊娠中の投薬上の原則

妊娠中の薬剤投与により妊娠初期に胎児死亡・催奇形, 妊娠中期に胎児発育抑制, 妊娠末期に新生児への影響がみられる. したがって妊娠中の投薬中の原則は以下のごとくである.

①投薬による母体利益が胎児への危険性を上回る.
②妊娠初期(器官発生〜形成期の臨界期)には投薬を回避する.
③催奇形性のない薬剤を用いる.
④単剤で, 必要最低量を用いる.
⑤新生児の薬剤中毒、離脱症状を観察する.

## 5 母乳保育中の母親に投薬する時の注意点

新生児は肝・腎の機能が未熟で, 副作用が現れやすい. したがって,
①できるだけ副作用がないことが判明している薬物を選ぶ.
②母乳への移行量が少ないと考えられる種類を選ぶ.

図2

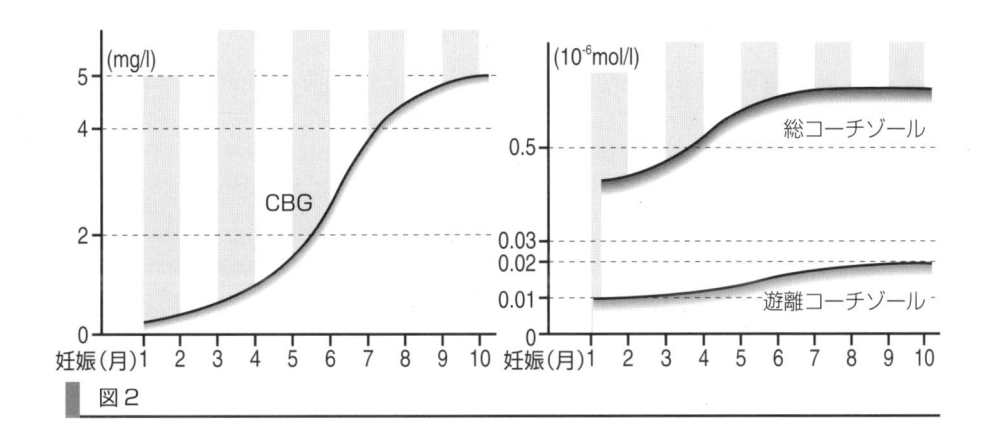

③速効で排泄の早い種類を選び短期間使用する．
④授乳直後に内服させる．
⑤乳児の観察を注意深くする．
⑥薬物の投与期間中は原則として授乳を中止する．

# 6 副腎皮質ステロイド薬投与指針

臨床的には，妊娠中は血中全コーチゾールは増加するが，コルチコイド過剰症は起こらない．これは妊娠中増加したCBGとコーチゾールが結合し，中和するためであり，遊離のコーチゾールは変化がないか，少し増加するにとどまる(図2)[1]．

これは妊娠中増加したエストロゲンにより肝でCBGが産生増加した結果である．ヒドロコーチゾンの大量投与(動物)で口唇裂・口蓋裂，死亡〜流産がみられる(ヒトでは否定的)．本剤を長期投与すると胎児副腎機能抑制が起こる．胎児副腎ではエストリオールの前駆体が合成され，その低下は母体尿中エストリオールが低下し，子宮頸部は成熟せず，分娩が遷延することがある．

### 母体を治療対象

天然型のコーチゾール，プレドニソロンを用いる．これらは胎盤で活性の弱いコーチゾン，プレドニソンに転換され，胎児に影響を与えない．

### 胎児を治療対象(未熟児のRDSの防止など)

母児間の濃度差の少ない合成グルココルチコイド薬のデキサメタゾンン(1:1)を用いる(プレドニソロン10：1)[2]．

# 7 疾患別妊娠中の副腎ステロイド薬の使用指針

自己免疫疾患，皮膚疾患の治療に用いることが多い．

## 1 ◆妊娠中・授乳中の点眼・点鼻・点耳薬

粘膜より吸収され，全身循環に至るため，
①有効最低用量で短期間使用する．
②特に点眼後は，鼻涙管3～5分間圧迫する．

## 2 ◆皮 膚 疾 患

妊娠に特異的な皮膚疾患(表1)で妊娠性瘙痒性蕁麻疹様丘疹局面(pruritic urticarial papules and plaques of pregnancy: PUPP)などは頻度が1％以下でまれであるが，妊娠の中，後期に出現し，グルココルチコイド外用薬が用いられる．そのためリスクは低い．外用薬は短期使用が望まれ，天然型のエステル化されたものを用いる(表2)●3．

## 3 ◆前 期 破 水 (premature rupture of membranes : PROM)

正期より前の時期(早期)のPROMは児の周産期罹患・死亡の原因に重要である．その処置に2つの考えがある．その1つは，24時間以内に分娩させることであり，他の1つはこの時期に好発の新生児の呼吸窮迫症候群(respiratory distress syndrome: RDS)の予防のため分娩を遅らせる(24時間以後～7日間)ことである．

羊水が十分残存するなら分娩を遅らせ，自然にか，薬物(グルココルチコイド)投与により肺成熟を促すが，感染の危険は増す．残存羊水量が少量で1週間以上経つと肺形成不全が起こる．したがって，胎児肺成熟を確認できたなら遂娩する．正期に近い分娩ほど児の予後はよい．

妊娠28～32週のPROMで24時間以後～7日間に分娩を予定するなら児の肺成熟(RDSの予防)に胎児を治療対象とするためグルココルチコイド薬(デキサメタゾン5mg(筋注)毎12時間×4)を投与する．陣痛の抑制を行い,

表1 妊娠に特異的な皮膚疾患

| 疾　患 | 頻度(%) | 妊娠発症 | 治療 |
|---|---|---|---|
| 妊娠性皮膚掻痒症　pruritus gravidarum | 1〜2 | 後期 | 止痒剤 |
| 妊娠性掻痒性蕁麻疹様丘疹局面　PUPPP | 0.25〜1 | | |
| 妊娠性痒疹　prurigo gestationis | 0.3〜0.04 | 中,後期 | 止痒剤，グルココルチコイド薬 |
| 妊娠性疱疹　herpes gestationis | 0.002 | | |
| 疱疹状膿痂疹　impetigo herpetifomis | まれ | 後期 | 抗菌薬，グルココルチコイド薬 |

表2 副腎皮質ホルモン外用薬　　　×：回避，短：短期使用

| | 薬品名 | 商品名 | 含量(%) | 妊娠 | 授乳 |
|---|---|---|---|---|---|
| 最強 | diflorasone diacetate | ジフラール | 0.05 | × | × |
| | clobetasol propionate | デルモベート | 0.05 | × | |
| | amcinonide | ビスダーム | 0.1 | | |
| | diflucortolone valerate | ネリゾナユニバーサル | 0.1 | 短 | 短 |
| | difluprednate | マイザー | 0.05 | | |
| | betamethasone dipropionate | リンデロン-DP | 0.064 | × | |
| | fluocinonide | トプシム | 0.05 | | |
| | dexamethasone propionate | メサデルム | 0.1 | 短 | |
| | hydrocortisone butyrate propionate | パンデル | 0.1 | | |
| | betamethasone butyrate propionate | アンテベート | 0.05 | | |
| 強 | prednisolone valerate acetate | リドメックス | 0.3 | 短 | 短 |
| | betamethasone valerate | リンデロン-V | 0.12 | | |
| | beclomethasone dipropionate | プロパデルム | 0.025 | | |
| 中 | alclometasone dipropionate | アルメタ | 0.1 | 短 | 短 |
| | clobetasone butyrate | キンダベート | 0.05 | | |
| | hydrocortisone butyrate | ロコイド | 0.1 | | |
| 弱 | fludroxycortide | ドレニゾン | (貼付剤) | 短 | 短 |

感染予防に抗菌薬を投与する．ペニシリン，セフェム薬は羊水移行がよく，催奇形性がない．

# 4 ◆特発性血小板減少性紫斑病
## (idiopathic thrombocytopenic purpura : ITP)

血小板に対する抗体(PAIgG, PAIgM, PAIgA)が産生され，その結果，免疫反応が起こり発症する．

抗体産生機序は明らかでなく，抗体感作血小板の多くは脾臓で破壊される．本症は20歳代の生殖年齢に多い．妊娠前に診断がついているものが大部分であるので，妊娠中は血小板数(5万/$\mu$以下)，出血傾向，貧血を観察する．

母体を治療対象とする天然型グルココルチコイド療法も血小板の増加や毛細血管脆弱の改善，脾臓の単球/マクロファージ系の食細胞活性の低下などで有効であることが多い(90%)．$\gamma$-グロブリン大量投与(400mg/kg)は2/3に有効である．

最終的に，脾臓摘出が血小板破壊や抗体産生を減少させ著効を示すことが多い．

本症は生殖年齢の女性に多く，妊娠は本症の再発や憎悪の危険性を高める．胎児と母体との血小板数は相関せず，児の血小板数を測定する必要がある．間接血小板抗体価が新生児血小板減少のリスクを反映する．

IgG抗体が母体で産生され，胎盤を通過し胎児・新生児に血小板減少症を起こす．重症(20%)では分娩による頭蓋内出血(30%)を起こすことがあるため，帝王切開術がよい．新生児の約35%に出血症状を伴うが，血小板数は分娩1ヵ月後で自然と正常になる．

## 5 ◆ 抗リン脂質抗体（自己抗体）と関連する習慣性流産
抗リン脂質抗体陽性，活性化部分トロンボプラスチン時間(APTT)異常●[2]

リン脂質は細胞膜接着分子として機能する．抗リン脂質抗体は妊娠初期にLanghans細胞(cytotrophoblast)のsyncytium細胞(syncytiotrophoblast)への分化を阻止し，妊娠後期には，脱落膜血管異常，血栓症，胎盤梗塞を起こす．

抗リン脂質抗体は胎盤トロンボキサンA2(血管収縮，血栓形成)を増加させ，子宮・胎盤の境界の血栓症を起こす．その他，血栓症は血小板の凝集，蛋白Cの活性化低下，組織トロンボプラスチン因子の増加，血小板活性化因子合成の増加で起こる．

治療には(表3)，

①低用量アスピリン(トロンボキサンA2合成抑制)，

②ヘパリン(抗リン脂質抗体のリン脂質に結合を阻害)

③プレドニソロン

（免疫抑制作用：抗体産生抑制能と妊娠正常化率との関係はない），

表3 抗リン脂質抗体と関連する習慣性流産の治療

| 薬剤 | 有効率(%) | 用法・用量 | 副作用 | 適用 |
|---|---|---|---|---|
| アスピリン | 45〜46 | ●80mg/日(経口)—妊娠前より | 胎盤早期剥離 | |
| アスピリン＋ヘパリン | 74〜88 | ●80mg/日(経口)—妊娠前より ●5,000〜10,000単位(皮下) 2回/日(妊娠前より) | 凝固時間延長，血小板減少症 | 副作用少なく最適 |
| アスピリン＋プレドニソロン | 70〜77 | ●80mg/日(経口) —妊娠前より ●40〜60mg/日(経口) —妊娠時より | 医原性Cushing症侯群，痤瘡，妊娠糖尿病のリスク，骨塩量の減少，白内障，リステリア症，肺炎，粟粒結核による母体死 (妊娠中毒症，PROMと早産の頻度が増す) | |
| 免疫グロブリン (半減期18〜32日) | 71 | ●毎月200〜400mg/kg ×4〜5日(静注) ●主に妊娠中期より ●上記処方と併用されるが，単独で有効なことがある | | アスピリン治療無効例に用いる |

④免疫グロブリン

(抗イディオタイプ抗体の能動輸送, Fcレセプター遮断, サプレッサーT細胞機能亢進, B細胞機能の脱感作, 補体活性の減少), などがある.

## 6 ◆ 同種免疫による胎児溶血性貧血

Rho(D)式血液型不適合妊娠(Rho(D)陰性母体)で本症が発症すると, 子宮内治療か分娩かを決める.

妊娠34週以内なら胎児肺の成熟度(羊水中 lecithin/sphingomyelin: L/S比)にかかわらず, 未熟性のため妊娠を継続し, 臍帯血管輸血で妊娠36週まで妊娠を延ばす. この場合, 胎児肺成熟, 胎児の状態, 輸血手技の難易により個別化する.

臍帯血管輸血は胎児腹腔内輸血より優れ, 胎盤が子宮前壁付着していると経胎盤的に行える. 輸血後, ヘマトクリット, 胎児の大きさと発育の程度による胎児血液容量, 輸血赤血球の寿命により, 次の胎児採血の時期を決める.

短期治療として, 母体に胎児を治療対象としてグルココルチコイド薬(ベタメタゾンなど)やプロメタジン(高用量300mg/日, 副作用に傾眠)などを投与し, 溶血を低下させる.

Rho(D)陰性の婦人がRho(D)陽性の児を出産または流産したとき, 抗体ができていなければ, 分娩終了後72時間以内に抗D・ヒト免疫グロブリンを筋注するとほぼ感作が予防できる.

Rho(D)陰性の妊婦の妊娠満28～32週に抗D・ヒト免疫グロブリン(300μg筋注)を投与すると, 妊娠中の感作が1.8%から0.07%(4/100)に低下する. 妊娠中, 羊水穿刺, 子宮出血, 過剰胎児母体間出血(fetal to maternal hemorrhage)の時にも投与し感作予防する.

## 7 ◆ 解熱・鎮痛・消炎剤
[nonsteroidal anti-inflammatory drugs:NSAID]

産科領域では, ①正期前陣痛の子宮収縮抑制,
②羊水過多症の治療, に用いられることがある.
(現在では妊娠中の使用は禁止条項となっている)

解熱・鎮痛・消炎剤は主に，プロスタグランディン生成酵素(シクロオキシゲナーゼ)を阻害する．この抗プロスタグランディン薬はプロスタグランディンを減少させ，胎児動脈管を収縮させる．

　胎児の動脈管が開いている機序は，動脈管の低い血液酸素分圧と血中と動脈管壁に存在するプロスタグランディンEとによる血管拡張作用にある．

　本剤より胎児の動脈管が収縮し，主に出生直後の新生児に肺高血圧症が起こり，右房の血液が卵円孔から左房→左室→大動脈へと流れ，強いチアノーゼが生じる．死亡率が20～40%となるが，薬剤によるものは多くないとされている．

　妊娠後期に注意が必要であり，危険性のないものを用いる．危険性の高いものの使用やグルココルチコイド薬との併用は避ける．その理由に次のものがあげられる．

①作用の強いものほど，動脈管収縮作用が強い．
②妊娠末期ほど動脈管収縮作用が強く出現する．
③正期前に投与されても動脈管は一度は収縮しても数日以上の時間が経過すると再び拡張し，副作用が見られない．
④グルココルチコイド薬(軽～中等度の動脈管収縮作用)との併用により動脈管収縮作用が増強される．

## まとめ

　妊娠中は母体を対象とするか，胎児を対象とするかによって用いるグルココルチコイド薬は異なる．また今のところ催奇形性の報告はないが，妊娠初期の臨界期の投与は母体利益が胎児への危険性を上回る時のみ行うことが望ましい．

［玉舎　輝彦］

### 参考文献

1● 玉舎輝彦：血中の性ステロイドホルモンと結合する蛋白(SHBG, CBG)の臨床．産婦人科治療　66：347-354, 1993
2● 玉舎輝彦：産婦人科薬物療法のすべて．金芳堂，京都，1996
3● 玉舎輝彦：妊娠とくすり．大阪皮膚科専門医会会報　45：15-27, 1998

# VII. 各種病態時におけるステロイド療法

## ③ 消化性潰瘍

1949年にHenchらが，慢性関節リウマチに対する副腎皮質ステロイドの劇的な作用が報告されて以来，ステロイドは自己免疫疾患や炎症性腸疾患に対する重要な治療薬と位置付けられている．

## ◇ステロイドと消化性潰瘍

### 1◆副作用としての消化性潰瘍

ステロイドは強力な抗炎症作用を有し，実験的にも炎症局所に認められる血管拡張，透過性亢進，白血球浸潤がステロイド投与により著明に改善される．この炎症作用はプロスタグランディン，トロンボキサン，ロイコトリエンなどによって引き起こされると考えられている(I.糖質ステロイド総論参照)．ステロイドはこれらを抑制することにより，抗炎症作用を発揮する．図1に示すごとく，ステロイド投与により産生が亢進するリポコルチンはホスホリパーゼA2の働きを阻害する．これはリポコルチンが隣脂質と結合することにより，ホスホリパーゼA2

図1

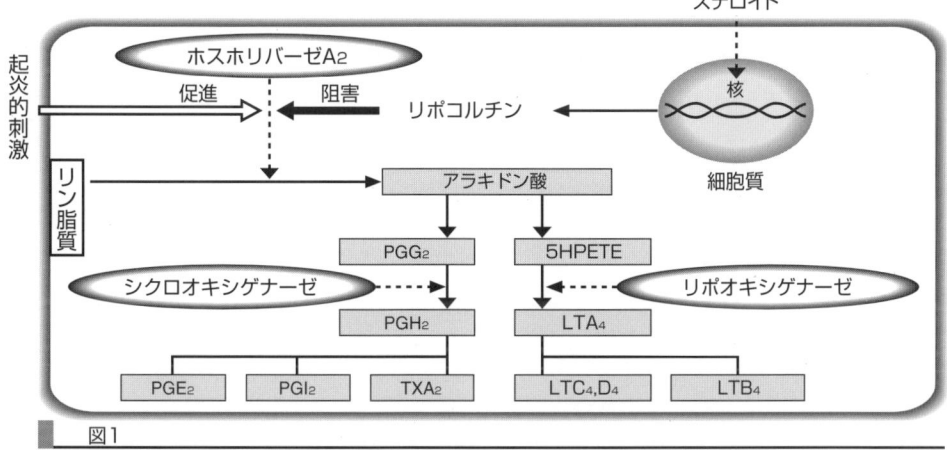

**表1　副腎皮質糖質ステロイド療法時の重篤な副作用の出現頻度**　(全症例392例，男223例，女169例)

| 疾　患 | | 男 | 女 | | 5　10　15 |
|---|---|---|---|---|---|
| 耐糖能異常 | 24例 | 7例 | 7例 | 6.1 % | |
| 消化性潰瘍 | 16例 | 6例 | 10例 | 4.1 % | |
| 重症感染症 | 11例 | 5例 | 6例 | 2.8 % | |
| 急性副腎不全 | 7例 | 6例 | 1例 | 1.8 % | |
| 血圧上昇 | 4例 | 2例 | 2例 | 1.0 % | |
| BUN，K上昇 | 3例 | 2例 | 1例 | 0.8 % | |
| 尿路結石 | 1例 | 1例 | | 0.3 % | |
| 精神症状 | 1例 | | 1例 | 0.3 % | |
| 計 | 67例 | 39例 | 28例 | 17.1 % | |

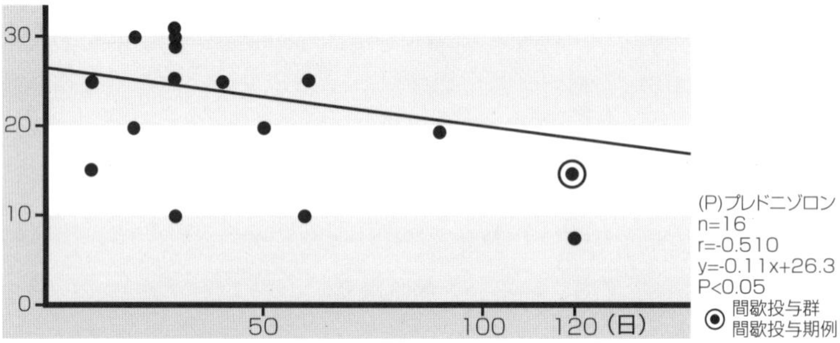
30
20
10
0
50
100
120 (日)
(P)プレドニゾロン
n=16
r=-0.510
y=-0.11x+26.3
P<0.05
間歇投与群
間歇投与期例

**図2　1日あたりP換算平均投与量**(mg/日)

の基質を競合的に奪うことにより，阻害するとされている．この結果ロイコトリエンの産生が抑制され，抗炎症作用として働くが，ステロイドの慢性投与により，プロスタグランディン$E_2$の産生も抑制し，胃粘膜の保護作用が低下することがステロイドによる消化性潰瘍の発症と関係していると考えられている．

表1に岐阜大学第3内科での副腎皮質ステロイド療法時の重篤な副作用の出現頻度を示した[●1]．

消化性潰瘍は早期に出現する傾向を認め，16例中14例(87.5%)では投与開始3カ月以内の連日投与期間中に出現していた．即ち，間歇投与群でも治療開始3カ月以内の連日投与期間中に出現していた[●1, 2]．図2に示すように，投与量と消化性潰瘍までの期間には明らかな相関が認められ($P < 0.05$)，投与量が多い程，消化性潰瘍出現までの期間が短い傾向が認められた．一方，間歇投与に移行後に初めて出現した例は治療開始4カ月総投与量1.8g使用例で1例にのみ出現し，すぐに治癒した．

## 2◆消化性潰瘍時のステロイド療法

難しい問題は，ステロイド療法を継続する必要があるにもかかわらず，消化性潰瘍の既往があるか，治療中である場合である．

## 1 ステロイド治療中に副作用として消化性潰瘍が発症した場合

　基本的には減量，中止が望ましい．この場合急性副腎不全に注意し，どうしても副腎不全の症状(発熱，倦怠感，血圧低下，頻脈など)があれば毎日，経静脈的に5〜10 mgのprednisoloneを投与することが必要である．消化性潰瘍の検索は上部内視鏡検査が必須であり，ステロイド連日大量療法を開始する際には，上部内視鏡検査および最近消化性潰瘍の病態との関連が述べられている*Helicobacter pyroli*のチェックも行っておくことが望ましい．

## 2 消化性潰瘍がありステロイド治療が必要な場合

　この場合も基本的には他の治療法があればステロイド以外の治療法を選択すべきである．まず，潰瘍の性状と病態を把握する必要がある．活動期(A1, A2 stage)でUl3〜4の潰瘍が見られれば，ステロイド治療が必要であっても他の治療法を選択することが望ましい．止むをえない場合は経静脈的に投与する．副腎ステロイドの消化性潰瘍に対する作用は前述した様に胃粘膜でのリポコルチンファミリーの産生増加によるホスホリパーゼA2の抑制を介した局所でのプロスタグランディンE2の産生低下が粘膜保護作用を低下させることによるために，経静脈的ステロイド投与により，局所作用を少しでも減少させようという試みである．治癒期(H1, H2 stage)，瘢痕期(S1, S2 stage)では，ステロイド治療が必要であれば，経静脈的に投与するが，治療過程での内視鏡検査や，便潜血反応のチェックは定期的になされることが望ましく，便潜血に異常があれば直ちに上部内視鏡検査が施行されるべきである．また最近消化性潰瘍の病態と関連する*H. pyroli*感染の有無は潰瘍の危険因子と考えるべきであり，この陽性者(rapid urease test, 抗体検査，$^{13}$C-尿素呼気試験)は更に充分な観察を要する．以上より，消化性潰瘍とステロイド治療は多くの困難な問題を抱えており，今後さらに検討の必要な領域である．

[石塚　達夫]

### 参考文献

1 ● 冨岡幸生，ほか：毎週続けて3〜4日投与する副腎皮質糖質ステロイド間歇投与法に関する研究．一臨床効果と各種副作用，特に内分泌機能に関する検討一．岐阜大学医学部紀要 30: 885-925, 1982
2 ● 石塚達夫，安田圭吾：副腎皮質ステロイド剤，内科学(松本恒明，小俣政男編)，pp1462-1464, 朝倉書店，東京，1999

# VII. 各種病態時におけるステロイド療法

## ④ 外 科 手 術

　外科手術に関連してステロイドが使用される場合には，副腎皮質ホルモンの天然型を修飾した各種合成ステロイドが用いられているが，各製剤の特徴を理解したうえで，投与量，作用発現時間，作用時間などに注意し，適応に応じた薬剤選択をする必要がある．そして，副作用，耐性の発現を最小限に抑え，最大の薬理効果を得るように使用すべきと考えられる．以下，外科手術に関連した主な適応と投与法について概説するとともに，緩和医療におけるステロイド投与法について付記する．

## 1 ◆ 副腎不全時の補充療法

　正常人の通常状態では，15～25mg/日の hydrocortisone (cortisol) と 1.5～4 mg/日の corticosterone が必要とされる．手術侵襲が加わると 10～20倍の副腎皮質ホルモンが分泌されるため，副腎機能不全の患者に対しては，ステロイド補充療法が必要である．

### 1　両側副腎摘除術施行患者（Cushing症候群，Sipple症候群など）

　hydrocortisone を術前日50～100mg静注，術当日200～300mg静注，第1病日300mg静注，第2病日より漸減し，7～10日頃に20～30mg/日の維持量にする．副腎腫瘍全摘術や副腎亜全摘の場合は10～14日間で投与を中止する（表1）．

表1 ステロイド補充療法

| 病日 | 薬剤(hydrocortisone) | 投与量(mg) | 投与経路 iv | 投与経路 po | 投与回数(回) | 計(mg) |
|---|---|---|---|---|---|---|
| 手術前夜 | hydrocortisone | 50〜100 | ○ | | 1 | 50〜100 |
| 手術当日 | | | | | | |
| 　開始前 | hydrocortisone | 100 | ○ | | 1 | 100 |
| 　術中術後 | hydrocortisone | 100 | ○ | | 2〜3 | 200〜300 |
| 第1病日 | hydrocortisone | | | | | 300 |
| 第2病日 | hydrocortisone | 60 | | | 3 | 180 |
| 第3病日 | hydrocortisone | 40 | | | | 120 |
| 第4病日 | hydrocortisone | 30 | | | | 90 |
| 第5病日 | hydrocortisone | | | | | 75 |
| 第6病日 | hydrocortisone | 25 | ○ or ● | | 2 | 50 |
| 第7病日〜 | hydrocortisone | | | | 1 | 25 |

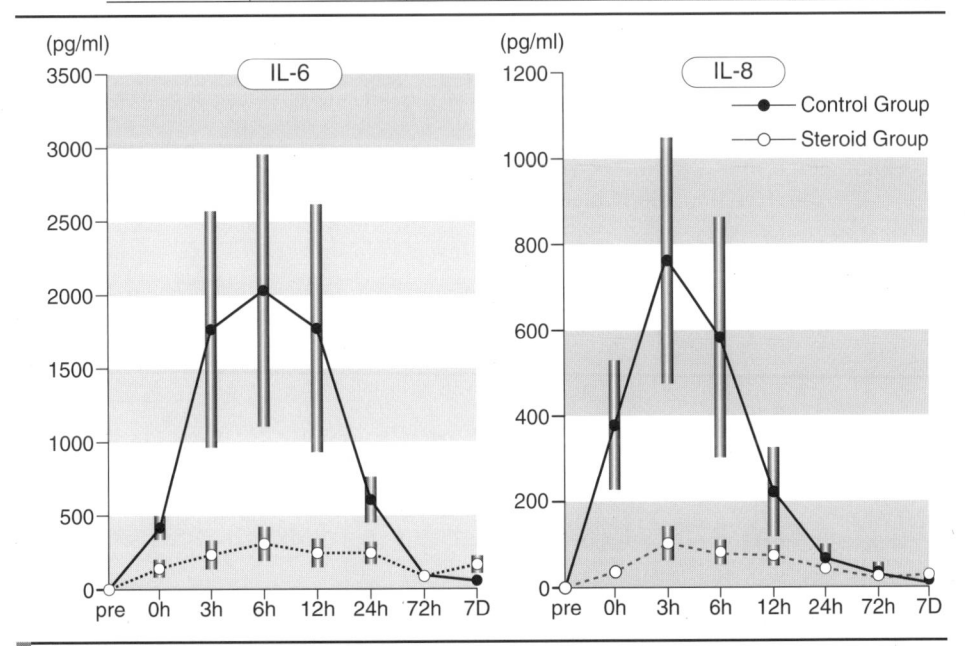

図1 食道癌患者における術後経時的血清IL-6値とIL-8値の推移

## 2 ステロイド長期使用患者(喘息，潰瘍性大腸炎など)

(1)の投与方法に準ずるが，ステロイド投与中止後1年以内の患者は，術前にインスリン負荷検査を行い，副腎不全の有無を確認する必要がある．ステロイド長期投与患者は免疫能が抑制され術後感染，縫合不全などを来しやすく，また線維芽細胞の増殖が抑制されて，手術創の治癒が遅延しやすいことに注意を要する．

## 2 ◆ 過大手術侵襲に対する術前ステロイド投与法

手術侵襲時には，過大な生体反応によりサイトカインが過剰産生され，systemic inflammatory response syndrome（SIRS）の病態にある．これらは本来，生体の恒常性維持のために働く合目的な生体反応であるが，拡大手術などによる過大侵襲時には，炎症性サイトカインやメディエーターが過剰産生され，これらが術後合併症や臓器不全の原因病態になる可能性が指摘されている．そこで，サイトカインの過剰産生や神経内分泌反応を抑制し，術後代謝変動を軽減させる目的での術前ステロイド投与の有用性が報告されている[1-3]．消化器外科領域では，頸，胸，腹部に操作が及ぶ開胸開腹食道亜全摘術が最も侵襲の大きな手術であるが，術後6時間をピークとして血中サイトカイン（IL-6, IL-8など）が過剰産生され，サイトカインストーム状態を惹起する．また，食道がん患者には高齢で低栄養患者が多いため，重篤な術後合併症が高率に発生する可能性がある．

従来，術後合併症防止目的で，術式，麻酔，術後管理などに工夫が加えられてきたが，高サイトカイン血症の考えから，抗TNF抗体，抗IL-8抗体やステロイドによる生体反応の制御が試みられるようになった．そのなかで比較的容易に臨床応用可能な薬剤はステロイドである．

佐山ら[1]は食道がん手術例の術前にmethylprednisolone250mgを静注し，術後のIL-6，IL-8，G-CSF，胸水中のTNF-α，IL-1βなどの濃度が有意に低値で推移したことを示した．また，臨床的には水分出納の変化が少ないこと，頻脈や不整脈の発生が少なく安定していたこと，昇圧剤の使用が少なく，人工呼吸器からの離脱が早く，ICUからの退室も早かったことなどの利点を述べている．大江ら[4]はラット下肢虚血再灌流モデルを用いての検討から，methylprednisoloneの前投与がthird spaceを縮小させることを半定量，視覚的に示した．著者らも，食道がん患者の術直前にmethylprednisolone 250mgを投与したところ，投与群では術後血清IL-6，IL-8値が有意に低値で，臨床的にも発熱，頻脈の程度が軽度で，昇圧剤の使用量も少なく，好結果を得ている[5]．

現在，ステロイド術前投与は，胸部外科，消化器外科領域で広く試みられ，術後血清IL-6，IL-8が低値で推移することが確認されている．投与法は施設により異なるが，術前1～2時間前に5～10mg/kgの単回投与が多い．佐山ら[3]は手術開始1時間前の250mg/body投与で十分な効果が得られた

ことを示し，それ以上の大量投与は副作用の面からも必要ないと述べている．なお，問題点として，現時点では対象症例，投与時期，投与量について明確な指標がなく，また術後合併症発生頻度の減少などの明確な評価が得られていないことが挙げられる．とくに担癌患者におけるステロイド投与は，宿主免疫活性を低下させ，残存腫瘍や微小転移の増殖を促進する可能性が危惧されるため[6]，適応を慎重に決定すべきであると考えられる．

## 3◆臓器移植

　ステロイドは臓器移植の初期から使用されてきたが，現在でも併用薬として重要な薬剤である．免疫抑制の機序については，完全には解明されてはいないが，抗体や補体の結合の抑制や，IL-2, interferon $\gamma$, IL-1などのサイトカインの抑制により，細胞障害性T細胞の増殖を抑制することなどが考えられている．

　免疫抑制療法として，初期にはprednisoloneとazathioprineとの併用にて良好な効果を得てきたが，その後cyclosporine, tacrolimus, gusperimusなどの化学的薬剤やmuromonab CD-3(OKT-3)や抗IL-2リセプター抗体などの生物製剤が開発され，免疫抑制法も大きく様変わりした．基本的にはcyclosporine, methylprednisoloneの2剤併用，またはazathioprineを

**表2　生体肝移植における免疫抑制剤投与プロトコール**　　京都大学移植外科による

**タクロリムス**
術前日　0.05mg/kg/回×朝夕2回　経口（体重20kg以上は1mg/回×2　経口）

| | 投与回数(回) | ルート | 目的トラフ(ng/ml) |
|---|---|---|---|
| 術後1〜14日 | 朝夕2回 | 経管〜経口 | 15 |
| 14〜28日 | | | 10〜15 |
| 1〜3ヵ月 | | 経口 | 5〜10 |
| 3ヵ月〜 | | | 5 |

**ステロイド**

| | 薬剤 | 投与回数 | ルート | 投与量(mg) |
|---|---|---|---|---|
| 術直後 | ソルメドロール | 1 | iv | 1 |
| 1〜3日 | | 2 | | |
| 3〜6日 | | | | |
| 7日 | | | | 0.5 |
| 8〜28日 | プレドニン | 1 | po | |
| 1〜3ヵ月 | | | | 0.3 |
| 3〜6ヵ月 | | | | 0.1 |
| 6ヵ月 | 中止 | | | |

加えた3剤併用療法が主体であるが，最近ではtacrolimusとmethyl-prednisoloneとの2剤併用療法が多くの施設で用いられている．各種免疫抑制薬は薬剤の効果の面から拒絶反応の予防薬と治療薬に分類されるが，methylprednisoloneは長期間用いる維持免疫抑制剤としての用途と，パルス療法による治療薬としての用途を有する．methylprednisoloneの投与法は，移植当日に最大量を用い，以後漸減し1年で10mg/day程度まで減量し，以後10～5 mg/dayを継続する方法が標準的である．表2[7]に肝移植における免疫抑制法の1例を呈示する．

急性拒絶反応の治療には，methylprednisolone 250～1000mg/日点滴静注を2～3日間続けるパルス療法を行う．これが不十分の場合にはOKT-3などのモノクロナール抗体を5 mg/日で10日間用いる．また，移植後1週間以内に発現する強烈な拒絶反応には，ステロイドパルスとOKT-3を同時併用する．methylprednisoloneは急性拒絶反応のどのgradeでも適応となるが，慢性拒絶反応には効果が認められない．

## 4◆周術期のショック

術中，術後には大量出血などによる低容量性ショック，輸血や薬剤によるアナフィラキシーショック，大腸穿孔性腹膜炎による細菌性ショックなどが起こり得る．各種ショックに対するステロイド療法の適応，有効性については議論の多いところであるが，使用して有効な場合が多い．ステロイドは過度の毛細管収縮を防ぎ，膜安定化をはかり，ライソゾーム酵素の遊出を防ぐ目的で，輸血，輸液のみで改善できない重症出血性ショック症例では，大量投与(hydrocotisone 500～1,000mg, dexamethasone 5～10mg)を行う．細菌性ショックではさらに貪食系細胞の過剰な活動を抑制し，炎症または炎症類似反応を抑制する目的で，早期にmethylprednisolone 10～20mg/kgを投与後，数時間ごとに1/2量を追加し，48時間でうち切ることを原則とする．アナフィラキシーショック時に，重篤な呼吸器症状(気管支痙攣，喘息など)を伴うことがあるが，ステロイドは速効性がないため，他の治療に先駆けて投与すべきではないが，喘息症状の改善や，カテコールアミンの作用補強の目的のmethylprednisolone 500～1,000mg静注は有用である．

## 5 ◆ 喉頭浮腫

　頭頸部手術，口腔外科手術後や，術後長期気管内挿管の抜管後などに喉頭浮腫を来すことがあるが，その場合にはmethylprednisolone 5～10mg/kgの6時間ごとの静注が行われる．

## 6 ◆ 急性呼吸促迫症候群(ARDS)

　大手術後に発症する敗血症や外傷を誘因とするARDS発症早期のステロイド投与は，否定的との見解もあるが，肺毛細血管の透過性を制御することからhydrocortisone100～1,000mg/日が静注または点滴投与されることがある．

## 7 ◆ 脳外科周術期

　ステロイドは原発性あるいは転移性脳腫瘍に伴う局在性脳浮腫に有効とされ，高度な脳圧亢進が予測される場合にはbetamethasone，dexamethasone 4～10mg/日あるいはmethylprednisolone 125～500mg/日の2～3日間投与が行われる．頭蓋内圧の有意な低下には24時間以上を要する．以下，腫瘍別に記載する．

### 1 髄膜腫

　大きな髄膜腫の場合，手術操作を円滑に進める目的で術前にbetamethasone 4～10mg/日を3日間投与する．

### 2 グリオーマ，転移性腫瘍

　急激な頭蓋内圧亢進に対して，術前に前述の投与量を投与するが，A-Vシャントによる腫瘍内出血に注意を要する．

### 3 下垂体腺腫

術前，術後のhypopituitarismに対して，前項に準じた補充量法を行う．

### 4 悪性リンパ腫

頭蓋内悪性リンパ腫は少量(methylprednisolone100mg)のステロイド投与により，腫瘍の縮小がみられるため，治療的診断に有用である．また，開頭術による脳浮腫予防の目的で術後にステロイド投与が行われる．術当日はhydrocortisone 50mgまたbetamethasone 2mgを6時間ごとに投与し，以後漸減し5～7日間で離脱できるようにする．

## 8 ◆ 口腔外科周術期

口腔外科手術後の喉頭浮腫や創部腫脹の予防目的で術後にdexamethasoneあるいはbetamethasone投与が行われる．術当日8mg/日，1日目6～8mg，2日目4mg，3日目2～4mg，4，5日目2mgを投与する．

## 9 ◆ 整形外科周術期

脊椎・脊髄の手術において，脊髄レベルの神経除圧術を施行する場合，術中除圧直後にmethylprednisolone500mgを静注し，術後1～2日目にbetamethasone 4mg×2回，2～4日目に2mg×2回を投与する．

また，脊髄損傷患者に対してmethylprednisoloneの大量投与(30mg/kg 15分間，45分休薬，5.4mg/kg 23時間)が行われている．

## 10 ◆ 緩和医療

癌治療において末期がんに対する緩和医療は重要な位置を占める．ステロイドには抗炎症作用や腫瘍周囲の圧迫，浮腫を軽減させる作用や鎮痛作用などがあるため，末期癌患者の腫瘍による脳浮腫，神経圧迫，骨転移，腫瘍熱，高カルシウム血症，閉塞症状，癌性リンパ管症，癌性胸腹膜炎などに適応がある．また，癌悪疫質症候群に伴う食欲不振や

全身倦怠感にも有効性が認められる．Brueraら[8]は末期癌患者40例にmethylprednisolone（32mg/日）とプラセボ群における無作為化二重盲検交互試験で，methylprednisolone群では疼痛，鎮痛薬の投与量，食欲，食事摂取量，全身状態が有意に改善したと報告している．緩和医療におけるステロイドの投与法には漸増法と漸減法がある．前者はできるだけ少量から開始し症状に合わせて増量する方法であり，後者ははじめに有効量を投与し，効果のみられた後に減量する方法である．通常全身倦怠や食欲不振は病状とともに進行し，投与量を減量すると症状の増悪をみることが多いため，漸増法のほうが一般的であると思われる．池永ら[9]は，経口投与可能な患者には原則としてbetamethasoneの経口投与を1～2mg/日から開始し，8～10mgまで徐々に増量する漸増法を推奨している．しかし，長期間投与した場合には，消化性潰瘍などの副作用に留意する必要がある．ステロイド自体による消化性潰瘍の頻度は比較的低いが，消化性潰瘍の症状や既往症のある場合や，非ステロイド性消炎鎮痛剤を内服している患者には，$H_2$ブロッカーを併用したほうが良い．また，口腔内カンジダ症の頻度が比較的高いため，抗真菌剤の投与が必要なこともある．池永ら[9]の検討では，生存期間が6週間以上の患者の75％に有効であったが，逆に2週間以内の患者に対する有効率は著明に低下し，ステロイド療法のタイミングが重要であると指摘されている．

［国枝　克行／佐治　重豊］

### 参考文献

1. 佐山淳造，ほか：術前ステロイド剤投与による食道癌術後生体反応の制御．日消外会誌 24：841-848, 1994
2. 佐藤信博，ほか：外科侵襲に対するステロイド投与．臨外 52：611-615, 1997
3. 佐山淳造，ほか：食道癌術後の過剰生体反応の制御．外科 59：152-156, 1997
4. 大江　大，ほか：ラット下肢虚血再灌流モデルにおける非機能的細胞外液形成の解析．外科と代謝・栄養 32：51-60, 1998
5. 竹村茂之，ほか：術前ステロイド投与が食道癌周術期の生体反応に及ぼす影響について．日消外会誌 32：1133-1141, 1999
6. 木田　恒，ほか：ラット実験的肺転移モデルを用いた手術侵襲に伴う転移促進について　副腎皮質ホルモンの影響とOK432前投与の転移抑制効果について．日外会誌 89：1692-1698, 1988
7. 猪俣裕紀洋，ほか：臓器移植後の免疫抑制剤の使い方と効果（どこまで，いつまで使用するのかを含めて）．小児科 40：1070-1078, 1999
8. Bruera, et al：Action of oral methylprednisolone in terminal cancer patients：a prospective randomized double-blind study. Cancer Treatment Report 69：751-754, 1985
9. 池永昌之，ほか：緩和医療における全身倦怠感と食欲不振に対するステロイドの有効性と副作用．ターミナルケア 7：162-168, 1997

# VII. 各種病態時におけるステロイド療法

## ⑤ ショック

　ショックは病態により一般的に表1のように分類されるが，従来より臨床，とくに救急医療の場ではショック状態に陥った患者に対して原因の如何を問わず，経験的に注射用ステロイド剤の大量投与が行われてきた．同剤の薬理活性を考えるとステロイド離脱時の急性副腎不全，過敏性ショック（アナフィラキシーショック）などの場合には，この治療法は理にかなっているように思われる．またステロイド剤の全身のあらゆる臓器にわたる多くの生理活性を考えると未知の抗ショック作用を期待することもできる．しかし投与されたステロイドの細胞内受容体との結合→ステロイド・受容体複合体の核内への移行→転写活性の促進→蛋白質合成の促進→作用の発現という作用発現過程を考えると，とても即効性は期待出来ない．また循環器系疾患によるショック患者に対する治療法としてステロイド剤の有効性を検討した国内外での大規模スタディは，われわれの検索した範囲では見いだせなかった．一方，敗血症性ショックに対するステロイド治療の有効性は以前より検討されてきている．この章では，各種ショック時におけるステロイドの使用法を最近の知見を交えて述べる．

**表1　ショックの分類**

|   |   | 心拍出量 |   | 末梢血管抵抗 |
|---|---|---|---|---|
| 1 | 敗血症ショック | 増加 | ↗ | 減少 ↘ |
| 2 | 過敏症（アナフィラキシー）ショック | 不変または減少 | ±0 or ↘ | 減少 ↘ |
| 3 | 心原性ショック | 減少 | ↘ | 増加 ↗ |
| 4 | 出血性ショック | 減少 | ↘ | 増加 ↗ |
| 5 | 神経性ショック | 不変または減少 | ±0 or ↘ | 減少 ↘ |

# 1 敗血症性ショック

　敗血症性ショックとは，重症の感染症，敗血症において細菌または細菌の毒性因子(endotoxin)が循環不全の原因として大きく関与しているショック状態である．敗血症性ショックの場合，心拍出量は増加(hyperdynamic shock)するが，末梢血管拡張のため血圧は低下する．また血管壁の透過性が亢進するため，血液粘性が上昇し，機能的循環血漿量が減少する．

　敗血症性ショックに対するステロイド治療は，ステロイド剤の持つ末梢循環，心機能，代謝系への改善作用，血管透過性抑制作用などを期待して始められ，その有効性が検討され始めたのは1960年代からである．1976年Schumerが173例の敗血症性ショック患者を対象としたスタディで，メチルプレドニゾロンやデキサメサゾンの大量投与が有効であったと報告した[1]．しかしその後の大規模試験ではステロイド大量投与は無効であったとの報告がほとんどである．これらの試験においては，注射用ステロイド製剤が非常に大量に使用されており，例えばメチルプレドニゾロンの場合，初期投与量が30 mg／kgとなっていることが多い．

　最近，敗血症性ショックの患者はそのストレスに比し，相対的な副腎不全状態にあることが報告された[2]．この理論のもと，補充を目的に少量のステロイドを敗血症性ショックの患者に投与したところ，臨床経過に改善がみられたとの報告がいくつかみられるようになった．Bollaertらの報告では[3]，ヒドロコルチゾン100 mgを1日3回，5日間静注した群は，placebo投与群と比較し，ショックからの回復率，回復までの期間，28日目の生存率が有意に改善した．また，Briegelらの報告でも[4]，ヒドロコルチゾン100mg投与後，0.18 mg／kg／hrの持続静注，ショックよりの離脱後は0.08 mg／kg／hrを6日間持続静注，その後は24mgずつ連日減量という方法を検討したところ，placebo群と比較し，ショックから回復までの期間の短縮がみられた．しかしこのスタディでは，ショックからの回復率，生存率で両群間に有意差はみられなかった．一方，Schellingらはこの少量ヒドロコルチゾン投与で，敗血症性ショックよりの生存者の精神的改善作用も報告している[5]．

　現在までのところ，この少量ステロイド投与療法に対して異論を唱える報告はみられない．敗血症ショックに対する治療の第一選択は抗生剤，昇圧剤投与であることは無論であるが，それらに加え，少量ステロイド投与を考慮すべきと考える．

## 2 過敏性ショック

　過敏性ショック(アナフィラキシーショック)とは，既に特定の抗原に感作され作られたIgE抗体が，再び特異抗原に曝露，結合することによって発症する．この抗原抗体反応の結果，好塩基球・肥満細胞などからヒスタミンを始めとするケミカルメディエーターが放出され(脱顆粒)，それが末梢血管を拡張し，血管透過性を高める．その結果，血圧が低下しショックがもたらされる．また肥満細胞より分泌された種々のサイトカインは，好酸球のアレルギー部位への浸潤，成熟などを促す．そしてこの好酸球がさらに様々な細胞障害性物質を分泌する．一方，造影剤に対するショックのように補体系(C3a, C5a)を介したアナフィラキシー反応，非ステロイド系抗炎症剤などによるアナフィラキシー様反応もある．

　ステロイド剤は，これら一連の反応のうち，脱顆粒，サイトカインの産生，好酸球浸潤に必要な血管内皮細胞でのICAM-1やELAM-1の発現などに対する抑制作用をもつ．しかしステロイド剤は前述のごとく即効性を期待できるものではなく，重篤な反応の再燃の予防効果を期待して投与される．その効果を裏づける客観的なデータはないが，ヒドロコルチゾン(ソル・コーテフ®)5～10mg/kgまたはメチルプレドニゾロン(ソル・メドロール®)20～30 mg/kgの静注が一般的によく用いられる●6.

　なお，これらのことを考慮すると過敏性ショック時の第1選択は，エピネフリン0.1～0.3mg皮下注(生理食塩水に希釈して，5～10分かけて静注)と大量輸液となる．

## 3 心原性ショック

　急性心筋梗塞，不整脈などにより心臓のポンプ機能が一時的に低下し，心拍出量が急激に減少することにより発症する．末梢血管は収縮し，心拍出量低下を代償する．

　ショックの患者にドパミンあるいはドブタミンなど，いわゆるカテコラミンを投与することは一般的な治療であるが，長時間カテコラミンを投与すると，次第にその効果が減弱する現象がみられる．それはカテコラミン受容体のダウンレギュレーションによるものであり，ステロイドはそのダウンレギュレーションを抑制する作用をもつと考えられている．141例のカテコラミン感受性低下を示したショック患者を対象にした小川の報告[7]では，メチルプレドニゾロン(ソル・メドロール®)平均5〜10mg/kg/minの投与により，収縮期および拡張期血圧が有意に上昇している．またSaitoらはカテコラミンを72時間以上投与した患者にメチルプレドニゾロン10mg/kgを投与することにより，心機能が改善，末梢血管抵抗が増加すること，さらに心筋内βアドレナリン受容体数が長期間カテコラミン治療により減少し，メチルプレドニゾロン投与でその減少が抑制されることを確認している[8, 9]．

　これらのスタディの対象患者は心原性ショックの患者のみではないが，ショック患者におけるステロイドの心筋に対する作用を考える上で興味深い報告である．

## 4 出血性ショック

　出血性ショックとは急激に血液が血管外へ失われた結果，循環血液量が減少することにより発症する．またその代償機転として，末梢血管収縮，心拍数増加，血管外細胞外液の血管内への移行などが起こる．出血性ショックの場合の治療の第1は，原因疾患または創傷の治療および輸液・輸血による循環血液量の確保である．

　出血性ショック状態の動物モデルに対するステロイドの様々な作用に関する報告は散見されるが，臨床的なマススタディは皆無である．しかし

上記の小川の報告[7]では，出血性ショックの患者においてもメチルプレドニゾロン投与後に収縮期血圧が有意に上昇している．出血性ショックに対するメチルプレドニゾロンの有用性について，さらなる臨床的検討が待たれるところである．

これらの他に5．神経原性ショックがあるが，vaso-vagal反射による反射性徐脈や末梢血管抵抗低下による可逆性の低血圧であり，多くの場合予後良好である．よってステロイド投与が適応となることはほとんどない．

以上，ショックに対するステロイド投与に関して，臨床的報告を中心にまとめた．しかし，いずれのショックに対しても，標準的なステロイド治療法というのは確立していないのが現状である．今後evidence based medicineに基づいた治療法の確立が望まれる．

［大洞　尚司／安田　圭吾］

### 参考文献

1. Schumer W : Steroids in the treatment of clinical septic shock. Ann Surg 184 : 333 - 341, 1976
2. Soni A, Pepper GM, Wyrwinski PM, et al: Adrenal insufficiency occurring during septic shock : incidence, outcome, and relationship to peripheral cytokine levels. Am J Med 98 : 266 - 271, 1995
3. Bollaert P-E, Charpentier C, Levy B, et al : Reversal of late septic shock with supraphysiologic dose of hydrocortisone. Crit Care Med 26 : 645 - 650, 1998
4. Briegel J, Forst H, Haller M, et al: Stress doses of hydrocortisone reverse hyperdynamic septic shock : A prospective, randamized, double-blind, single-center study. Crit Care Med 27 : 723 - 732, 1999
5. Schelling G, Stoll C, Kapfhammer HP, et al : The effect of stress doses of hydrocortisone during septic shock on posttraumatic stress disorder and health-related quality of life in survivors. Crit Care Med 27 : 2678 - 2683, 1999
6. 佐藤光晴, 澤田祐介 : 薬物過敏症―アナフィラキシー. 綜合臨牀 42: 1729 -1734, 1992
7. 小川龍 : カテコラミン感受性低下例に対するメチルプレドニゾロンの効果―全国多施設臨床試験―. 麻酔 41: 421 - 433, 1992
8. Saito T, Takanashi M, Gallagher E, et al : Corticosteroid effect on early beta-adrenergic down-regulation during circulatory shock: hemodynamic study and beta-adrenergic receptor assay. Intensive Care Med 21: 204 - 210, 1995
9. Saito T, Fuse A, Gallagher ET, et al: The effect of methylprednisolone on myocardial beta-adrenergic receptors and cardiovascular function in shock patients. Shock 5 : 241 - 246, 1996

# VIII. ステロイド関連薬の臨床

本項ではグルココルチコイド(GC)作用に影響を与える因子の中で，特にリファンピシンに代表されるGC代謝促進をきたす薬剤，ホルモンや生体の状況など，GC治療効果を減弱させる可能性のある場合，次いでGC代謝の遅延をきたす薬剤とそれに関連した病態，最後にミネラロコルチコイド拮抗薬のスピロノラクトン等に関して概説する．

## 1 グルココルチコイド作用減弱

### 1◆肝6β水酸化酵素を誘導する薬剤

肝ミクロゾームに存在する6β水酸化酵素は，CYP3A4遺伝子にコードされるcytochrome P450の一種で，多くの薬物の代謝にかかわっているが，生体の主たるGCであるコルチゾールを6βヒドロキシコルチゾールに変換する酵素でもある．抗結核薬のリファンピシンrifampicin，抗てんかん薬のフェニトインphenytoin(diphenylhydantoin)，鎮静薬として用いられるバルビツール酸誘導体，特にフェノバルビタールphenobarbital，気管支拡張薬であるエフェドリンephedrine，などはいずれも肝の6β水酸化酵素の活性を高めることにより，コルチゾールやデキサメサゾン，プレドニゾロンなどのGCの代謝を促進する．GCの血中半減期の短縮や，クリアランスすなわちMCR(metabolic clearance rate)の増加の程度は，症例や薬剤により異なる（表1）が，臨床的には特に以下の点につき留意しておく必要がある．

表1　グルココルチコイドの血中半減期およびmetabolic clearance rate(MCR)におよぼす薬剤の影響

| グルココルチコイドの種類<br>薬物 | 投与量<br>(mg/日) | ハイドロコルチゾン 投与前半減期(分) | ハイドロコルチゾン 投与後の変化率(%) 投与後半減期 | ハイドロコルチゾン 投与後の変化率(%) MCR | デキサメタゾン 投与前半減期(分) | デキサメタゾン 投与後の変化率(%) 投与後半減期 | デキサメタゾン 投与後の変化率(%) MCR | プレドニゾロン 投与前半減期(分) | プレドニゾロン 投与後の変化率(%) 投与後半減期 | プレドニゾロン 投与後の変化率(%) MCR | メチルプレドニゾロン 投与前半減期(分) | メチルプレドニゾロン 投与後の変化率(%) 投与後半減期 | メチルプレドニゾロン 投与後の変化率(%) MCR |
|---|---|---|---|---|---|---|---|---|---|---|---|---|---|
| リファンピシン | 450 | 75→20 | -14 | +22 | 250 | -44 | +88 | 190-240 | -63 | +372 | | | |
| フェニトイン | 300 | 75→20 | -15 | +25 | 250 | -51 | +140 | 190-240 | -45 | +77 | 165 | -56 | +130 |
| フェノバルビタール | 120 | | | | 250 | -44 | +88 | | | | 165 | -53 | +90 |
| エフェドリン | 100 | | | | 250 | -36 | +41 | | | | | | |

## 1　急性副腎不全(副腎クリーゼ)

　コルチゾール代謝が促進した場合の視床下部・下垂体・副腎系のフィードバック機構の変化の詳細には不明な点も多いが，GC代謝促進が血中コルチゾールを一時的に低下させる結果，フィードバック系にドライブがかかり，ACTH～コルチゾールが増加する(あるいはリセットされる)と考えられている．ただ，副腎皮質のコルチゾール分泌予備能が低下している場合には副腎クリーゼに陥る可能性があり，注意を要する．現実にGC補充を受けているAddison病(慢性原発性副腎皮質機能低下症)症例で，結核治療のためリファンピシンを投与する場合には，GC補充量を増やさないと副腎クリーゼを引き起こすことが報告されている．一般に，Addison病などでは皮質の90%以上が破壊されなければ臨床症状は出現しないとされるが，コルチゾール基礎分泌が保たれているもののストレス時の副腎の反応が低下しているような病初期(潜在性)の段階では，GC代謝促進が副腎クリーゼの引き金となる可能性がある．以前に比べ結核性Addison病の占める割合は低下しているとはいえ，結核患者へのリファンピシン投与時には副腎皮質予備能が潜在的に障害されている可能性を考慮する必要がある．また後天性免疫不全症候群(AIDS)患者では，サイトメガロウイルスによる壊死性副腎炎，抗酸菌やクリプトコッカスの副腎への感染，などが報告されている．臨床的にAddison病となる例もあり，また特に末期AIDS患者でサイトメガロウイルス感染が示唆される例では，迅速ACTH試験でコルチゾール無反応が半数例に認められ，一部の症例ではステロイド補充療法により全身状態，検査成績の改善が報告されている．AIDS患者への上記薬剤投与時にも副腎予備力の低下が存在する可能性を念頭に置く必要がある．

## 2 GCの治療効果の減弱

　合成GC剤による治療を行っている患者に，上記薬剤を投与する場合には，合成GC剤の最高血中濃度が低下し，血中半減期も短縮するため，薬物としての治療効果が減弱する．治療効果の減弱はグルココルチコイド抵抗性と言い換えることもできる．プレドニゾロンにより再発を予防していたネフローゼ症候群患者でリファンピシン投与により症状が再燃した症例，プレドニゾロンによりコントロールしていた気管支喘息患者でフェノバルビタール投与により喘息症状が悪化した症例や，メチルプレドニゾロンを免疫抑制剤として使用していた腎移植患者でリファンピシン投与により拒絶反応が出現し腎機能低下を引き起こした症例，などが報告されている．また，脳腫瘍の患者で，フェニトインとGC製剤を併用する場合には，GC投与量を通常量より増量する必要があることや，気管支喘息患者にGC製剤を併用する場合には，気管支拡張薬としてはエフェドリンよりもテオフィリンを用いるべきである，との報告が見られる．

## 3 デキサメサゾン抑制試験への影響

　上記薬剤服用中の症例では，Cushing症候群の診断に用いられるデキサメサゾン抑制試験(1mg，2mg，または8mg)の解釈に注意が必要である．すなわち，GC代謝促進下では投与されたデキサメサゾンの血中レベルの上昇が不充分なため，ACTH分泌の抑制が不十分となり，Cushing症候群と誤診される場合がある．

## 2 ◆その他のホルモンや生体の状況など

　サイロキシンなどの甲状腺ホルモンは，肝の$5\alpha$還元酵素活性を高めるとともに$11\beta$-HSDのdehydrogenase活性を高め(血中コルチゾール/コルチゾン比の低下)，コルチゾールの半減期が短縮する，とされている．したがって甲状腺機能亢進症ではGC代謝が亢進し，合成GC製剤の作用が減弱する．またGC自身も肝でのA環還元酵素の活性を高めると言われてきたが，最近では生理的濃度でもCYP3A4発現に影響すると報告されており，プレドニゾロンなどの合成GC製剤の大量投与時には，

それ自身の代謝を早める結果，GC作用が減弱することになる点にも留意する必要がある．GC投与は充分と思われる量を最初から投与した方が迅速に効果が現れるが，漸増して同量に達した場合は効果がなかなか現れにくい，という事実に関連していると推察される．

　GCの代謝という面からだけではなくグルココルチコイドレセプター(GR)の機能も関連する．作用機序の項で述べたように，GCの作用はGRを介した直接作用と炎症性転写因子を介した作用に大別できるが，酸化ストレスが増大した状態ではGRのホルモン結合能や核内への移行が障害されることが判っている．またビタミン$B_6$(ピリドキサールリン酸)過剰状態ではGRのDNA結合能が低下することが報告されており，ビタミン$B_6$を過剰に摂取している患者では考慮する必要がある．さらに疾患の活動性，炎症の程度により，当然，炎症性サイトカインやNFκB・AP-1などの転写因子の絶対量が異なるため，転写因子を失活させるのに必要な活性化GRの必要量も異なると考えられる．生理的な血中コルチゾール濃度では約10%のGRがホルモンと結合しているとされている．炎症が軽度であればホルモン結合型のGRを少し増やすだけで十分な抗炎症効果が得られるはずであるが，強い炎症ではすべてのGRを活性化(理論的にはプレドニゾロン1mg/kg/日ですべてのGRを飽和することが出来るとされる)しても不充分な場合があることが理解できよう．

## 2　グルココルチコイド作用増強

### 1◆11β-hydroxysteroid dehydrogenase(11β-HSD)を阻害する薬剤

　11β-HSDは，コルチゾールとコーチゾンの間の代謝・転換を行うことにより，各組織でのGCおよびミネラロコルチコイド(MC)作用を修飾する酵素である．現在2種類のアイソザイムが確認されているが，最近は両者の違いからアイソザイムと呼ぶことに異論も唱えられている．11β-HSDタイプ1(肝型)は，双方向性の酵素であるが生体内ではoxoreductase優位に働くことから，GC作用の調節・増幅機構と考えられているのに対し，11β-HSDタイプ2(腎型)は生理的にはdehydrogenase活性のみを有し，主にMC標的臓器に存在することから，コルチゾールを不活化する

ことによりMCレセプターを防御する機構と捉えられている．本邦でよく用いられる甘草や，欧米で繁用される甘味料licoriceなどの主成分であるグリチルリチン製剤は，11β-HSDタイプ2を拮抗阻害するため，コルチゾールの半減期が延長し，低K・低レニン性高血圧などのMC過剰徴候が現れることがあり，偽性アルドステロン症と呼ばれている．またグリチルリチン以外に，欧米では抗潰瘍剤として頻用されるcarbenoxoloneも11β-HSDタイプ2の拮抗阻害剤である．漢方薬の一部や健胃消化剤にはカンゾウ（甘草）末を含むものが多いことも忘れてはならない．

グリチルリチンは甘草（Glycyrrhiza glabra）の根から抽出されるトリテルペノイド系サポニンの一種で，活性体であるグリチルレチン酸（GE）1分子に2分子のグルクロン酸が結合した化合物である．GEは11β-HSDタイプ1に対しても拮抗阻害を示すが，dehydrogenase活性阻害の$IC_{50}$はタイプ1：タイプ2に対してそれぞれ40 nM：8 nMと報告されている．したがってコルチゾールのGC作用増強よりも，より低濃度のGEによりMC作用が顕在化することになる．グリチルリチンを主成分とする薬剤は，慢性肝疾患での肝機能の改善目的や，湿疹・蕁麻疹・薬疹・中毒疹などのアレルギー性皮膚疾患などの治療に広く用いられている．抗炎症作用，IFNγ誘起作用，T細胞活性化作用や，HIV-1などに対する抗ウイルス作用も知られているが，分子作用機序は不明な点が多い．グリチルリチンの作用が，11β-HSDタイプ1を介したGC作用増強による可能性も考えられるが，詳細は不明である．

また最近，生理的にはdehydrogenase活性のみを有する11β-HSDタイプ2が，合成GC製剤に関してはoxoreductase活性をも持っていることが報告された．肝などの11β-HSDタイプ1はデキサメサゾンを代謝できないが，腎11β-HSDタイプ2は不活性型の11-dehydrodexamethasone（DH-D）をデキサメサゾンに活性化出来ることが示されており，DH-Dをプロドラッグとして応用できる可能性が示唆されている．

## 2◆その他の薬剤やホルモンなど

エストロジェンは肝の5β還元酵素の阻害により，また蛋白同化ホルモンとして使用される合成テストステロン誘導体も肝でのコルチゾール代謝の阻害により，コルチゾールの半減期を延長させる．甲状腺機能低下症でも，

前述とは逆の機序で，コルチゾールの半減期が延長するとされる．

　以上のほか，インドメタシンindomethacinは，肝の還元酵素活性を阻害してGCの代謝を遅らせるといわれており，GC作用を増強する可能性がある．またサリチル酸は，臨床的にGCと併用投与される場合も多いが，併用投与によりサリチル酸の腎からの排泄が増加するためその血中濃度が予測以上に減少することがあり，また逆にGC減量に伴いサリチル酸血中濃度が増加することがあるので，副作用に留意する必要がある．

## 3　スピロノラクトン spironolactone

　本剤はミネラロコルチコイドレセプター拮抗剤・特異的な抗アルドステロン薬であり，カリウム・マグネシウム保持性利尿薬として，1961年来広く用いられてきた．スピロノラクトンは，高カリウム血症に対する注意が当然必要であるが，アンドロジェンレセプターにも結合しブロックすることにより，抗アンドロジェン作用をも発揮し，女性化乳房などの女性化作用も示すため，長期投与には注意を要する．これとは逆に，特発性多毛症やPCO(polycystic ovary syndrome)の治療薬として用いられることもある．

　最近，心臓の$11\beta$-HSDタイプ2に防御されていない(発現が見られるとの報告もある)ミネラロコルチコイドレセプターを介する，アルドステロンの心肥大・心線維化作用が報告され，血行力学的な作用ではないことが示されている．アルドステロンは心筋線維芽細胞のコラーゲン生成を増加させるが，スピロノラクトンの併用投与はこの増加を抑制する．臨床的なエビデンスとしても，慢性うっ血性心不全患者での大規模臨床試験(Randomized Aldactone Evaluation Study, RALES)では，ACE阻害薬にスピロノラクトンを併用することにより予後が著明に改善されることが報告され，アルドステロンの心臓作用をコントロールする重要性が示されている．

[宗　友厚]

### 参考文献

1. 関原久彦：薬物によるコルチゾールおよび合成糖質コルチコイド代謝促進作用，日本内科学会雑誌 81(4):36-39, 1992
2. 川越光博：ステロイド代謝に及ぼす他のホルモンと薬剤の影響，ステロイドホルモン（清水直容）, pp76-79, 中外医学社, 19●●
3. White PC, Mune T, Agarwal AK : 11beta-hydroxysteroid dehydrogenase and the syndrome of apparent mineralocorticoid excess. Endocr Rev 18(1):135-156, 1997
4. Diederich S, Grossmann C, Hanke B, et al : In the search for specific inhibitors of human 11-hydoxysteroid-dehydrogenases. Eur J Endocrinol 142:200-207, 2000
5. Pitt B, Zannad F, Remme WJ, et al : The effect of spironolactone on morbidity and mortality in patients with severe heart failure. N Engl J Med 341(10):709-717, 1999

# 臨床各科でのステロイド薬の使い方 基礎から臨床まで
# 索　引

● 配列の便宜上「和文索引」と「欧語索引」とに分けた．欧語で始まる索引語は「欧語索引」に当たられたい．
● とくに薬剤名では，本文中和文表記と欧文表記のある場合は，両方に同じ頁数を示した．

## 和文索引

### ●ア●
IgA腎症……………………………… 108, 114
アザチオプリン……………………… 87, 118, 241
アジソン病……………………………… 60
アスピリン…………………………… 232
アセトアミノフェン………………… 153
アトピー性皮膚炎…………………… 215
アナフィラキシーショック………… 248
アナフィラキシー型………………… 24
アナフィラクトイド紫斑…………… 209
アポトーシス………………………… 24
アミロイドーシス…………………… 92
アミロライド感受性Naチャンネル… 17
アラキドン酸カスケード…………… 194
アルドステロン……………………… 5, 9
アルドステロン誘導蛋白…………… 17
アレルギー性気管支肺アスペルギルス症…134
アレルギー性結膜…………………… 182
アレルギー性肉芽腫性血管炎……… 118, 134
アンジオテンシンⅡ………………… 7
アンドロジェン……………………… 9
アンドロジェンレセプター………… 10
アンドロステンジオン……………… 5
亜急性甲状腺炎……………………… 156
悪性関節リウマチ…………………… 83
悪性眼球突出症……………………… 154
悪性腫瘍……………………………… 200
悪性リンパ腫………………………… 169, 244

### ●イ●
インスリン抵抗性…………………… 219
インスリン分泌……………………… 220
インドメタシン……………………… 255
異所性ACTH症候群………………… 56, 58
苺状血管腫…………………………… 212

### ●ウ●
ウエーバークリスチャン病………… 208
ウルソデオキシコール酸(UDCA)… 180
抜き打ち潰瘍………………………… 169

### ●エ●
エストロジェン……………………… 255
エストロジェンレセプター………… 11
エフェドリン………………………… 251
壊疽性膿皮症………………………… 207
円形脱毛症…………………………… 212
円板状エリテマトーデス(DLE)…… 211
炎症性脱髄性疾患…………………… 142

### ●オ●
黄体化ホルモン(LH)………………… 3
温式抗体……………………………… 198

●カ●
γグロブリン ……………………………… 86
カリニ肺炎 ……………………………… 126
カルシニューリン ……………………… 23
下垂体腺腫 ………………………… 59, 244
花粉症 …………………………………… 182
過敏性ショック ………………………… 248
過敏性肺炎 ……………………………… 136
潰瘍 ………………………………………… 51
潰瘍性大腸炎 …………………………… 164
核内レセプター …………………………… 11
角膜ヘルペス ……………………… 182, 183
角膜移植後拒絶反応 …………………… 184
隔日減量法 ……………………………… 199
隔日投与法 ………………………………… 49
乾酪性肉芽腫 …………………………… 160
感染症 ……………………………………… 50
甘草 ……………………………………… 254
緩和療法 ………………………………… 244
肝糖産生 ………………………………… 219
間質性腎炎 ……………………………… 108
間質性肺炎 ………………………………… 87
間歇投与法 ………………………………… 46
関節痛 ……………………………………… 70
癌悪液質症候群 ………………………… 245
眼圧上昇 …………………………… 182, 183
顔面神経麻痺 …………………………… 200

●キ●
キメラ遺伝子 ……………………………… 62
器官の解剖学的異常 …………………… 227
器官の機能的異常 ……………………… 227
器官形成 ………………………………… 227
気管支喘息 ……………………………… 132
気管支喘息(小児) ……………………… 192
　　治療ガイドライン ………………… 196
　　長期管理 …………………………… 197
　　発作 ………………………………… 196
偽性アルドステロン症 ………………… 255
吸入ステロイド剤 ………… 31, 127, 132, 135
　　副作用(小児) ……………………… 198
急性リンパ性白血病 …………………… 103
急性肝炎重症型 ………………………… 172
急性肝内胆汁鬱滞 ……………………… 179
急性間質性腎炎 ………………………… 121
急性間質性肺炎 ………………………… 129
急性呼吸促迫症候群(ARDS) ………… 243
急性散在性脳脊髄炎(ADEM) ………… 142
急性副腎不全 …………………………… 252
急速進行型腎炎症候群(RPGN) ……… 117
急速進行性糸球体腎炎 ………………… 108
球後視神経炎 …………………………… 189
球状層 ……………………………………… 2
巨細胞動脈炎 ……………………………… 90
許容効果 …………………………………… 16
胸腺腫 …………………………………… 143
筋肉痛 ……………………………………… 70
金製剤 …………………………………… 124

●ク●
クッシング症候群 ………………… 53, 217
　　プレクリニカル …………………… 57
クッシング病 ……………………………… 56
クリーム ………………………………… 214

グリオーマ ……………………………… 243
クリオグロブリン ………………… 108, 120
クリオグロブリン血症 ………………… 116
　　腎障害 …………………………… 120
グリコーゲン分解 ……………………… 219
グリチルリチン ………………………… 255
グルクロン酸抱合 ………………………… 8
グルココルチコイド ……………………… 15
　　抗アレルギー作用 ………………… 24
　　抗炎症作用 ………………………… 18
　　抗炎症効果 ………………………… 171
　　副作用 ……………………………… 80
グルココルチコイドレセプター(GR) … 11, 194, 254
グルココルチコイド奏効性アルドステロン症 … 62
グルココルチコイド療法 ………………… 41
クロムグリク酸ナトリウム ……… 183, 184

●ケ●
ケトアシドーシス ……………………… 217
ケモカイン ……………………………… 24
解熱・鎮痛・消炎剤(NSAID) ………… 233
劇症肝炎 ………………………………… 172
結核性髄膜炎 …………………………… 145
結節性紅斑 ……………………………… 210
結節性多発動脈炎(PN) ………… 90, 146
結節性動脈周囲炎 ……………………… 108
結膜下注射 ……………………………… 184
血管炎 …………………………………… 141
血球貪食症候群 ………………… 92, 101
血栓性血小板減少性紫斑病 …………… 105
血中存在様式 …………………………… 41
血中半減期 ……………………………… 42
血漿交換 ………………………………… 118
血漿交換療法 …………………………… 120
顕微鏡的多発動脈炎(mPA) …… 91, 118
原発性ネフローゼ症候群 ……………… 108

●コ●
5β還元酵素 ……………………………… 40
コアクチベーター ……………………… 13
コハク酸エステル製剤 ………………… 132
コリプレッサー ………………………… 13
コルチコステロイ ………………………… 1
コルチゾール …………… 5, 8, 26, 41, 53, 157, 251
コルチゾン ……………………………… 26
コレステロール …………………………… 3
コレステロール側鎖切断酵素(P450scc) … 5
古典的結節性多発動脈炎 ……………… 90
後天性表皮水疱症 ……………………… 206
後天性免疫不全症候群(AIDS) ……… 252
口腔外科周術期 ………………………… 244
喉頭浮腫 ………………………………… 243
好酸球性肺炎 …………………………… 137
好中球性皮膚症 ………………………… 207
抗アレルギー作用 ……………………… 24
抗リン脂質抗体 ………………… 65, 78, 232
抗炎症効果 ……………………………… 171
抗炎症作用 ……………………………… 18
抗胸腺グロブリン/抗リンパ球グロブリン … 100
抗好中球細胞質抗体(ANCA) ………… 117
抗糸球体基底膜抗体 …………………… 117
甲状腺クリーゼ ………………………… 153
甲状腺ホルモン ………………………… 253
　　ステロイド剤との相互作用 …… 152

# 索　引

分泌・代謝 …………………………………… 151
虹彩炎 …………………………………… 186, 200
虹彩毛様体炎 ………………………………… 186
紅斑性天疱瘡 ………………………………… 205
高浸透圧性昏睡 ……………………………… 217
合成ステロイド剤 …………………………… 26
　薬理動態 …………………………………… 39
合成ステロイド剤の薬理作用
　カルシウム代謝に対する作用 …………… 38
　血圧に対する作用 ………………………… 35
　抗炎症作用 ………………………………… 32
　骨に対する作用 …………………………… 38
　骨格筋に対する作用 ……………………… 38
　脂肪代謝作用 ……………………………… 34
　水・電化質代謝に対する作用 …………… 35
　精神活動に対する作用 …………………… 38
　造血器系に対する作用 …………………… 34
　糖・蛋白代謝作用 ………………………… 34
　皮膚に対する作用 ………………………… 38
　免疫抑制作用 ……………………………… 32
膠原病 ………………………………… 65, 83
膠原病（小児）……………………………… 199
膠原病性腎障害 ……………………………… 108
膠原病肺炎 …………………………………… 138
骨粗鬆症 …………………………………… 38, 51
混合性結合組織病(MCTD) …………………… 88

## ●サ●
3α水酸化ステロイド脱水素酵素 ………… 40
3β-ヒドロキシステロイド脱水素酵素 …… 5
サイクロフォスファミド …… 72, 73, 77, 88, 110, 111,
　　　　　　　　　　　　　112, 113, 118, 122
サイトカイン ………………………………… 19
サリチル酸 …………………………………… 256
サルコイドーシス …………………… 136, 196
催奇形性 ……………………………………… 227
再生不良性貧血 ……………………… 100, 200
最大血中濃度(Cmax) ………………………… 45
最大血中濃度到達時間(Tmax) ……………… 45
細菌性髄膜炎 ………………………………… 200
細胞死 ………………………………………… 24
酢酸フルドロコルチゾン ………………… 60, 61

## ●シ●
11β水酸化ステロイド脱水素酵素 …… 8, 27, 254
　タイプ1 ………………………… 27, 35, 39, 254
　タイプ2 ……………………………… 35, 254
17水酸化コルチコステロイド ……………… 53
17-ヒドロキシプロゲステロン ……………… 5
ジアゼパム …………………………………… 153
ジアフェニルスルホン ……………………… 205
シーハン症候群 ……………………………… 60
シェーグレン症候群 ……………… 94, 147, 199
ジギタリス …………………………………… 153
シクロスポリン ………… 87, 88, 110, 112, 113, 116, 188
シクロスポリンA …………………………… 100
シタラビン症候群 …………………………… 106
ジューリング疱疹状皮膚炎 ………………… 206
ショック ……………………………… 242, 246
視床下部・下垂体・副腎系 ………………… 16
視神経炎 ……………………………………… 189
自己免疫疾患 ………………………………… 230
自己免疫疾患（小児）……………………… 199
自己免疫性肝炎 ……………………………… 174

自己免疫性水疱症 …………………………… 204
自己免疫性溶血性貧血 ………………… 98, 199
湿疹性皮膚炎 ………………………………… 210
若年性関節リウマチ(JRA) ………………… 200
　少関節型 …………………………………… 200
　全身型 ……………………………………… 200
　多関節型 …………………………………… 200
手術侵襲
　術前ステロイド投与 ……………………… 239
習慣性流産
　抗リン脂質抗体に関連する— ………… 232
重症筋無力症 ………………………………… 200
　初期増悪 …………………………………… 143
出血性ショック ……………………………… 249
出産 …………………………………………… 78
　術前ステロイド投与 ……………………… 239
春季カタル …………………………………… 183
初期治療 ……………………………………… 44
女性化乳房 …………………………………… 256
消化管出血 …………………………………… 51
消化性潰瘍
　ステロイド療法 …………………………… 236
　副作用としての— ……………………… 235
消失率 ………………………………………… 42
心原性ショック ……………………………… 249
心身性掻痒性蕁麻疹様丘疹局面(PUPP) … 230
深在性エリテマトーデス(LEP) …………… 211
神経サルコイドーシス ……………………… 148
神経ベーチェット病 ………………………… 148
尋常性天疱瘡 …………………………… 204, 205
蕁麻疹 ………………………………………… 210
腎クリーゼ …………………………………… 84
腎生検 ………………………………………… 76
迅速ACTH試験 ……………………………… 252

## ●ス●
スウィート病 ………………………………… 207
スティーブンスジョンソン症候群(SJS) … 208
ステロイドミオパチー ……………………… 86
ステロイド外用剤 …………………………… 213
ステロイド関連薬 …………………………… 251
ステロイド長期使用患者 …………………… 239
ステロイド糖尿病 …………………… 218, 223
ステロイド離脱症候群 ……………………… 51
スピロノラクト ……………………… 63, 145, 256
水酸化製剤 …………………………………… 30
水疱症
　線状IgA— ……………………………… 205
髄膜腫 ………………………………………… 243

## ●セ●
成人(急性)呼吸促迫症候群 ………………… 130
成人Still病 …………………………… 92, 207
整形外科周術期 ……………………………… 244
生体内有効利用率 …………………………… 42
脊髄損傷 ……………………………… 150, 244
赤芽球癆 ……………………………………… 100
接触皮膚炎 …………………………………… 215
先天性副腎酵素欠損症 ……………………… 61
線状IgA水疱症 ……………………………… 205
前期破水(PROM) …………………………… 230
全身性エリテマトーデス(SLE) … 65, 145, 199, 206, 256
全身性強皮症 ………………………………… 84, 211

261

●ソ●
巣状糸球体硬化症……………………… 108, 109, 112
走化性因子…………………………………………… 24
臓器移植………………………………………… 241
側頭動脈炎…………………………………………… 90
即時型喘息発作………………………………… 195
束状層………………………………………………… 2

●タ●
多型浸出性紅斑………………………………… 210
多発性筋炎…………………………………… 85, 140
多発性硬化症……………………………………… 142
多発性骨髄腫………………………………… 103, 108
多発性骨髄腫に伴う腎病変…………………… 119
多発性単神経炎………………………………… 146
胎児薬動力学…………………………………… 227
胎児溶血性貧血………………………………… 233
胎盤………………………………………………… 226
胎盤への影響…………………………………… 227
胎盤移行………………………………………… 227
炭酸リチウム…………………………………… 154
蛋白同化ホルモン……………………………… 255

●チ●
遅延型反応………………………………………… 24
遅発型喘息発作………………………………… 195
中枢神経ループス……………………………… 145
中毒性巨大結腸………………………………… 167
中毒性表皮壊死症(TEN)……………………… 208
注腸法…………………………………………… 168
虫刺症…………………………………………… 215
腸性関節症……………………………………… 167

●テ●
D-ペニシラミン………………………………… 84
デオキシコルチコステロン(DOC)………………… 5
デキサメサゾン…………… 29, 41, 53, 103, 154, 155, 181, 223
　　　　　　　　　　　　　223, 229, 230, 242, 243, 251, 253
デキサメサゾン抑制試験………………………… 53
テノン嚢注射…………………………………… 181
デヒドロエピアンドロステロン(DHEA)……… 2, 5, 79
低比重リポ蛋白(LDL)…………………………… 3
天疱瘡
　　紅斑性………………………………………… 205
　　尋常性………………………………… 204, 205
　　落葉状………………………………………… 205
　　類―………………………………………… 205
転移性腫瘍……………………………………… 243
転写因子…………………………………………… 13
点眼薬…………………………………………… 230
点耳薬…………………………………………… 230
点鼻薬…………………………………………… 230

●ト●
トラニラスト……………………………… 183, 184
トリアムシノロン………………………… 29, 41, 181
トログリタゾン………………………………… 223
投与法……………………………………………… 44
糖質ステロイド過剰…………………………… 219
糖新生…………………………………………… 219
糖尿病…………………………………………… 217
特発性間質性肺炎……………………………… 127
特発性血小板減少性紫斑病(ITP)……… 97, 200, 231
特発性多毛症…………………………………… 256

特発性肺線維症………………………………… 127
特発性半月体形成性糸球体腎炎……………… 118

●ナ●
軟膏……………………………………………… 214

●ニ●
二次性副腎皮質機能低下症……………………… 60
日内リズム………………………………………… 6
乳頭炎…………………………………………… 189
妊娠………………………………………… 78, 226
投薬上の原則…………………………………… 228
特異的な皮膚疾患……………………………… 230
妊娠母体………………………………………… 226

●ネ●
ネフローゼ症候群………… 109, 110, 112, 114, 116,
　　　　　　　　　　　　　　119, 120, 124, 201
熱ショック蛋白…………………………………… 12
粘液水腫性昏睡………………………………… 157

●ノ●
脳炎脳症………………………………………… 200
脳浮腫…………………………………………… 149

●ハ●
ハイドロコーチゾン……………… 26, 59, 60, 61, 157
　　　　　　　　　　　　　　　220, 238, 242, 243
バセドウ病……………………………… 152, 153, 154, 155
バセドウ病眼症………………………………… 154
パラメサゾン…………………………………… 30
パルス療法………………… 49, 71, 109, 112, 115, 116, 118
　　　　　　　　　　　　120, 122, 140, 154,188, 190, 203
敗血症性ショック……………………………… 247
肺気腫…………………………………………… 126
肺好酸球増多症症候群………………………… 134
肺高血圧症………………………………… 85, 88
白血病…………………………………………… 200
白内障…………………………………………… 182
橋本病…………………………………… 152, 157, 199
半月体形成性腎炎……………………………… 117

●ヒ●
B型肝炎キャリアー……………………………… 1, 06
B型慢性肝炎…………………………………… 177
ビタミンB6……………………………………… 254
皮膚アレルギー性血管炎……………………… 209
皮膚悪性リンパ腫……………………………… 211
皮膚外用剤……………………………………… 31
皮膚筋炎…………………………………… 85, 199, 206
皮膚型結節性多発動脈炎……………………… 209
皮膚疾患………………………………………… 230
皮膚サルコイドーシス………………………… 212
非乾酪性肉芽腫………………………………… 160
非ステロイド抗炎症剤(NSAID)……………… 200
非ホジキンリンパ腫…………………………… 103
微小変化型ネフローゼ症候群…………… 108, 109

●フ●
フェナセチン…………………………………… 123
フェニトイン…………………………………… 251
ブデソイド(BUD)……………………………… 132
ブドウ膜炎…………………………………… 92, 200
フマル酸ケトチフェン……………………… 183, 184

# 索　引

## ●フ
フリーコルチゾール……………………………… 54
フルオロメトロン………………………………… 181
フルドロコルチゾン……………………………… 29
プレグネノロン…………………………………… 5
プレクリニカルクッシング症候群(PCS)……… 57
プレドニゾロン……………………………………
　　　　28, 59, 72, 103, 108, 109, 111, 112, 115, 116, 118, 119,
　　　　122, 124, 154, 156, 163, 181, 202, 223 229, 241, 251
プレドニゾン……………………………………… 28
プロゲステロン…………………………………… 5
プロスタグランディン…………………………… 235
プロピオン酸フルチカゾン(FP)………………… 132
プロピオン酸ベクロメサゾン(BDP)…………… 132
プロプラノロール…………………………… 153, 154
封入体性筋炎……………………………………… 86
副作用……………………………………………… 50
副腎アンドロジェン……………………………… 17
副腎クリーゼ…………………… 60, 61, 62, 157, 252
副腎ステロイド薬
　　妊娠中の使用指針…………………… 226, 229
　　副腎腺腫（癌）……………………………… 59
副腎摘除術………………………………………… 238
副腎転移…………………………………………… 60
副腎皮質…………………………………………… 2
副腎皮質刺激ホルモン(ACTH)………………… 3
副腎皮質腺腫（癌）……………………………… 56
副腎不全　補充療法……………………………… 238
物質交換　胎盤を介しての―………………… 226
分布容積…………………………………………… 42

## ●ヘ
ベーチェット病…………………………………… 186
ベタメサゾン……………… 29, 41, 154, 155, 181, 202, 233
ペニシラミン……………………………………… 123
ヘパリン……………………………………… 109, 113

## ●ホ
ホジキン病………………………………………… 102
ホスホリパーゼ…………………………………… 235
ホルモン応答性エレメント……………………… 13
発作性夜間ヘモグロビン尿症…………………… 104
母乳保育中の母親への投薬……………………… 228
放射線肺炎………………………………………… 138
傍腫瘍性神経症候群……………………………… 144

## ●マ
マイコプラズマ肺炎……………………………… 126
膜レセプター……………………………………… 13
膜性腎症………………………………… 108, 109, 110
膜性増殖性糸球体腎炎…………………… 108, 115
末期がん患者……………………………………… 245
慢性リンパ性白血病……………………………… 104
慢性炎症脱髄性多発神経炎(CIDP)……………… 144
慢性関節リウマチ………………………………… 83
慢性気管支炎……………………………………… 126
慢性好酸球性肺炎………………………………… 135
慢性閉塞性肺疾患………………………………… 126

## ●ミ
ミゾリビン………………………………………… 116
ミトコンドリア…………………………………… 3
ミネラロコルチコイド…………………………… 16
ミネラロコルチコイドレセプター(MR)……… 10
ミノサイクリン…………………………………… 205

## ●メ
メチシリン………………………………………… 123
メチルプレドニゾロン…… 29, 41, 72, 108, 109, 112,118,
　　　　　　　　　　　　　154, 181, 240, 242, 243
メトトレキサート………………………………… 87
メルファラン………………………………… 103, 119
免疫学的リバウンド現象………………………… 177
免疫抑制効果……………………………………… 171
免疫抑制剤…………… 110, 111, 112,115, 116, 118, 120
免疫抑制作用……………………………………… 21

## ●モ
毛様体炎…………………………………………… 200
網状層……………………………………………… 2

## ●ヤ
薬剤性甲状腺機能亢進症………………………… 156
薬剤性腎障害……………………………………… 123
薬剤性肺炎………………………………………… 137
薬疹………………………………………………… 210
薬物動態…………………………………………… 41
薬物動態の指標…………………………………… 42

## ●ヨ
4投3休投与法……………………………………… 46

## ●ラ
落葉状天疱瘡……………………………………… 205

## ●リ
リウマチ性多発筋痛炎…………………………… 140
リファンピシン……………………………… 145, 251
リポコルチ………………………………………… 235
利胆作用…………………………………………… 179
離脱療法…………………………………………… 44
律速段階…………………………………………… 3
臨界期……………………………………………… 227

## ●ル
ループス腎炎………………………………… 76, 108
　　WHO分類…………………………… 76, 77
ルゴール……………………………………… 153, 154
類天疱瘡…………………………………………… 205

## ●レ
レセルピン………………………………………… 153
レチノイド症候群………………………………… 105
レニン-アンジオテンシン系…………………… 7
冷式抗体…………………………………………… 98
連日投与法………………………………………… 44

## ●ロ
6β水酸化酵素…………………………………… 251
ロイコトリエン…………………………………… 235
ローション………………………………………… 214

## ●ワ
ワーファリン……………………………………… 109

# 欧文索引

## ●A●

3α-hydrozysteroid dehydrogenase ··············· 40
5-aminosalicylic acid ··············· 168
ACTH ··············· 3, 53
ACTH異所性―症候群― ··············· 56, 58
ACTHレセプター ··············· 6
ACTH試験 ··············· 51
ACTH単独欠損症 ··············· 60
ACTH非依存性大結節性副腎皮質過形成(AIMAH) ··· 57
acute lymphoblastic leukemia(ALL) ··············· 103
Addison病 ··············· 252
ADEM(acute diffuse disseminated encephalomyelitis) ··············· 142
adult or acute respiratory distress syndrome (ARDS) ··············· 130, 243
AIDS ··············· 252
all-trans retinoic acid(ATRA) ··············· 105
allergic bronchopulmonary aspergillosis(ABPA) ··············· 134
ANCA ··············· 117
ANCA関連腎炎 ··············· 108
AP-1(activator protein-1) ··············· 19, 32, 194
aplastic anemia(AA) ··············· 100
apparent mineralocorticoid excess(AME) ··············· 62
Ara-C ··············· 106
area under the curve(AUC) ··············· 48
ATG/ALG ··············· 100
autoimmune hemolytic anemia(AIHA) ··············· 98
autoimmune hepatitis(AIH) ··············· 174
azathioprine ··············· 87, 118, 241

## ●B●

11β-hydroxysteroid dehydrogenase(11β-HSD) ··············· 8, 27, 254
　　type I ··············· 27, 35, 39, 254
　　type II ··············· 35, 254
5β-reductase ··············· 8, 40
BDI(bechlomethasone dipropionate吸入) ··············· 197, 198
BDP(bechlomethasone dipropionate) ··············· 132
Behçet病 ··············· 92, 169
Bell麻痺 ··············· 149
betamethasone ··············· 29, 41, 154, 155, 181, 202, 233, 243
biguanide ··············· 223
bioabailability ··············· 42
bronchiolitis obliterans organizing pneumonia(BOOP) ··············· 126, 130, 137
bucillamine ··············· 124
BUD ··············· 132

## ●C●

C-ANCA(cytoplasmic pattern ANCA) ··············· 118
CBG(corticosteroid binding globulin) ··············· 7, 39, 41
CBP(cAMP(responsive element binding protein (CREB)-binding protein) ··············· 32
CHOP療法 ··············· 103
chronic lymphocytic leukemia(CLL) ··············· 104
Churg-Strauss症候群 ··············· 134, 146
Cmax ··············· 45

colitic arthritis ··············· 167
CRF(corticotropin releasing factor) ··············· 6
Crohn病 ··············· 159
CTL(cytotoxic T lymphocyte) ··············· 172
cyclosporine ··············· 87, 88, 110, 112, 113, 116, 188, 241
cytarabine[Ara-C] syndrome ··············· 106
cytochrome P450(P450) ··············· 4

## ●D●

deflazacort ··············· 221
dehydroepiandrosterone(DHEA) ··············· 2, 5, 79
dexamethasone ··············· 29, 41, 53, 103, 154, 155, 181, 223, 223, 229, 230, 242, 243, 251, 253
DHEA-sulfate(DHEA-S) ··············· 5, 51
DIC(disseminated intravascular coagulation) ··············· 92
diffuse alveolar damage(DAD) ··············· 84, 87, 129, 130, 137
DIP(desquamative interstitial pneumonia) ··············· 128
diphenylhydantoin ··············· 251
distribution volume ··············· 42
DLE ··············· 211
DOC ··············· 5
drug-induced hyperthyroidism ··············· 156

## ●E●

ephedrine ··············· 251

## ●F●

focal glomerular sclerosis(FGS) ··············· 112, 113
Fos ··············· 19
FP(fluticasone propionate) ··············· 132

## ●G●

Goodpasture症候群 ··············· 108, 117, 137
GR(glucocorticoid receptor) ··············· 11, 194, 254
Grave's ophthalmopathy ··············· 154

## ●H●

Helicobacter pyroli ··············· 237
hemophagocytic syndrome(HPS) ··············· 92, 101
heparin ··············· 109, 113
Hodgkin's disease(HD) ··············· 102
hormone replacement therapy(HRT) ··············· 79
HTLV-1関連脊髄症(HAM) ··············· 144
hydrocortisone ··············· 26, 59, 60, 61, 157, 220, 238, 242, 243

## ●I●

idiopathic interstitial pneumonia(IIP) ··············· 127
idiopathic thrombocytopenic purpura(ITP) ··············· 97, 200, 231
idiopathic pulmonary fibrosis(IPF) ··············· 127
IFN-γ ··············· 172
IgA nephropathy ··············· 108, 114
IL-6 ··············· 240
IL-8 ··············· 240
indomethacin ··············· 255
inflammaatory bowel disease(IBD) ··············· 164
IκB(inhibitor of NFκB) ··············· 20, 32

# 索　引

### ● J ●
JRA(juvenile rheumatoid arthritis) 200
Jun 19

### ● K ●
KL-6値 87

### ● L ●
Lambert-Eaton筋無力症候群 144
LDL 3
LEP 211
LH 3
Liddle法 54
lymphoma-associated hemophagocytic syndrome (LHAS) 101

### ● M ●
MCTD(mixed connective tissue disease) 88
melanocortin receptor 2 6
membranoproliferative glomerulonephritis (MPGN) 115, 116
membranous nephropathy(MN) 110, 111, 124
metabolic clearance rate(MCR) 42, 251
methylprednisolone 29, 41, 72, 108, 109, 112, 240, 242, 243
minimal change nephrotic syndrme(MCNS) 109, 124
MMI(methimazole) 153
MOPP/ABVD交代療法 102
MOPP療法 102
mPA(microscopic polyangitis) 91
MP療法 103
MR 10
multiple myeloma(MM) 103
myeloma kidney 119
myxedema coma 157

### ● N ●
Na escape現象 17
NFκB(nuclear factor κB) 20, 32
non-Hodgin's lymphoma(NHL) 103
non-specific interstitial pneumonia(NSIP) 129
NSAIDs(nonsteroidal anti-inflammatory drugs) 66, 200, 233
Nugent法 154

### ● O ●
17-OHCS 53

### ● P ●
P-ANCA(perinuclear pattern ANCA) 118
P450 11β 5
P450ald 5
P450C17 5
P450scc 5
paroxysmal nocturnal hemoglobinuria(PNH) 104
PCO(polycystic ovary syndrome) 256
PCS(preclinical Cushing syndrome) 57
permissive effect 16
phenytoin 251
PN(polyarteritis nodosa) 90, 146

prednisolone 163, 241
PROM(premature rupture of membranes) 230
pseudo-Cushing症候群 58
PTU(propylthyouracil) 153, 154
punched-out ulcer 169
PUPP(pruritic urticarial papules and plaques of pregnancy) 230
pure red cell aplasia(PRCA) 100

### ● R ●
Randomized Aldactone Evaluation Study(RALES) 256
rapidly progressive glomerulonephritis (RPGN) 117, 120
Raynaud現象 84
rifampicin 145, 251

### ● S ●
salicy lazosulfapyridine 163
SHBF(sex hormone-binding globulin) 41
Sjögren症候群 92, 147, 199
SJS(Stevens-Johnson syndrome) 208
SLE(systemic lupus erythematosus) 65, 145, 199, 206, 256
SLE disease activity index(SLEDAI) 67, 70
spironolactone 63, 145, 256
spocular formation 166
steroidogenic acute regulatory protein(StAR) 3
subacute thyroiditis 156
systemic inflammatory response syndrome 240
systemic sclerosis(SSc) 84

### ● T ●
T4(levothyroxine sodium) 157
tacrolimus 241
Takayasu大動脈炎 89
thiazolidinedione 223
thrombotic thrombocytopenic purpura(TTP) 105
thyrotoxic storm 153
Tmax 45
TNF-α 172
Tolosa-Hunt症候群 148
toxic epidermal necrolysis(TEN) 208
toxic megacolon 167
transcorin 39
transcriptional factor 13

### ● U ●
UIP(usual interstitial pneumonia) 128

### ● V ●
virus-associated hemophagocytic syndrome(VHAS) 101
Vogt-小柳-原田病 187

### ● W ●
Wegener肉芽腫症 91, 108, 118
West症候群 200

### ● Z ●
zinc finger構造 11

265

臨床各科での
## ステロイド薬の使い方
基礎から臨床まで　　ISBN4-8159-1606-3　C3047

| 平成13年 4 月20日 | 第 1 版第 1 刷発行 | |
|---|---|---|
| 平成14年10月20日 | 第 1 版第 2 刷発行 | ＜検印省略＞ |

| 編 著 者 | ——— | 安 田 圭 吾 |
|---|---|---|
| 発 行 者 | ——— | 永 井 忠 雄 |
| 印 刷 所 | ——— | 有限会社 マインズ開拓事務所 |
| 発 行 所 | ——— | 株式会社 永 井 書 店 |

〒553-0003　大阪市福島区福島8丁目21番15号
電話大阪(06)6452-1881(代表)/Fax(06)6452-1882

東京店
　〒101-0062　東京都千代田区神田駿河台2-4
　　　　　　明治書房ビル
　　　電話(03)3291-9717/Fax(03)3291-9710

Printed in Japan　　　　　　　　　　　　©YASUDA Keigo, 2001

- 本書の複製権・翻訳権・上映権・譲渡権・公衆送信権(送信可能化権を含む)は株式会社永井書店が保有します．
- [JCLS] ＜(株)日本著作出版権管理システム委託出版物＞
  本書の無断複写は著作権法上での例外を除き禁じられています．
  複写される場合には，その都度事前に(株)日本著作出版権管理システム
  (電話 03-3817-5670, FAX 03-3815-8199)の許諾を得て下さい．